U0313617

深圳健康产业
发展报告 2020

Shenzhen Health Industry
Development Report

深圳市健康产业发展促进会　编
深圳市保健协会

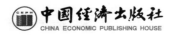

中国经济出版社
CHINA ECONOMIC PUBLISHING HOUSE

·北京·

图书在版编目（CIP）数据

深圳健康产业发展报告.2020／深圳市健康产业发展促进会，深圳市保健协会编.--北京：中国经济出版社，2022.2

　　ISBN 978-7-5136-6820-0

　　Ⅰ．①深… Ⅱ．①深… ②深… Ⅲ．①医疗保健事业-研究报告-深圳-2020 Ⅳ．①R199.2

中国版本图书馆 CIP 数据核字（2020）第 026462 号

责任编辑　丁　楠
责任印制　马小宾
封面设计　任燕飞

出版发行　中国经济出版社
印　刷　者　北京柏力行彩印有限公司
经　销　者　各地新华书店
开　　　本　710mm×1000mm　1/16
印　　　张　25
字　　　数　350 千字
版　　　次　2022 年 2 月第 1 版
印　　　次　2022 年 2 月第 1 次
定　　　价　98.00 元

广告经营许可证　京西工商广字第 8179 号

中国经济出版社 网址 www.economyph.com 社址 北京市东城区安定门外大街 58 号 邮编 100011
本版图书如存在印装质量问题，请与本社销售中心联系调换（联系电话：010-57512564）

编辑委员会

发展经营健康卫生和公益慈
健康事业都是为了让人民过上
康健愉悦的幸福生活

李君如 [印章] 二〇二一年九月一日

全国政协常委，中共中央党校原副校长　李君如　题词

保障民生优先保健

民众

中国保健协会

张凤楼

原国家卫生部副部长，中国保健协会原理事长　张凤楼　题词

前 言
PREFACE

2020 年，突如其来的新冠肺炎疫情让我们经历了一场深刻的洗礼。新冠肺炎疫情虽然打乱了我们平静的生活，却更新了我们的生活理念，培养了新时代的健康生活方式，也为健康产业带来了前所未有的机遇和广阔的发展前景。

习近平总书记指出，推进健康中国建设要以"普及健康生活、优化健康服务、完善健康保障、建设健康环境、发展健康产业为重点，全方位、全周期保障人民健康"。党中央、国务院陆续出台了《健康中国行动（2019—2030年）》《国务院关于实施健康中国行动的意见》《关于印发健康中国行动组织实施和考核方案的通知》等相关文件，作为《"健康中国 2030"规划纲要》的"路线图"和"施工图"。健康中国是中国全面建成小康社会的重要组成部分，人民健康是民族昌盛和国家富强的重要标志，预防是最经济、最有效的健康策略。深圳是改革开放的桥头堡，正处于粤港澳大湾区、中国特色社会主义先行示范区"双区"驱动和经济特区、先行示范区"双区"叠加的黄金发展期，始终先行先试，在全国首个以人大立法的形式颁布实施地方性健康法规——《深圳经济特区健康条例》。从健康城市、健康促进、健康服务、健康保障等维度来看，该条例既是打造健康中国"深圳样板"的需要，也是强化提高人民健康水平的制度保障；该条例更好地保证了基本健康服务的公平性、可及性和可持续性，具有重要的里程碑式的意义。

为了及时呈现国内外以及深圳健康产业发展的新趋势与新业态，深圳市健康产业发展促进会、深圳市保健协会主持撰写了《深圳健康产业发展报告2020》，本报告是继 2011 年首部《深圳健康产业发展报告》发布之后的第十部。十年来，该系列报告详细记录了深圳健康产业的发展历程，展示了深圳健康产业向着更广范围、更高水平、更优质量、更多智慧的方向迈进和提升的蜕变轨迹；该系列报告进一步提升了深圳健康产业的企业影响力与形象，增强了企业在行业经济大潮中的应变能力与竞争能力。

在《深圳健康产业发展报告2020》编写的过程中，编者既传承了以往的宗旨与经验，也进行了开拓与创新，从国际、国内以及深圳健康产业发展三个维度进行策划和组稿，共设置健康产业发展概述、健康产业热点领域、福田区生命健康产业发展研究以及深圳健康产业优秀企业四个部分，从专业视角分析了健康产业的发展现状、重点领域、产业发展特征、存在的主要问题与挑战，并据此提出应对策略及建议。本报告的顺利完成离不开李君如先生、张凤楼先生、徐华锋先生、张备先生等专家的指导和关怀，以及深圳市各相关政府部门、社会组织、优秀企业和业内专家的厚爱和支持。他们的支持和指导是本报告得以再续新篇的重要保障，在此表示由衷的感谢。鉴于编者水平有限，报告中难免有纰漏、表述不周之处，敬请各界读者批评指正。

目 录
CONTENTS

第一章　健康产业发展概述 ·················· 001

　　第一节　全球健康产业发展概况 ·················· 001

　　第二节　我国健康产业发展概况 ·················· 025

　　第三节　深圳健康产业发展情况 ·················· 073

第二章　健康产业热点领域 ·················· 099

　　第一节　中医药行业 ·················· 099

　　第二节　医疗器械行业 ·················· 162

　　第三节　基因行业 ·················· 185

　　第四节　人工智能医疗行业 ·················· 220

第三章　福田区生命健康产业发展研究 ·················· 259

　　第一节　福田区生命健康产业基本情况 ·················· 259

　　第二节　福田区生命健康产业重点领域 ·················· 263

　　第三节　福田区生命健康产业发展特点 ·················· 275

　　第四节　福田区生命健康产业发展建议 ·················· 279

第四章　深圳健康产业优秀企业 ·················· 294

　　第一节　深圳市全药网科技有限公司 ·················· 294

　　第二节　深圳奥萨制药有限公司 ·················· 305

　　第三节　深圳万基健康集团有限公司 ·················· 319

　　第四节　深圳市贝斯曼精密仪器有限公司 ·················· 323

　　第五节　赛立复（中国）运营与科研中心 ·················· 329

第六节 深圳市维士智慧健康管理有限公司 …………………… 341

第七节 深圳市植慧植物干细胞研究院 ……………………… 348

第八节 璟骐生物科技（深圳）有限公司 …………………… 360

第九节 深圳市海普洛斯生物科技有限公司 ………………… 365

第十节 深圳市惠楷健康科技有限公司 …………………… 375

第十一节 深圳彤裕兴科技有限公司 …………………… 377

免责声明 ………………………………………………………… 389

第一章　健康产业发展概述

全球范围内的老龄化现象日趋严重、人口增长迅速、慢性病更加普遍，因此健康产业受到世界各国的关注。与此同时，随着互联网、大数据、人工智能等创新技术以及生命科学和生物技术的发展，世界医疗科技创新成为加速健康产业发展的动力，并催生了多交叉、多元化的新兴健康产业。

第一节　全球健康产业发展概况

2020 年是不平凡的一年：新冠肺炎疫情在全球蔓延，各国的医疗卫生水平和承载能力遭受严峻考验，国际社会携手抗疫，打造人类卫生健康共同体。同时，居民的健康保健意识急剧提升，这一切都给大健康产业的发展带来新动能。

一、全球健康产业发展现状

（一）医疗支出保持上升趋势

2020 年，新冠肺炎疫情给全球卫生保健部门的劳动力、基础设施和供应链带来巨大压力，迫使公共和私营部门采取行动，卫生系统在短时间内进行适应和创新。与新冠肺炎疫情相关的全球经济衰退减弱了 2020 年的医疗支出，如患者减少了去医生办公室、诊所和急诊就诊的次数，并削减自由裁量的医疗保健购买。德勤研究的数据显示，2020 年全球的公共和私人卫生保健支出总额将下降 2.6%（见图 1-1）。

另外，随着各国政府加大投资控制疫情的治疗和诊断，以及不断改善的经济，全球医疗卫生支出也相应增加。研究认为，2020—2024 年，全球卫生支出预计以年均 3.9% 的复合增长率增长，并明显快于 2015—2019 年 2.8% 的年均记录。增长最快的地区是亚洲和大洋洲（5.3%）、中欧和东欧的转型经济体（5.2%），拉丁美洲垫底（0.7%）。

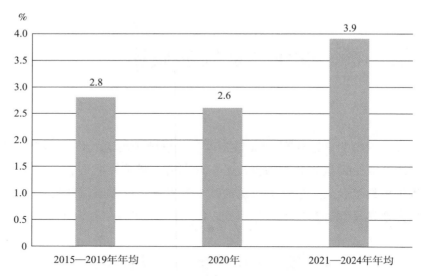

图 1-1　2015—2024 年全球卫生支出年均增长速度

资料来源：德勤咨询。

未来推动全球医疗支出持续增长的因素主要来自人口老龄化对需求护理的增加，以及非传染性疾病的威胁。数据显示，预计全球人口将平均增加百万人，到 2023 年全球人口将增加到 80 亿人。其中，亚洲和非洲是增长最快的地区，日本、委内瑞拉和欧洲大部分国家的人口将减少并呈现老龄化。另外，非传染性疾病将稳步增加。全球卫生统计报告数据显示，2019 年的前十大死因中，有 7 个为慢性非传染性疾病（NCDs）。2000 年，60.8% 的患者死于 NCDs，到 2019 年这一占比上升到 73.6%，非传染性疾病共造成 4100 万人死亡。未来预期人类寿命增加和生活方式相关因素（快速城市化、缺乏运动、饮食改变和肥胖水平上升）是非传染性疾病增加的主要原因。

（二）健康行业投融资持续活跃

从当前全球健康产业细分发展来看，医药（含药品和药械）、医疗服务、保健食品等行业是全球健康产业的重要组成部分，占全球健康产业规模的比例达到 50% 以上。与此同时，生物医药、医疗设备、医疗服务依然是当前全球资本关注的焦点。相关数据显示，2020 年，全球健康产业共发生 2199 起融资事件，融资总额创历史新高，达 749 亿美元（约合 5169 亿元人民币），与2019 年相比增长约 41 个百分点（见图 1-2）。其中，2020 年全球生物医药领域以 786 起交易、融资总额 369 亿美元（约合 2547 亿元人民币）位居细分领域之首；数字健康领域以 692 起交易排名第 2，器械与耗材排名第 3；生物医药始终占据历年健康产业融资额的主导地位，融资额常年占比达到 40%（见图 1-3）。

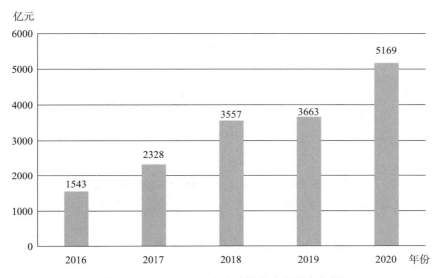

图 1-2 2016—2020 年全球健康产业融资金额

资料来源：动脉网、蛋壳研究院。

数字化、网络化和智能化的发展驱动健康领域的数字革命，新冠肺炎疫情让许多未被满足的医疗需求得到更快响应，远程医疗、体外诊断、家庭护理、疫苗研发等领域加速融资，健康产业新兴业态不断涌现。特别是在国外，数字健康成为最热门的"赛道"之一，2020 年，国外数字健康融资达到 1026 亿元人民币，仅次于生物医药，远程医疗、在线健身、问诊等一系列与数字健康相关的医疗需求激增。

2020 年，全球医疗健康融资事件发生最多的五个国家分别是美国、中国、英国、以色列和印度。2020 年，美国以 980 起融资事件、443.9 亿美元（2841.7 亿元人民币）融资领跑全球，中国紧随其后；中国和美国囊括全球融资总额的 86%、总融资事件的 79%。同时，亚洲对医疗健康产业的创新发挥着不可替代的作用。此外，2020 年，印度也成为全球医疗健康投融资的热点地区之一。

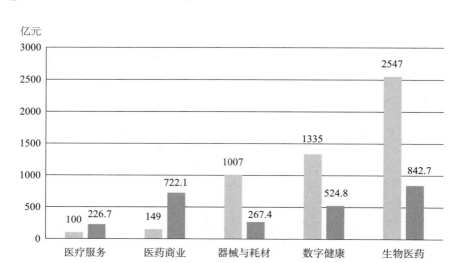

图 1-3　2019—2020 年全球健康产业投融资领域

资料来源：动脉网、蛋壳研究院。

二、全球健康产业重点领域发展分析

健康产业不仅成为全球最大的产业之一，也成为全球当下乃至未来关注的热点。从全球健康产业市场发展来看，药品、医疗器械、保健食品一直是健康产业市场的重要组成部分。

（一）药品行业发展情况

全球医药产业继续保持平稳增长，其中欧美药品市场发展较为成熟。随着生物技术的发展，以及 2020 年新冠肺炎疫情的全球蔓延给医药企业带来了前所未有的挑战，全球医药研发持续升温，重磅创新药持续上市。

1. 市场规模保持平稳增长

IMS Health 发布的报告显示，2020 年的药品市场规模达到 14000 亿美元（见图 1-4）。这一数字背后的推动因素包括药品价格的增高、低价药可及性变强、肿瘤药等创新药的覆盖范围变大，全球医药市场规模保持一定速度的增长。

当前，全球医药市场中欧美医药市场发展较为成熟，全球重点医药前 20 的企业主要集中在欧美地区。各制药公司 2020 年财报披露的产品销售数据显示，2020 年全球销售额超过 10 亿美元的重磅药物共有 150 个。其中 TOP100 药品上榜的门槛是 15.40 亿美元（约合 106 亿元人民币），合计销售收入 3545 亿美元（见表 1-1）。

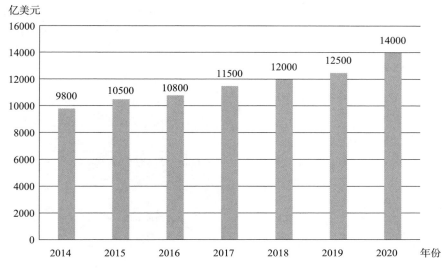

图1-4 2014—2020年全球医药市场规模

资料来源：根据 IMS Health、公开资料整理。

表1-1 2020年全球药品销售额 TOP100

序号	药品名称	公司名称	适应症	药品销售额（亿美元）
1	阿达木单抗	艾伯维（AbbVie）	自身免疫性疾病	198.32
2	帕博利珠单抗	默沙东	黑色素瘤、NSCLC、膀胱癌等	143.80
3	来那度胺	BMS	MM、骨髓增生异常综合征、MCL 等	121.06
4	伊布替尼	AbbVie/强生	CLL/SLL、MCL、GVHD	94.42
5	阿哌沙班	百时美施贵宝（BMS）	抗凝血	91.68
6	阿柏西普	Bayer/再生元	湿性 AMD、糖尿病黄斑水肿等	79.08
7	纳武利尤单抗	BMS/小野	黑色素瘤、非小细胞肺癌等	78.10
8	乌司奴单抗	强生	自身免疫性疾病	77.07
9	利伐沙班	强生/拜耳	抗凝血	74.98
10	比克恩丙诺	吉利德	HIV-1 感染	72.59
11	依那西普	Amgen/辉瑞	肺炎疫苗	58.50
12	肺炎球菌疫苗	辉瑞	肺炎疫苗	58.50
13	哌柏西利	辉瑞	乳腺癌	53.92
14	贝伐珠单抗	罗氏	结直肠癌、乳腺癌、肺癌等	53.21
15	度拉糖肽	礼来	2 型糖尿病	50.68
16	ocrelizumab	罗氏	多发性硬化症	46.11
17	奥希替尼	阿斯利康	T790M 突变 NSCLC	43.28

续表

序号	药品名称	公司名称	适应症	药品销售额（亿美元）
18	达雷妥尤单抗	强生	多发性骨髓瘤	41.90
19	帕妥珠单抗	罗氏	HER2+乳腺癌	41.39
20	英夫利昔单抗	默沙东/强生	自身免疫疾病	40.77
21	衣库珠单抗	Alexion	阵发性夜间蛋白尿、溶血尿毒综合征	40.64
22	度普利尤单抗	赛诺菲/再生元	特应性皮炎、哮喘	40.45
23	司库奇尤单抗	诺华	斑块状银屑病、银屑病关节炎等	39.95
24	恩格列净	BI/礼来	2型糖尿病	39.84
25	曲妥珠单抗	罗氏	HER2+乳腺癌	39.78
26	Gardasil9	默沙东	宫颈癌疫苗	39.38
27	Trikafta	Vertex	囊性纤维化	38.60
28	富马酸二甲脂	Biogen	多发性硬化症	38.41
29	恩杂鲁胺	Astellas	前列腺癌	37.47
30	帕利哌酮缓释	强生	精神分裂症	36.53
31	雷株单抗	诺华/罗氏	湿性AMD、DME等	34.73
32	利妥昔单抗	罗氏	NHL、CLL、FL、RA	34.18
33	艾考恩丙替片	吉利德	HIV-1感染	33.38
34	西格列汀	默沙东	2型糖尿病	33.06
35	奥马株单抗	诺华/罗氏	哮喘/COPD、荨麻疹	32.81
36	芦可替尼	Incyte/诺华	骨髓纤维化/真性红细胞增多症等	32.76
37	维得利珠单抗	武田	溃疡性肠炎、克罗思病	32.52
38	索马鲁肽	诺和诺德	糖尿病	32.48
39	普纳替尼	Ariad	ALL、CLL	31.80
40	阿巴西普	BMS	类风湿关节炎、幼年特发性关节炎等	31.57
41	泊马度胺	BMS	多发性骨髓瘤	30.70
42	托珠单抗	罗氏	类风湿关节炎、巨细胞性动脉炎等	30.50
43	甘精胰岛素	赛诺菲	糖尿病	30.33
44	芬戈莫德	诺华	复发缓解型多发性硬化症	30.03
45	多替阿巴拉米	葛兰素史克（GSK）	HIV-1感染	29.80
46	阿替利珠单抗	罗氏	尿路上皮癌、NSCLC、三阴乳腺癌	29.19
47	利拉鲁肽	诺和诺德	糖尿病	28.70
48	influenza vaccines	赛诺菲	流感疫苗	28.18
49	瑞德西韦	吉利德	新冠肺炎	28.11
50	地舒单抗	Amgen	骨质疏松	27.63
51	福莫特罗/布地奈德	阿斯利康	哮喘、COPD	27.21

续表

序号	药品名称	公司名称	适应症	药品销售额（亿美元）
52	重组赖脯胰岛素	礼来	糖尿病	26.26
53	门冬胰岛素	诺和诺德	糖尿病	25.90
54	带状疱疹疫苗	GSK	带状疱疹疫苗	25.70
55	赖右苯丙胺	武田	注意力缺陷与多动障碍、暴饮暴食	25.70
56	沙库巴曲缬沙坦片	诺华	心衰	24.97
57	阿比特龙	强生	前列腺癌	24.70
58	托法替布	辉瑞	类风湿关节炎	24.37
59	脊髓灰质疫苗	赛诺菲	脊髓灰质炎	24.00
60	尼达尼布	勃林格殷格翰	特发性肺纤维化	23.40
61	艾美赛珠单抗	罗氏	血友病	23.35
62	特立氟胺	赛诺菲	多发性硬化症状	23.21
63	培美曲塞	礼来	肺癌、胸膜间皮瘤	23.30
64	培非格司亭	Amgen	中性粒细胞减少症	22.93
65	戈利木单抗	强生	自身免疫疾病	22.43
66	阿普斯特	Amgen	斑块状银屑病、银屑病关节炎等	21.95
67	地瑞那韦	强生	HIV-1感染	21.84
68	达沙替尼	BMS	CML	21.40
69	赛妥珠单抗	UCB	克罗恩病、类风湿关节炎等	20.53
70	诺西那生钠	Biogen	脊髓性肌萎缩	20.52
71	噻托溴铵	勃林格殷格翰	COPD、哮喘	20.50
72	度伐利尤单抗	阿斯利康	尿路上皮癌、NSCLC、SCLC	20.42
73	氟替卡松/沙美特罗	GSK	哮喘、COPD	19.83
74	多替拉韦	GSK	HIV-1感染	19.73
75	西格列二甲双胍	默沙东	2型糖尿病	19.71
76	达格列净	阿斯利康	2型糖尿病、1型糖尿病、心衰	19.59
77	尼洛替尼	诺华	CML	19.58
78	Tysabri（natalizumab）	Biogen	多发性硬化症	19.46
79	地舒单抗	Amgen/百济	实体瘤骨转移、骨细胞瘤	19.08
80	麻疹水痘腮腺炎疫苗	默沙东	麻疹水痘腮腺炎	18.78
81	恩曲他滨/TAF	吉利德	HIV-1感染	18.61
82	恩美曲妥珠单抗	罗氏	HER2+乳腺癌	18.60
83	格卡瑞韦哌仑他韦	AbbVie	丙肝	15.99
84	依奇珠单抗	礼来	斑块状银屑病	17.88
85	奥拉帕利	阿斯利康	卵巢癌、乳腺癌、胰腺癌等	17.76

序号	药品名称	公司名称	适应症	药品销售额（亿美元）
86	羟基丁酸钠	Jazz	发作性睡病、全身麻醉	17.42
87	艾曲波帕	诺华	免疫性血小板减少症、贫血	17.38
88	利格列汀	勃林格殷格翰	2 型糖尿病	17.30
89	达比加群酯	勃林格殷格翰	抗凝血	17.00
90	伊匹木单抗	BMS	黑色素瘤、肾细胞癌、结直肠癌	16.82
91	FTC/利匹韦林/TAF	吉利德	HIV-1 感染	16.72
92	拉科酰胺	UCB	癫痫	16.56
93	马西替坦	强生	肺动脉高压	16.39
94	索非布韦维帕他韦	吉利德	丙肝	15.99
95	替格瑞洛	阿斯利康	抗凝血	15.93
96	Skyrizi（risankizumab）	Abbvie	自身免疫疾病	15.90
97	Aranesp（达依泊汀）	Amgen	贫血	15.68
98	西妥昔单抗	礼来/默克	结直肠癌	15.52
99	Tafinlar+Mekinist	诺华	黑色素瘤、NSCLC	15.42
100	依诺肝素	赛诺菲	抗凝血	15.40

资料来源：医药魔方。

从药物类型上看，销售额 TOP100 的药品中，小分子药物共 52 个，销售收入占比达到 52%。单抗、双抗、ADC（抗体偶联药物）、重组蛋白类大分子药物共 42 个，销售收入占比达到 42%（见图 1-5、图 1-6）。

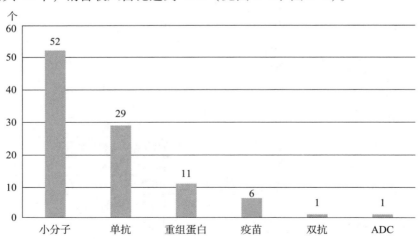

图 1-5　2020 年销售额 TOP100 的药品类型

资料来源：根据公开资料整理。

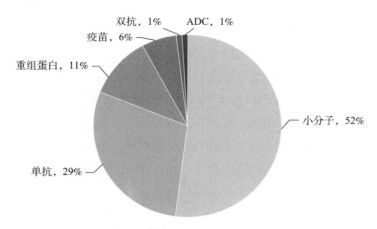

图 1-6 2020 年销售额 TOP100 药品类型销售收入情况
资料来源：根据公开资料整理。

从疾病领域来看，销售额 TOP100 的药品中，肿瘤、感染病、免疫、内分泌、心血管、神经疾病是市场规模最大的 6 个领域（见图 1-7），其药品销售收入均超过 200 亿美元。

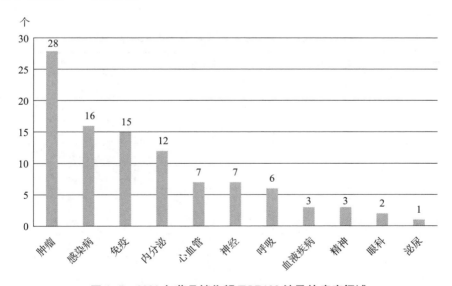

图 1-7 2020 年药品销售额 TOP100 涉及的疾病领域
资料来源：根据公开资料整理。

从具体品种看，TOP1 属于"药王"Humira（阿达木单抗），尽管受到生物类似药的冲击，Humira 在 2020 年仍达到 3.5% 的增长速度、198.32 亿美元的销售收入。来那度胺仍是小分子药品冠军，销售收入达 121.06 亿美元。

相较于 2019 年，2020 年的榜单中出现几个"新面孔"，包括罗氏的一款 ADC 药物 Kadcyla（恩美曲妥珠单抗），Kadcyla 由靶向 HER2 的曲妥珠单抗与抑制微管聚集的化疗药物美坦新（DM1）通过硫醚连接子 MCC 连接而成。该药最早于 2013 年 2 月在美国获批，并于 2020 年 1 月在中国国内获批，是国内批准上市的首个 ADC 药物。经过多年的市场渗透，Kadcyla 首次进入百强榜，同时也是首个入榜的 ADC 药物。

2. 大型药企竞争异常激烈

Fierce Pharma 公布的《2020 年全球收入最高的 TOP20 制药公司》榜单显示，2020 年的排名与此前有明显的差异，即制药行业大规模并购，重塑了整个行业。例如，辉瑞制药分拆了其 Upjohn 业务之后，排名下滑了 5 位，跌至第 8 位；艾伯维收购艾尔建后排名提升了 3 位，进入前 5 名；百时美施贵宝（BMS）收购新基后，上升了 4 个名次，至第 7 位。排名第 20 位的安斯泰来于 2020 年创造了超过 110 亿美元的收入，这足以与中型制药公司再生元、Vertex 和 Alexion 相提并论（见表 1-2）。

表 1-2　2020 年全球收入最高的 TOP20 位制药公司　　　　单位：亿美元

排名	公司	2020 年	2019 年
1	强生	826.0	821.0
2	罗氏	620.5	654.0
3	诺华	486.6	474.5
4	默沙东	480.0	468.4
5	艾伯维	445.8	332.7
6	葛兰素史克	437.7	433.2
7	百时美施贵宝	425.2	261.5
8	辉瑞	419.0	517.5
9	赛诺菲	410.8	404.6
10	武田	292.5	302.7
11	阿斯利康	266.2	243.8
12	拜耳	257.1	265.9
13	安进	254.2	233.6

续表

排名	公司	2020 年	2019 年
14	吉利德科学	246.9	224.5
15	礼来	245.4	223.2
16	勃林格殷格翰	222.9	216.4
17	诺和诺德	202.4	195.7
18	梯瓦	166.6	168.9
19	渤健	134.4	143.8
20	安斯泰来	115.1	118.3

资料来源：根据公开资料整理。

3. 药品研发投入持续增加

美国生物医药行业媒体 Fierce Biotech 公布的数据显示，全球制药公司对研发的投入总体呈上升趋势。2020 年，新冠疫情的全球蔓延给制药企业带来前所未有的挑战和机遇，围绕 COVID-19 疫苗、治疗药物以及检测诊断试剂的开发成为药企的研发投入新引擎。数据显示，2020 年研发投入 TOP10 药企的总研发投入金额高达 960 亿美元，平均研发投入占比为 20.23%，与 2019 年研发投入 TOP10 药企的研发投入总金额（820 亿美元）及平均研发投入占比（18.80%）相比均有所增加。这种局面的出现，除了与药企研发投入增加相关以外，还与疫情影响部分制药企业的收入有关。

与 2019 年药企研发投入 TOP10 排行榜相比，2020 年，罗氏依然稳居第 1，默沙东反超强生排名第 2，百时美施贵宝实现三级跳，排名第 4，辉瑞反超诺华排名第 5，葛兰素史克（GSK）反超赛诺菲和艾伯维排名第 7，礼来以 60.8 亿美元的研发投入挤进 TOP10，排名第 10，而阿斯利康以 59 亿美元的研发投入跌出前 10 名（见表 1-3）。

表 1-3 2019—2020 年全球十大药企研发投入 单位：亿美元

排名	企业	2020 年	2019 年
1	罗氏	138.5	117.0
2	默沙东	136.0	99.0
3	强生	121.5	113.6
4	百时美施贵宝	111.4	61.4
5	辉瑞	94.0	86.5

续表

排名	企业	2020 年	2019 年
6	诺华	89.0	84.0
7	葛兰素史克	77.0	45.7
8	赛诺菲	65.1	50.2
9	艾伯维	65.5	65.49
10	礼来	60.8	56.0

资料来源：Fierce Biotech。

4. 药品市场发展趋势向好

（1）原创药专利到期迎来新的高峰

一款新药从药物探索到上市投产，一般需要 10~15 年的研发时间，世界主要国家的新药专利保护期均为 20 年，新药上市之后的实际有效专利保护期限基本仅剩 6~10 年。虽然 2012 年已迈过专利药品到期的高峰，但预计 2023 年将迎来新高峰。

Evaluate Pharma 统计显示，2021—2026 年仍有接近 2520 亿美元销售额的原研药品专利到期，原研药品专利到期和仿制药引入的市场冲击预计造成约 1250 亿美元销售额的流失。具体从药物产品来看，2023 年将是近年来专利到期最多的一年，包括 Humira 和 Stelara 等在内的许多生物制剂的专利将在 2023 年到期。此外，有很多主要药物如 Perjeta、Prolia、Xgeva、Xeljanz、Farxiga 和 Yervoy 将在 2025 年到期。因此 2026 年，Eliquis 将成为 TOP10 的畅销药物。

（2）肿瘤药物研究持续升温

从治疗领域来看，肿瘤学仍然是当今以及未来的重点发展领域。据 *Global Oncology Trends* 2021：*Outlook to* 2025 报告显示，2010 年以来，全球获批上市的肿瘤新药数量激增，越来越多机制上的首创（first-in-class）新药获得加速审批资格或突破性疗法认定，基于 I 期或 II 期临床试验结果有条件快速获批上市。全球范围内肿瘤创新疗法的上市情况各不相同，2016—2020 年中国批准了 37 种新抗癌药物，高于 2011—2015 年的 6 种；2016—2020 年，欧洲和美国分别批准了 53 种和 62 种肿瘤创新药。2020 年启动的肿瘤相关临床试验约有 1600 个，创历史新高。2020 年，处于研发早期管线的药物数量约为 1000 种，主要为包括基因编辑、CAR-T 和 RNA 疗法在内的新一代生物疗法。

肿瘤药物支出增长显著，2020年，全球肿瘤药物支出达到1640亿美元，2015—2020年复合年均增长率为14.3%。发达国家2017—2020年治疗肾癌、非小细胞肺癌、慢性淋巴细胞白血病、黑色素瘤和多发性骨髓瘤的药物支出复合年均增长率为20%及以上。未来，全球肿瘤药物支出复合年均增长率预计放缓至10%，其主要影响因素包括生物类似药的使用、癌症药物竞争加剧以及支付压力等。预计到2025年，肿瘤药物的市场规模将达到2690亿美元，其中免疫肿瘤药物将贡献总规模的约20%。

（3）"AI+药物"研发成为热门

近年来，得益于大数据分析、人工智能算法和硬件设施的进步，新药研发的效率得到大幅度的提高。目前，AI主要应用在药物发现阶段和临床前研究阶段。在靶标搜索和靶点确认方面，AI可以协助科学家解读复杂的疾病机理，挖掘疾病和靶点的联系，识别新靶点并完成靶点验证；在发现和优化先导化合物方面，AI赋能可以高效搜索先导化合物，帮助科学家多维度评估化合物的有效性和安全性，并完成先导化合物优化；在临床试验方面，AI可以协助科学家设计临床方案，并快速锁定适应症及患者人群。AI精确建模和新的生物学相关信息的产生，不仅可以在药物研发前期加深人们对人体复杂生理生化模型的理解，而且能够提升后期临床试验的成功概率、降低成本。按照当前应用场景的发展速度来看，未来药物合成或将成自动化程度最高的方向。

（二）医疗器械行业发展情况

随着居民生活水平的提高和医疗保健意识的增强，医疗器械产品的需求持续增长。受新冠肺炎疫情影响，全球经济增长乏力，但全球医疗器械市场整体呈稳步增长态势，尤其是中国国内医疗器械市场保持高速增长态势，发展潜力巨大。

1. 突发公共卫生事件引发市场需求波动

2020年突发的新冠肺炎疫情席卷全球，个人防护产品、快速诊断试剂、呼吸机以及其他关键医疗器械产品的需求增加，引起市场波动。数据显示，2013—2019年全球医疗器械产业规模以3.44%的年复合增长率稳定增长，2020年全球医疗器械产业规模达到4586亿美元，同比略增长1.48%。随着疫情逐步得以控制，大众的健康需求逐步回归，预计未来全球医疗器械市场需求可能出现加速反弹，增长速度达到6.00%以上（见图1-8）。

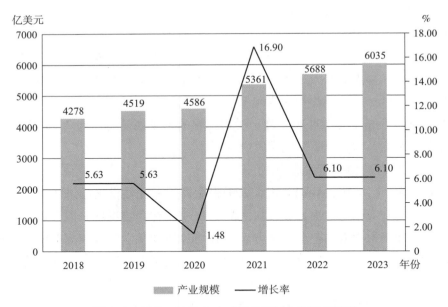

图1-8　2018—2023年全球医疗器械市场规模情况

资料来源：The Business Research Company，艾媒数据，深圳市医疗器械行业协会。

2. 细分市场领域波动分化明显

2020年，新冠肺炎疫情的暴发带来了医疗挤压，导致慢性疾病的治疗放缓，防疫类产品的市场份额呈现增长态势。全球多国政府规划防疫规定及计划，全球医疗机构专注于疫情防控，口罩、呼吸机出现供不应求的局面。数据显示，2019年全球呼吸机产值比重仅为0.50%，受疫情影响，2020年呼吸机规模剧增至121.1亿美元，产值比重增至2.60%。医用口罩方面，2019年全球医用口罩产值仅为18亿美元，占全球产值比重的0.40%，2020年暴涨至200亿美元，产值比重达到4.10%。由于专注疫情防控，心血管和骨科医疗器械市场规模出现明显下降，数据显示，心血管产品产值比重从2019年的11.60%降至2020年的10.10%；骨科产品的产值比重由2019年的9.00%下降至2020年的7.00%（见图1-9、图1-10）。总的来说，2020年全球医疗器械产业结构出现了较为明显的变化。

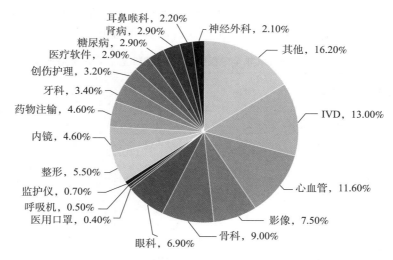

图 1-9　2019 年全球医疗器械产业结构占比情况

资料来源：The Business Research Company、Mordor Intelligence、Sigmaintell 等。

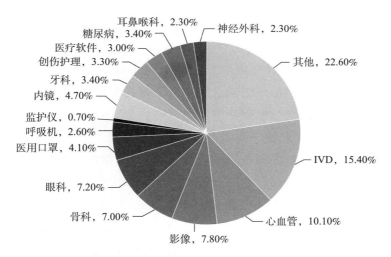

图 1-10　2020 年全球医疗器械产业结构占比情况

资料来源：The Business Research Company、Mordor Intelligence、Sigmaintell 等。

3. 龙头企业占据市场主要份额

2020 年全球医疗器械市场依然集中，主要由龙头企业占据，全球前十的企业和 2019 年相同。美敦力以 289.13 亿美元继续领跑全球，强生以 229.59 亿美元位居第二，雅培以 225.92 亿美元上升两位，位居第三。医疗器械行业前十位的企业仍然为欧美企业，其中美国 6 家；欧洲 4 家，其中德国 2 家，爱尔兰1家，荷兰1家（见表1-4）。10家企业2020年营收占全球市场的42.78%，全球百强2020年总营收占全球市场的87.55%。

表1-4　2019—2020年全球医疗企业TOP10营业收入及增长率

2020年排名	公司名称	总部	营业收入（百万美元）	增长率（%）	2019年排名
1	美敦力	爱尔兰	28913	-5.38	1
2	强生	美国	22959	-11.57	2
3	雅培	美国	22592	13.23	5
4	飞利浦	荷兰	22303	2.28	3
5	GE医疗	美国	18312	-10.00	4
6	费森尤斯	德国	17859	2.19	6
7	碧迪	美国	17117	-1.00	7
8	西门子医疗	德国	16509	1.59	8
9	嘉德诺	美国	15292	5.08	10
10	史赛克	美国	14351	-3.58	9

资料来源：深圳市医疗器械行业协会。

针对2020年疫情，医疗器械龙头企业也加强了相关布局。如美敦力将在手术机器人、微创治疗雨果系统、人工智能脊柱手术方案等高端医疗器械领域继续深耕，同时加强在中国的战略投资。强生的经支气管微波消融产品获FDA突破性设备。雅培推出百种产品及12种COVID-19检测方法。飞利浦收购了生物遥测技术和胶囊技术。GE医疗推出了40多种新产品，同时加强在中国北京、上海、天津、无锡四大生产基地的布局。费森尤斯发布新型体外膜肺氧合装置XeniosConsole ECMO、智慧透析医疗系统DiaSmart、新一代连续肾脏替代疗法（CRRT）系统multifiltratePRO等。碧迪提供了超过3亿支注射器以应对注射药物和疫苗数量的增长。嘉德诺扩大在中国的发展。史赛克收购设备制造商Wringht Medical巩固并突破其在骨科市场份额。

4. 新冠肺炎疫情促使行业变革创新

（1）推动各国加强医疗卫生新基建

新冠肺炎疫情对各国医疗卫生体系带来巨大的挑战，世界卫生组织的调查显示，全球90%国家的关键医疗服务都受到影响，大多数国家的多项常规和非急需服务中止，低收入国家的癌症筛查治疗和艾滋病治疗等关键服务也被迫暂停。该调查涉及的 25 项医疗服务的平均受影响程度为 50%，其中受影响最严重的领域依次为常规免疫接种（医疗机构外进行的接种服务受影响率为 70%，医疗机构内服务受影响率为 61%），其他非传染病诊疗受影响率为 69%、计划生育和避孕为 68%、精神健康问题治疗的受影响率为 61% 以及癌症诊疗的受影响率为 55%。其他受影响较为严重的领域还包括疟疾诊疗的受影响率为 46%、肺结核发现和治疗的受影响率为 42% 以及抗逆转录治疗的受影响率为 32%。近 1/4 的国家在新冠肺炎疫情期间无法正常开展挽救生命的医疗服务，其中有 22% 的国家 24 小时急诊服务受到影响，23% 的国家紧急输血服务中断、19% 的国家无法正常进行急诊手术。除了牙科和康复治疗等医疗卫生保健服务的暂停是根据政府防疫规定进行的有计划行为，其他许多医疗服务的中止则是无奈之举，这不利于社会公共健康。

各国已普遍意识到卫生体系的完善程度对国家政治和经济稳定的重要性，纷纷加大医疗投入，欧美国家已经开始规划医疗补短板的举措，而发展中国家在新冠肺炎疫情中暴露的医疗短板更加严重。美国国家卫生研究院 2022 财年预算将增加 21.4%（90 亿美元），总额高达 510 亿美元，其中的 65 亿美元用于启动高级健康研究计划署的建设，加速推进癌症和其他疑难杂症治疗方法的开发。2021 年初，美国国会向国家疾病控制和预防中心（CDC）拨款 494 亿美元，2022 财年 CDC 预算支出为 87 亿美元，增加 23%，涨幅为近 20 年来的最高。欧盟将启动 EU4HEALTH 计划，预计 7 年内（2021—2027 年）投入 94 亿欧元，以在欧盟内建立有韧性的卫生系统，其中的 31 亿欧元用于医疗物资战略储备。西班牙推出 360 亿欧元的纾困计划，其中分别向卫生部及地方卫生系统提供 14 亿欧元、28 亿欧元，同时西班牙可向欧盟申请 600 亿欧元用以恢复经济，其中医疗投入至少有 170 亿欧元。意大利通过了 250 亿欧元的紧急援助方案，计划投入 32 亿欧元支持医疗，用于加强急诊/重症医院网络建设等。法国政府 2021 年开始每年投入 1.5 亿欧元用以改善医院运营。

（2）促进疾病快速诊断技术发展

各国政府均加大快速诊断研究设备创新领域支持力度，为与新冠病毒诊断和治疗相关的创新技术提供资助。美国国家卫生研究院 2020 年得到超过 36 亿美元的拨款，用于新冠疫苗、疗法和测试的研究。2020 年上半年，欧盟委员会批准了 1.17 亿欧元的拨款，用于新冠病毒相关的医疗技术项目。截至 2021 年 1 月，全球正在进行的新冠病毒相关临床试验达 4058 个。其中，美国有 762 个，位居第 1，中国以 462 个位居第 2，印度和伊朗均超过 400 个，分别居第 3、第 4 位。目前正在开发的新冠病毒诊断系统超过 140 个。未来，一部分诊断新冠病毒的系统可能利用相同技术原理改造用以诊断其他蛋白质和遗传标记物，加速推进包括癌症在内的其他疾病的快速经济诊断方式的实现。

（3）催生远程医疗技术创新应用

新冠肺炎疫情肆虐，远程医疗服务及产业成为风口。CB Insight 统计，2020 年第一季度全球远程医疗新创公司获投件数较前一季度激增 1 倍，达 103 件，成为全球创业投资资金的新标的。行研机构 Global Market Insights 在 2019 年发布的研究报告指出，远程医疗市场预计从 383 亿美元，增加到 2025 年的 1305 亿美元，平均年复合增长率将达 19.2%，速度明显快于 10 年前发布的分析报告的相关数据。其中，美国市场占有率最高，估计 2025 年可达 50%。

为减少公共场合交叉感染，各国政府指导民众尽量减少到诊所和医院现场就诊，原本需要数年推进的远程医疗服务提前实现普及。以美国为例，医疗保健消费者对远程医疗服务的使用比例从 2019 年的 10% 上升到 2020 年的 50%。美国除投入大量资金用于防疫外，还紧急开放国家健保机构 Medicare 提供远程医疗服务，让患者使用手机或计算机，在远端获得看诊或接受治疗的指引，无须出现在急诊室或医师的办公室，尤其高风险患者选择虚拟问诊，可以避免潜在感染风险。同时，美国卫生与公共服务部决定暂时松绑远程看诊隐私规范，让医疗院所或医师可通过符合 HIPAA 规定之外的通信软件，包括 FaceTime、Facebook Messenger、Google Hangouts 或 Skype，进行各种科别的远端看诊。Teladoc Health 是美国最大的远程医疗公司，其在 2020 年 3 月上旬，在 1 周内完成 10 万名患者的虚拟诊疗，其中一半的用户是初次使用这种方式，这显示虚拟诊疗需求的快速增加。

荷兰 Philips 与当地的医学中心及卫生福利部合作，建立让各家医院可共享疫情病患信息的平台，以方便病患转院，平衡分担照护病患的工作量。自 2020 年 3 月底该平台启动以来，已有九成以上的荷兰医院链接该平台。为此 Philips 建立了一套远程医疗的作业程序，先让呼叫中心以电话咨询与问卷方式过滤病患的严重程度，再决定病患是否需要在家隔离，或进入加护病房（ICU），这样可以避免大量病患同时涌入医院。

ICU 配备高分辨率镜头、遥测设备和预测分析，以及数据可视化图像，为分散在远端的医疗团队提供必要的诊疗信息。在此过程中，AI 算法会定时报告病患情况，以便护理人员介入，或确定哪些患者已稳定并可以转移，从而将病床分配给更多病患。众多远程 ICU 可以组成更大的临床和营运中心，优化患者处理流程和后勤工作。

EMIS Web 是英国国民健保署服务供应商之一，在新冠肺炎疫情期间发布了一项视讯咨询软件，给英国多达 4000 家医疗机构使用，民众可通过 App 在线咨询全科医师。另外，Orion Health、TytoHome 等公司，提供平台让医师得以远程监视患者、减少患者住院期，并增进隔离患者与医疗人员间的沟通。App 让在家中隔离的患者能够自我进行临床所需的部分检查；提供具有相机与基础体温计功能的设备，并配有专用的耳镜、听诊器及压舌棒，通过指导患者自行操作，医师可以远程检测耳部感染、喉咙痛、发烧、上呼吸道感染等病症。

（4）跨平台跨界合作成为新应对措施

利用既有在线咨询平台形成跨平台整合，是东南亚国家数字平台公司应对新冠肺炎疫情的做法。许多平台以既有医师的在线咨询为基础，提供疫情初步诊断，并配备 Grab、GoJek 等叫车平台的药物配送服务。"非接触型服务"机器人的应用范围包括环境消毒、患者监控、沟通、交付食品与药品等。另外，新创公司发展与中国科技公司紧密联结，如华为针对东南亚不同国家新冠肺炎疫情需求开发解决方案，与新加坡的合作重点是疫情预防，与马来西亚、泰国、菲律宾的合作是患者计算机断层影像分析，与印度尼西亚着重于在线教育的合作。

2020 年，新冠肺炎疫情带来的公共健康防疫巨量需求和原有产业供给之间的断层，推动了年度产业跨界合作大潮。金融、互联网、电器制造等行业巨头，凭借自身在科技、平台、数据等方面的优势，跨界打造创新数字化医疗体系。保险公司基于保险业务获取的医疗数据，构建医疗数据库，用于疾病风险预测、医学影像辅助诊断、临床辅助诊疗等场景的研究。互联网公司基于自身平台优势和科技能力，打造以 C 端为主的医疗服务体系。家电制造企业基于自身生产制造能力专注于医疗器械的生产研发，医疗器械设备开源设计等服务应运而生。

（三）保健食品行业发展情况

1. 全球保健食品市场发展概况

随着社会进步和经济发展，人类对自身的健康日益关注。20 世纪 90 年代以来，全球居民的健康消费水平逐年攀升，对营养保健食品的需求十分旺盛。世界各国对保健食品的开发都非常重视，具有新功能、新产品、新造型和新的食用方法的保健食品不断出现。统计显示，当前全球保健食品市场规模已超过4000亿美元。特别在2020年，突如其来的新冠肺炎疫情，对全球政治经济和社会生活造成巨大影响。许多人希望通过各种膳食补充剂和营养食品寻求更多的保护。

欧睿国际（Euromonitor International）2020年10月发布的 *World Market For Consumer Health* 报告显示，全球膳食营养补充剂销售额达1545亿美元，其中维生素和膳食补充剂占比达到74.56%。2020年，由于新冠肺炎疫情的出现，各国采取封锁、戴口罩、社交距离、手消毒等相关的公共卫生措施，体重健康管理，特别是运动营养也出现近年来的首次全面下降，体重健康管理、运动营养的保健食品占比分别为11.33%和14.11%（见图1-11）。但公共卫生管理措施的解除和人们对于运动认识的增强，必将使这两类产品的增长得到恢复。新冠肺炎疫情使人们更加关注膳食补充剂对免疫力的作用，因此2020年维生素和膳食补充剂的销售出现爆发式的增长。随着疫情结束，人们对维生素和膳食补充剂类别产品的需求会回归到正常水平。

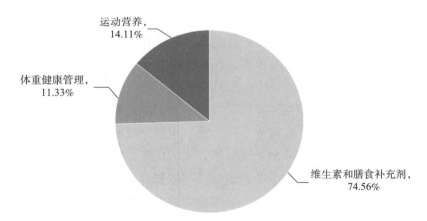

图1-11　2020年全球保健食品占比情况

资料来源：欧睿国际。

2. 北美和亚太地区成为主要消费区

World Market For Consumer Health 报告显示，中国和美国分别是亚太和北美地区最大的市场。就区域而言，亚太地区成为全球膳食营养补充剂销售增长的重要引擎。2020年美国的膳食营养补充剂市场销售额大约为460亿美元。

2015—2025 年亚太地区维生素和膳食补充剂、体重健康管理、运动营养的复合年均增长率（CAGR）分别为 3%、4%、8%，相对于北美地区而言具有更高的复合年均增长率（1%~4%）（见图 1-12）。

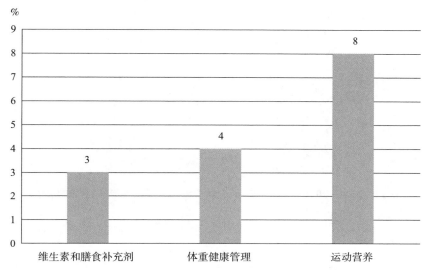

图 1-12　2015—2025 年亚太地区膳食营养补充剂复合年均增长率

资料来源：欧睿国际。

就品类而言，维生素和膳食补充剂的增长主要集中在亚太地区。随着新冠肺炎疫情的有效控制，北美地区该补充剂的增长将回归，北美地区是运动营养类产品的主要销售区域，体重健康管理在亚太地区和北美地区平分秋色。2020—2025 年北美地区的运动营养、体重健康管理复合年均增长率分别为 1% 和 4% 左右（见图 1-13）；亚太地区的运动营养、体重健康管理分别为 8% 和 4.5% 左右。2020 年，亚太地区运动营养、体重健康管理预计的增长率分别为 3.0% 和 3.5% 左右，北美地区运动营养、体重健康管理预计的增长率分别为 -2.0% 和 -2.5% 左右（见图 1-14）。

在全球范围内，药品形态（片剂/胶囊/凝胶）在主要市场是有差异的。和美国一样，软糖在亚洲市场越来越常见，与药品形态类产品相比，软糖价格更高，但更普遍的是粉剂和液态类形态产品。这些剂型的产品在全球许多市场占据主导地位，尤其是在亚洲。多年来，在亚洲各地的便利店里，浓缩能量和免疫液体产品一直是常见的主打产品。粉剂在印度和中国等市场越来越普遍，在这些市场，粉剂产品可以添加到茶等人们经常饮用的饮料中。

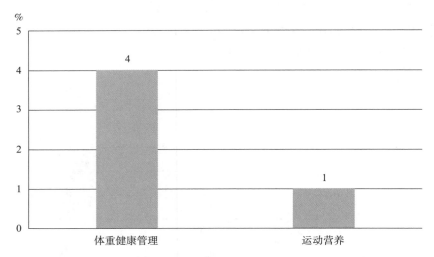

图1-13 2020—2025年北美地区的运动营养、体重健康管理复合年均增长率

资料来源：欧睿国际。

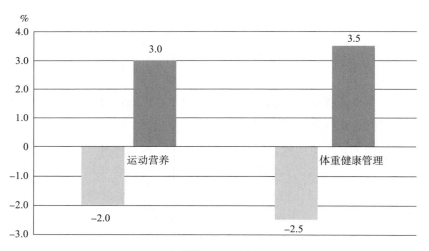

■ 北美地区　■ 亚太地区

图1-14 2020年亚太和北美地区膳食营养补充剂复合年均增长率比较

资料来源：欧睿国际。

在东亚和南亚等地区，草药和传统膳食补充剂作为长期存在的产品，逐渐向西方国家扩展。2020年全球草药和传统膳食补充剂均有所增长，这是由于新冠肺炎疫情使得消费者更倾向于使用与免疫有关的成分，如以灵芝为代表的传统中药成分，姜黄、图尔西或奇瓦普拉什等阿育吠陀产品。在美国，接骨木和紫锥菊等产品在疫情最严重的时候很难购买到。尽管每个地区的主要免疫成分有所差别，但全球总体反应是一致的，即消费者纷纷购买免疫类产品。

3. 个性化营养逐渐成为热点领域

个性化营养是一个相对年轻的领域，但这并不妨碍其成为业界具有发展潜力的热门赛道。美国国家食品营养协会于 2020 年 1 月在《美国营养学会期刊》上发表的一篇论文中提出了个性化营养的定义，即利用人类特点来推动预防、管理和治疗疾病以及优化健康的营养策略的领域。个性化营养以营养基因组学和营养遗传学为根基，目前仍处于起步阶段，但被认为具有巨大的发展潜力。随着现代科技下的大数据可以更快速和精准地捕获消费者的兴趣和偏好，个性化营养营销变得更有实际意义。由于个性化营养有巨大的发展潜力，各家公司的竞争非常激烈，它们不仅希望彼此之间存在差异，还要能够从更传统的维生素公司那里抢夺市场份额。可见，个性化营养市场中存在细分市场。《营养商业杂志》报告显示，各公司正在通过各种测试提供定制化的补充方案，包括生活方式调查、基因测试、微生物组测试和其他生物标志物测试，其共同目标是通过量身定制的解决方案为人们提供改善健康的产品和平台。

在快节奏的现代社会中，亚健康状态人群不断扩大，全民健康意识也在逐渐觉醒，从过去的被动治疗到现在的主动预防，使保健食品的需求迅速扩大。与过去不同，保健养生不再只是老年人的专属，而是快速向青壮年群体渗透，年轻人成为保健食品消费增长的推动力。比起传统滋补，新一代消费者更喜欢细分功能化的精准化营养补充。相关研究报告显示，全球个性化营养市场规模预计会从 2020 年的 82 亿美元增长到 2025 年的 164 亿美元，预测期内的复合年均增长率为 15%。

三、全球健康产业发展趋势

（一）疫情下各国政府将以多种措施推进健康产业发展

科学技术是人类同疾病斗争的锐利武器，人类战胜大灾大疫离不开科学发展和技术创新。新冠肺炎疫情推动创新医疗技术快速发展，快速检测、紧急治疗、药物开放等领域的新技术快速突破，全球协作、打破边界、数据共享、新技术和新产品得到快速推进。新冠肺炎疫情深刻影响了全球生物科技的战略方向和聚焦领域，美国卫生与公共服务部发布《健康人群2030计划》，提出未来10年美国在疾病预防和健康促进方面的355个核心目标；发布的《2020—2030年国家流感疫苗现代化战略》报告，提出3个总体目标：加强流感疫苗研发、使制造和供应多样化；促进创新方法和技术的应用；增加疫苗可及性和覆盖率。美国国立卫生研究院发布《2020—2030年营养研究战略规划》，通过扩大合作和采取多学科方法，促进营养科学发展及其在改善公共健康和减少疾病中的作用。欧盟委员会提出《欧洲制药战略》，旨在建立具有前瞻性和抗危机能力的欧盟制药体系；发布的《生命科学中的跨技术方法交叉发展》报告，旨在指导和促进生物科学中的跨技术方法交叉发展。德国、日本政府纷纷提高外资对本国关键生物科技企业的投资门槛，加强对生物经济和医药供应链的保护。

（二）健康产业与新技术不断深化融合

云计算、大数据、人工智能、移动互联网、物联网等新一代信息技术和网络技术的不断突破和深化应用，不仅为各传统产业的发展注入了新的动力，也为大健康产业快速发展提供了广阔的空间。在大数据与信息技术的支持下，健康及医疗行业可实现对现有资源的整合和应用，提高行业运行效率，显示了巨大产业潜力。同时，各国以大数据分析为基础、物联网服务运营平台为依托，实现个性化健康管理为健康产业的发展打开了新的突破口。当前，新一轮科技革命和产业变革正在全球范围内萌发，新兴的人工智能、5G和大数据等前沿技术快速发展，数据化、标准化和智能化的健康医疗服务逐渐成为大势所趋。

（三）从单一的身体健康转变为关注身心全面健康

突如其来的新冠肺炎疫情改变了消费者对健康生活的看法。越来越多的消费者的关注重点正从医疗保健转向健康和幸福。更多的资源（时间、金钱和注意力）被分配到医疗保健价值链的末端，消费者更关注预防性的健康行为，更加注重推广健康的生活方式、活力和健康。例如，数据显示，76%的全球消费者受新冠肺炎疫情影响，更倾向于健康的饮食，同时有41%的人计划加强体育锻炼，旨在优化生命各个阶段身体健康的产品，将有助于保护自身、家人和其所在的社区。同时，越来越多的人开始关注自己的情绪健康，如全球有51%的消费者计划提高他们的认知和心理健康。另外，全球65%的消费者表示会更加关注免疫方面的问题，开始从被动的预防疾病转变为更积极全面的免疫管理，希望在日常生活中融入和支持免疫功能的解决方案。

第二节 我国健康产业发展概况

随着人民生活水平的提高和对美好生活的向往，叠加快速城市化与人口老龄化等因素，健康产品的总需求急剧增加，我国健康产业迅速发展壮大，市场容量不断扩大，在国民经济中的比重不断上升。另外，突如其来的新冠肺炎疫情促使医疗健康相关领域更好地发展，健康产业迎来良好的发展机遇。

一、健康产业的概念

为加快推动健康产业发展，科学界定健康产业的统计范围，准确反映健康产业发展状况，依据《"健康中国 2030"规划纲要》等文件中有关健康产业的指导意见，2019 年 4 月 9 日，国家统计局发布了《健康产业统计分类（2019）》（以下简称《分类》），首次对健康产业的概念进行了明确定义，为健康产业划出清晰的边界。

（一）健康产业的定义与统计分类

依据国家统计局发布的《分类》定义：健康产业是指以医疗卫生和生物技术、生命科学为基础，以维护、改善和促进人民群众健康为目的，为社会公众提供与健康直接或密切相关的产品（货物和服务）的生产活动集合；将健康产业范围确定为医疗卫生服务、健康事务、医药制造等 13 个大类，明确了健康产业的概念和分类范围。《分类》保留了《健康服务业分类（试行）》的主要内容，同时结合健康产业发展新业态、新模式等，增加了健康产业所涉及的第一产业、第二产业的相关内容，丰富并调整了健康服务业内容。

根据《分类》，健康产业的具体范围划分原则为：①生产产品（货物和服务）的目的是维护、改善、促进人民群众的健康状况，要与健康直接或密切相关。②产品（货物和服务）的提供应当以医疗卫生技术、生物技术和生命科学为基础。③产业链的延伸应当遵循在健康服务业的基础上，应延伸至不因物理形态等变化而改变其健康目的和功能的行业。根据上述原则，健康产业涵盖第一、第二、第三产业，具体包括以中药材种植养殖为主体的健康农业、林业、牧业和渔业，以医药和医疗器械等生产制造为主体的健康相关产品制造业，以医疗卫生、健康保障、健康人才教育及健康促进服务为主体的健康服务业。

《分类》根据健康产业的概念、范围及统计分类编制原则，将健康产业范围确定为医疗卫生服务，健康事务、健康环境管理与科研技术服务，健康人才教育与健康知识普及，健康促进服务，健康保障与金融服务，智慧健康技术服务，药品及其他健康产品流通服务，其他与健康相关服务，医药制造，医疗仪器设备及器械制造，健康用品、器材与智能设备制造，医疗卫生机构设施建设，中药材种植、养殖和采集等13个大类，又细分为58个中类和92个小类，分属三大产业，具体内容如下：

第一产业包括中药材种植、养殖和采集大类中的1个中类（动植物中药材种植、养殖和采集）、1个小类（动植物中药材种植、养殖和采集）。

第二产业包括医药制造，医疗仪器设备及器械制造，健康用品、器材与智能设备制造，医疗卫生机构设施建设4个大类，以及相对应的28个中类、29个小类以及中药材种植、养殖和采集大类中的1个中类（非动植物中药材采选）、1个小类（非动植物中药材采选）。

第三产业包括医疗卫生服务，健康事务、健康环境管理与科研技术服务，健康人才教育与健康知识普及，健康促进服务，健康保障与金融服务，智慧健康技术服务，药品及其他健康产品流通服务，其他与健康相关服务8个大类，以及相对应的28个中类、61个小类。其中，第三产业部分保留了《健康服务业分类（试行）》的主体内容，结合健康服务业新业态、新模式等相关发展和政策要求，丰富调整健康服务业内容，依据《国民经济行业分类》（GB/T 4754—2017）进行修订，第三产业在《健康服务业分类（试行）》4个大类的基础上调整为8个大类。

（二）健康产业统计标准分类的意义

健康产业涉及第一、第二、第三产业，其既包括健康保健品、药品原料种养殖，也有生产健康食品、药品和健康用品的生产制造业，还有更大一部分企业着力于医疗卫生、健康管理和健康促进、健康保险以及健康商业服务等健康服务业，这些部门与产业的管理涉及多个政府职能部门，各部门准确分清职责、协同管理需要有据可依。因此，界定健康产业与生命健康产业的内涵与外延，厘清行业内部各细分行业的分类与界限，可以加快推动健康产业发展；科学界定健康产业的统计范围，准确反映健康产业发展状况，对更清楚地把握生命健康产业结构、各政府部门管理行业、企业探索行业发展方向、深圳生命健康产业整体快速发展，均具有重要的意义。

二、健康产业的规模

随着经济高质量发展、居民收入水平提高以及人口结构变迁，健康消费需求攀升，大健康产业需求结构升级催生了巨大的市场空间。

首先，进入新时代，居民收入水平和生活水平显著提升，物质基础和精神文明程度更高，对健康生活的品质需求更高。2020年，我国居民人均可支配收入达到3.21万元，中位数突破2.7万元。在消费领域，2020年居民人均消费支出为2.12万元，其中医疗保健支出占8.68%，彰显了健康消费市场的刚性需求（见图1-15）。另外，经历了新冠肺炎疫情，在线问诊、慢性病管理健康干预等医疗手段逐渐被人们接受，人们对健康的重视程度越来越高。

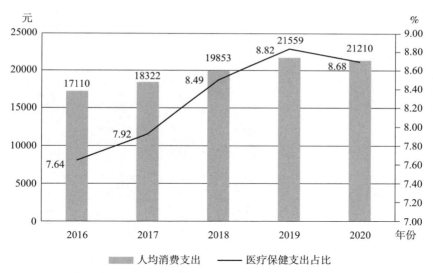

图1-15 2016—2020年中国居民人均消费支出及医疗保健支出占比

资料来源：国家统计局。

其次，随着人口结构的变化与慢性病人群规模的急剧扩大，人们对健康的关注度和需求不断增长。根据第七次全国人口普查，我国60岁及以上人口为2.64亿人，占全国总人口的18.70%，已经远远超过联合国老龄化社会的传统标准（60岁以上老人占总人口的10%），中国即将进入深度老龄社会。大健康理念不断普及，尤其是新冠肺炎疫情以后，居民的健康意识不断提高。

一方面，健康意识的提高源于我国慢性病确诊患者和患病率的增长。目前我国患心血管病等慢性疾病的人数已增长至约2.9亿人，其中有一半发生在65岁以下人群中。全国慢性非传染性疾病导致的死亡人数占总死亡人数的88%，慢性疾病的普遍化和低龄化现象十分突出。另一方面，由于生活条件的改善，居民的健康意识从治疗为主向预防和健康促进转变，这将必然带动医疗保健、健康管理等产业需求的快速增长。

据测算，2019—2023年我国健康产业市场规模的年均复合增长率约为12.55%，到2023年我国大健康产业规模将达到14.00万亿元，2030年预计达到16.00万亿元，健康产业在国民经济中的支柱作用将进一步显现（见图1-16）。

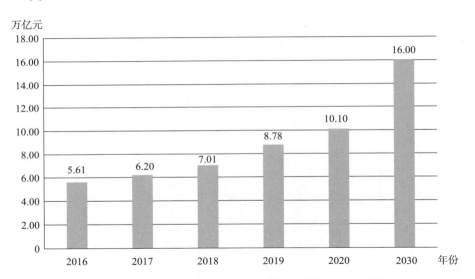

图1-16　2016—2020年及2030年中国健康产业市场规模情况

资料来源：根据公开数据整理。

三、健康产业重点领域分析

（一）药品行业

1. 发展情况

在一系列医疗改革政策影响下，国内药品市场逐渐成熟，2020年药品行业市场规模超17000亿元。药品三大领域中的生物药发展迅猛，规模占比逐年提升，2020年占比达到20.84%；中药规模占比稳定，保持在25%左右；化学药处于转型阵痛期，市场占比虽回落明显，但仍达到 54.89%（见图 1-17）。

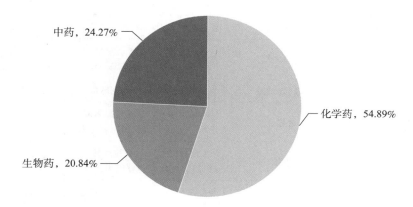

图 1-17　2020 年中国药品行业市场细分领域占比

资料来源：《中国健康产业蓝皮书》。

　　药品市场的分化同样体现在重磅品种的更迭上。2016—2020 年，中国医院市场药品销售额 TOP20 品类中，多个产品或排名出现更替（见表 1-5）。如阿托伐他汀、氯吡格雷、恩替卡韦等化学药品类在经历集采后，逐渐在 TOP20 清单中消失，而贝伐珠单抗、曲妥珠单抗等生物药表现抢眼。

表 1-5　2016—2020 年中国医院市场药品销售额 TOP20 品类

排名	2016 年	2017 年	2018 年	2019 年	2020 年
1	氯化钠	氯化钠	氯化钠	人血白蛋白	人血白蛋白
2	人血白蛋白	人血白蛋白	人血白蛋白	氯化钠	氯化钠
3	单唾液酸四己糖神经节苷脂	氯吡格雷	阿托伐他汀	紫杉醇	紫杉醇
4	氯吡格雷	阿托伐他汀	氯吡格雷	地佐辛	地佐辛
5	前列地尔	紫杉醇	紫杉醇	美罗培南	聚乙二醇化重组人粒细胞刺激因子
6	奥拉西坦	恩替卡韦	美罗培南	阿托伐他汀	美罗培南
7	阿托伐他汀	单唾液酸四己糖神经节苷脂	地佐辛	曲妥珠单抗	贝伐珠单抗
8	恩替卡韦	美罗培南	恩替卡韦	氯吡格雷	人免疫球蛋白
9	泮托拉唑	前列地尔	伏立康唑	伏立康唑	丁苯酞

续表

排名	2016 年	2017 年	2018 年	2019 年	2020 年
10	磷酸肌酸	泮托拉唑	泮托拉唑	莫西沙星	他克莫西
11	兰索拉唑	奥拉西坦	莫西沙星	头孢哌酮-舒巴坦，复方	头孢哌酮-舒巴坦，复方
12	紫杉醇	磷酸肌酸	培美曲塞	人免疫球蛋白	艾司奥美拉唑
13	美罗培南	地佐辛	头孢哌酮-舒巴坦，复方	聚乙二醇化重组人粒细胞刺激因子	奥希替尼
14	胸腺五肽	兰索拉唑	哌拉西林+他唑巴坦，复方	哌拉西林+他唑巴坦，复方	氨基酸，复方
15	鼠神经生长因子	伏立康唑	人免疫球蛋白	艾司奥美拉唑	曲妥珠单抗
16	氨基酸，复方	莫西沙星	奥拉西坦	泮托拉唑	伏立康唑
17	奥美拉唑	培美曲塞	艾司奥美拉唑	培美曲塞	碘克沙醇
18	培美曲塞	人免疫球蛋白	多西他赛	丁苯酞	哌拉西林+他唑巴坦，复方
19	地佐辛	哌拉西林+他唑巴坦，复方	丙泊酚	贝伐珠单抗	雷贝拉唑
20	伏立康唑	氨基酸，复方	氨基酸，复方	布地奈德	丙泊酚

资料来源：药物综合数据库（PDB）、中国医药工业信息中心。

2. 行业特点

（1）集中度提高：重磅新品种赋能下的行业结构变化

近年来，中国药品行业市场集中度快速提升。2016—2020 年，我国药品销售 TOP20 企业的医院市场份额稳步提高，从 2016 年的 26.26%，上升到 2020 年的 32.82%，占据 1/3 的医院市场（见图 1-18）。

药品销售 TOP20 企业中，外资企业从 2016 年的 9 家增长到 2020 年的 11 家，其合计市场份额从 2016 年的 51.26% 升至 2020 年的 61.82%，这与国外重磅创新品种加速进入中国国内市场息息相关（见图 1-19）。以进口化学药为例，2016—2020 年，国家药品监督管理局药品审评中心（CDE）总计受理的进口化学药临床试验申请和上市申请逐年走高（见图 1-20）。2020 年，共计有 3 个进口创新药在国内申请上市，与 2018 年、2019 年的 1 个相比，有了明显突破（见表 1-6）。海外新品种的入场大为利好中国患者的用药可及性。

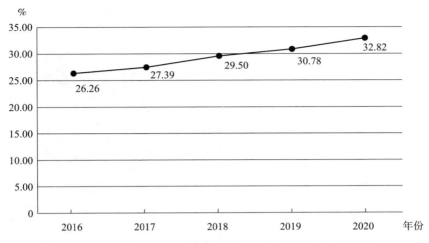

图 1-18 2016—2020 年中国药品销售 TOP20 的医院市场份额情况

资料来源：药物综合数据库（PDB）、中国医药工业信息中心。

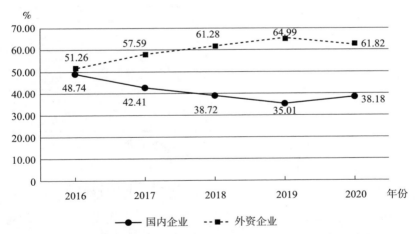

图 1-19 2016—2020 年中国药品销售额 TOP20 分类企业情况

资料来源：药物综合数据库（PDB）、中国医药工业信息中心。

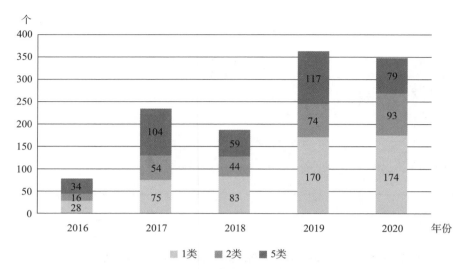

图 1-20 2016—2020 年中国进口化学药临床试验申请情况（按受理号计）

资料来源：中国新药研发检测数据库（CPM）、中国医药工业信息中心。

表 1-6 2018—2020 年进口创新药上市申请信息

药品名称	企业名称	受理年份
普拉替尼胶囊	基石	2020
Vericiguat 片	拜耳	2020
Risdiplam 口服溶液用粉末	罗氏	2020
西尼莫德片	诺华	2019
Dacomitinib 片	辉瑞	2018

资料来源：中国新药研发检测数据库（CPM）、中国医药工业信息中心。

（2）渠道调整：多方式增量探索

随着处方外流、集采政策的推进实施，院内市场存量紧缩，院外市场成为药企的掘金之处。2020 年医药行业的供给端、需求端以及支付端均有大量的政策出台，医疗、医保、医药"三医联动"效应产生积极的效果，推动了医药行业价格体系及竞争格局重塑。在新冠肺炎疫情的冲击下，2020 年中国公立医疗机构终端药品的销售额为 12107 亿元，与 2019 年相比同比下降 12 个百分点，首次出现负增长，占整体市场的 58.18%，与 2019 年相比降低 2.2 个百分点。零售药店在医药市场中的重要性渐增，2020 年中国零售药店药品销售额占比为 26.02%，较 2019 年提高 1.81 个百分点。在分级诊疗与集采的推动下，渠道下沉成为药企的营销战略，基层医疗机构的药品销售额占比呈上升态势（见图1-21）。

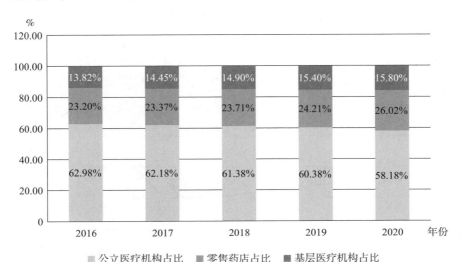

图1-21 2016—2020年中国药品市场格局

资料来源：《中国健康产业蓝皮书》。

另外，政策对"互联网+医药"的规范与支持，拓宽了药品处方外流的空间与时间范围。近年来，患者逐渐养成网上购药的习惯，网上药品零售业务如火如荼，销售额以超过40%的增速快速增长。截至2020年12月，中国国内医药电商行业共发生11起投融资事件，融资总额超24亿元。涉及的平台包括：1药网、上药云健康、医百科技、泉源堂、一块医药、叮当快药、药帮手、西柚健康、药兜网、贝登医疗等。同时，从所在地来看，北京融资4起，平均融资额为3.12亿元；江苏、湖南融资各2起，平均融资额分别为0.6亿元、0.1亿元；广东、四川、上海融资各1起。2020年，在新冠肺炎疫情催化下，线上经济活力进一步被激活，全年线上药品销售额达243亿元，增速达75.60%（见图1-22）。

（3）处于首仿及国际创新药快速跟进的时代

当前，中国正处于首仿及国际创新药快速跟进的时代，由于高血压、糖尿病、癌症等慢性病患病率不断上升，相关的疾病对创新药的需求不断增长。

从2017年开始，国家药监局开始加速创新药的审评、审批，推动中国国内创新药的发展。随着国家陆续出台支持国产创新药发展的政策，以及药企对药品研发投入的不断增长，国内生物医药行业创新发展提速。据有关统计，截至 2020 年底，我国约有 270 个生物类似药处于研发状态，其中超过一半的生物类似药仍处于临床前研究阶段，65 个药品提交了临床试验申请。当前，利妥昔单抗、阿达木单抗、贝伐珠单抗、曲妥珠单抗以及英夫利昔单等重磅生物药抗均有生物类似药获批上市，部分品种竞争已出现"红海"。

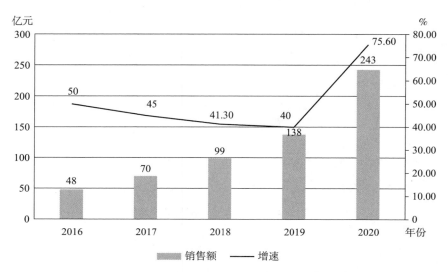

图 1-22　2016—2020 年中国网上药店药品销售情况

资料来源：《中国健康产业蓝皮书》。

3. 发展趋势

（1）药品集中采购制度创新全面铺开

2019 年是国家药品集中采购创新的关键一年，也是重大变革推进落实的一年。2020 年是药品集中采购制度创新全面铺开的一年，截至 2020 年药品集中带量采购节约费用超过 1000 亿元。随着药品全生命周期监管治理逐渐走向成熟，医药行业"野蛮生长"的时代已经成为过去，"高毛利+高费用"的灰色营销模式走向终结，全国药品带量采购混战时代正式到来。

国务院总理李克强在 2021 年 1 月 15 日主持召开国务院常务会议，部署进一步推进药品集中带量采购改革，要求以常态化、制度化措施减轻群众就医负担。会议指出，健康是人民群众的切身大事。为逐步解决看病贵的问题，近年来国家推进药品集中带量采购和使用重大改革。一是坚持保基本，重点将基本医保药品目录内用量大、采购金额高的药品纳入采购范围，逐步覆盖临床必需、质量可靠的各类药品和耗材，对治疗罕见病的"孤儿药"采购做出特殊安排。二是通过质量和价格公平竞争产生中选企业和药品、耗材。医疗机构要确保优先使用中选药品。中选企业要确保降价不降质量，保证供应。相关部门加强对中选药品和耗材全链条监管。三是集采要在为患者减负的同时，兼顾企业合理利润，促进产品创新升级，对节约的医保费用按规定给予医疗机构激励。

（2）与国际接轨向医药强国加速升级

创新药物和医疗器械的研发，集中体现了生命科学和生物技术前沿领域的突破性成就，是当前国际科技竞争的战略制高点之一，对经济发展和社会进步具有重要而深远的影响。为推动我国由医药制造大国向医药创新强国转变，近年来，我国医药创新体系建设不断加强，监管政策和标准与全球接轨，"国内竞争国际化、国外竞争国内化"趋势越发明显。国内企业的国际技术授权、国外研发机构大中华区的审评审批与国际同步，包括加入 ICH、PICS，政策、市场行为均促使全球生物医药加快一体化步伐。中国科学院院士、国家"重大新药创制"科技重大专项技术副总师陈凯先在全国医药经济信息发布会上介绍，新时期（2021—2035 年）新药专项的总体目标是让我国新药创新能力进入世界第一梯队，形成结构完备、运行高效的国家新药创新体系，产生一批引领全球的原创性新药产品，形成一批处于国际前列的大型医药企业，自主研发药物完全满足我国人民健康需要，推动生物医药成为国家支柱性产业。

（3）肿瘤与自身免疫性疾病成为药物研发热点

随着分子生物学的快速发展、肿瘤免疫治疗的兴起，细胞因子在自身免疫性疾病中作用机制的研究不断深入，肿瘤与自身免疫性疾病成为目前国内新药研发的热门治疗领域，尤其是在创新生物药研发方面，和肿瘤与自身免疫性疾病相关的生物药临床试验数量分别排第 1 位和第 2 位。随着我国癌症发病人数的增加，药品监管审评审批制度改革进一步推动创新药物研发上市，肿瘤创新药成为制药企业重金投入的热点领域。

（二）医疗器械

2020 年新冠肺炎疫情肆虐全球，中国成为全球唯一实现正增长的主要经济体，我国医疗器械行业在危机中育新机、变局中开新局，展现了强大的韧性和巨大的潜能。

1. 发展情况

随着中国人口老龄化程度不断加深和经济快速发展，我国医疗器械行业增长迅速，成为全球第二大市场。2010—2019 年，全国医疗器械行业以复合年均增长率 19.55% 高速增长，2020 年以 35.20% 的增速实现跨越式发展，产值规模达到 8500 亿元（见图 1-23）。

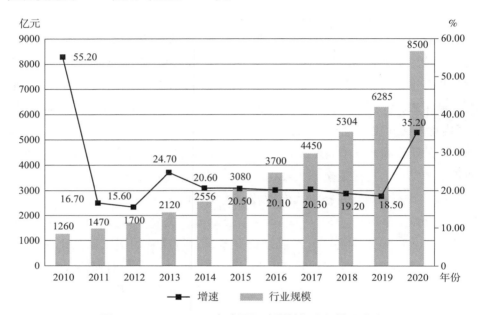

图 1-23　2010—2020 年中国医疗器械行业规模及增速

资料来源：德勤咨询、中国医药物资协会、火石创造等。

2020 年，我国的医疗器械生产企业数量同样实现快速增长（见图 1-24）。截至 2020 年底，全国共有二、三类医疗器械经营企业 89.86 万家，其中仅经营二类医疗器械产品的企业 58.32 万家，仅经营三类医疗器械产品的企业 7.70 万家，同时从事二、三类医疗器械经营的企业 23.84 万家。从企业产品结构来看，可生产 I 类产品的企业有 15924 家，占比 49.86%；可生产 II 类产品的企业有 13813 家，占比 43.25%，可生产 III 类产品的企业有 2202 家，占比 6.89%（见图 1-25）。其中，2020 年全球百强企业中，共有 14 家中国企业上榜（见表 1-7）。这 14 家中国企业 2020 年的营业收入共计 205.32 亿美元，同 2019 年相比增长 60.28 个百分点，是 2020 年全球百强增长的主要动力。

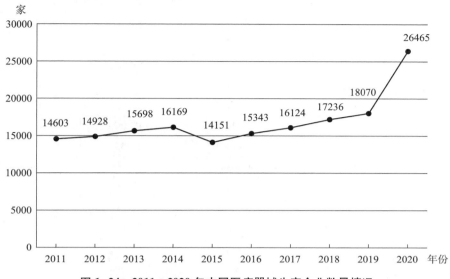

图 1-24 2011—2020 年中国医疗器械生产企业数量情况

资料来源：国家药品监督管理局。

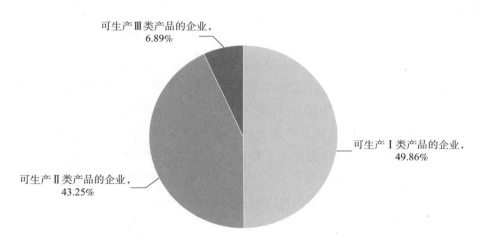

图 1-25 2020 年中国医疗器械生产企业分布

资料来源：国家药品监督管理局。

表1-7 2019—2020年中国医疗器械企业的全球百强排名及相关数据

2020 年排名	公司名称	2020 年营收（千美元）	增长率（%）	2019 年排名
32	迈瑞医疗	3048748	27.17	42
48	英科医疗	2006324	565.21	109
50	稳健医疗	1817422	174.37	89
53	迪安诊断	1544128	26.15	60
56	振德医疗	1507789	457.52	112
58	威高股份	1462403	10.58	55
60	新华医疗	1326889	4.53	56
63	华大基因	1217598	200.27	100
64	金域医学	1195346	56.67	82
65	乐普医疗	1165607	3.26	63
68	蓝帆医疗	1141067	126.73	93
69	环球医疗	1098388	26.30	77
73	润达医疗	1025028	0.38	65
78	鱼跃医疗	975225	45.28	88

资料来源：深圳市医疗器械行业协会。

2. 行业特点

（1）突发疫情引起产业结构变化，防疫类产品产值增加

新冠肺炎疫情的突发、疫情关键产品的大量产出、产业规模的快速增长以及其他多种因素，对2020年中国医疗器械产业结构产生了一定的影响。

1）医用口罩、呼吸机产值激增。口罩是疫情期间需求量最高的物资之一。2020年中国医用口罩行业上下游企业大量增产、转产。在智能制造企业的助力下，口罩产量急速提升。作为世界上最大的医用口罩供应国，截至2020年6月，中国医用口罩出口占世界口罩总出口额的56%，占欧美国家进口医用口罩总量的2/3以上，占美国和意大利进口口罩总量的近3/4，在日本占到80%（见表1-8）。

表1-8 中国医用口罩占各国口罩进口市场的情况（截至2020年6月）

排名	进口市场	进口金额（百万美元）	总进口额占比（%）
1	美国	10659	74
2	德国	4864	62
3	法国	3617	74

排名	进口市场	进口金额（百万美元）	总进口额占比（%）
4	日本	3646	80
5	意大利	2053	74
6	英国	1669	65
7	墨西哥	710	31
8	加拿大	1350	64
9	荷兰	1144	56

资料来源：WTO。

2019 年中国医用口罩产值为 56.2 亿元，产值比重仅为 0.90%。2020 年医用口罩产值达到 604.2 亿元，增长超过 1000%，产值比重剧增至 7.10%（见图 1-26、图 1-27）。随着中国国内新冠肺炎疫情得到控制，过剩的口罩产能可以继续供应国外疫情需要，经调整后总体产量将在 2021 年有所回落。

2019 年中国呼吸机产值为 120 亿元，2020 年由于新冠肺炎疫情暴发，国内和国际呼吸机出口总计产值增长 275% 达 450 亿元，产值比重由 2019 年的 1.90% 增长至 2020 年的 5.30%，预计 2021 年回降至 2019 年规模并保持稳定增长。

2）体外诊断行业产值比重稳定。2019 年我国体外诊断产值规模约 713 亿元，2020 年体外诊断领域总体增长 27%，产值规模达到 905 亿元，产值比重保持在 11% 左右。

从体外诊断技术方式来看，分子诊断领域由于新冠肺炎疫情拉动，PCR 仪和核酸提取仪增速超过 100%，免疫诊断、POCT 在新冠肺炎疫情中发挥较大作用，增速在 10%~15%，血液体液检测增速不到 5%，生化诊断、微生物诊断、病理诊断在疫情期间有一定下滑。

从体外诊断服务领域来看，在新冠肺炎疫情的冲击下，2020 年上半年全国医疗卫生机构总诊疗人次较 2019 年同期相比下降 21.6%，医院的常规住院和门急诊量降幅达两位数；医院实验室收入的降幅也达两位数。第三方医学实验室在新冠肺炎疫情期间作为生力军，有力支持了疫情防控；与新冠肺炎相关的业务收入平均增幅达两位数，非新冠肺炎业务收入降幅超过两位数。此外，体检中心在新冠肺炎疫情的影响下，业务受到冲击，收入降幅达到 36%。

3）便携式影像设备需求大幅增长。2020 年医学影像设备的 CT、移动 DR

被我国列入《重大疫情就职基地应急救治物资储备清单》，在满足国内需求的同时支援全球抗疫。新冠肺炎疫情以来，由于受检者数量骤然增多，影像学数据海量增长，快速、精准的影像诊断成为疫情防控成功的重要环节。CT影像成为疾病诊断的重要依据，移动DR因具有占据更小空间、支持多项床旁成像检查、可在病房直接完成曝光等优点，不仅有效满足医院临床快速摄片需求，还可以在重大疫情传染病控制中实现隔室操控，保障医护人员的安全。其他如便携彩超等可快速移动的影像设备也有大幅增长。受新冠肺炎疫情影响，医院大型医学影像设备如高端彩超采购滞后。超声类设备采购在2020年上半年迟缓，下半年国内开始恢复，但国际市场受疫情蔓延影响仍未完全恢复。综合多种因素影响，2020年医学影像设备的产值总体增长11.6%，达1048亿元。但由于新冠肺炎疫情拉动国内医疗器械产值快速攀升，医学影像产值比重略有下降，由2019年的14.90%降至2020年的12.30%。

4）植（介）入、人工器官产品的产值比重下滑。植（介）入、人工器官产品中主要的两个产品领域——心血管和骨科产品2020年都受到较大影响，新冠肺炎疫情暴发初期植（介）入择期手术暂停，疫情有效控制后才重启。此外，受我国冠脉支架集中带量采购政策的影响，2020年心血管产品规模下滑，骨科产品即将面临进入2021年的医院带量采购名单。总体来说，2020年植（介）入、人工器官产值规模略有增长，产值比重下滑至9.80%，这主要是出口受影响和带量采购导致的。

5）口腔设备产值规模保持增长。在2020年初新冠肺炎疫情的冲击下，我国口腔医疗服务和设备出口停滞，口腔医疗器械产值出现大幅下滑。然而，短期的冲击并没有改变口腔医疗消费的总体增长趋势，2020年下半年该服务重启，口腔医疗器械产值规模达到220.1亿元，产值比重占总产值的3.10%，较往年略有下滑。

（2）四大集聚区优势明显，长三角、珠三角贡献最大

从地域分布来看，我国医疗器械行业主要集中在四大地区，即环渤海经济区、长三角地区、珠三角地区以及华中地区。四大区域集中了全国79.66%的医疗器械生产企业、93.69%的医疗器械上市企业以及69.86%的2020年上市企业营业收入。在医疗器械产品种类方面，四大区域集中了2020年全国90.29%的三类首次注册产品以及79.47%的二类注册产品；在创新能力方面，四大区域集中了94.62%的进入三类创新医疗器械程序的产品以及90.91%的三类创新医疗器械获批产品。

从产业集中贡献度来看，长三角地区在多个领域贡献最大：拥有全国28.58%的生产企业；拥有35.78%的2020年三类首次注册产品及33.24%的2020年二类注册产品；进入三类创新医疗器械程序的产品占总量的41.54%，三类创新医疗器械获批产品占总量的40.40%；上市企业数量占比为31.53%，数量最多。2020年上市企业营收珠三角地区贡献最大，占比达31.69%（见表1-9）。

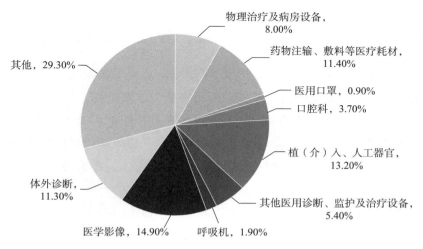

图1-26 2019年中国医疗器械产业结构情况

资料来源：国家统计局、智研咨询、动脉网等。

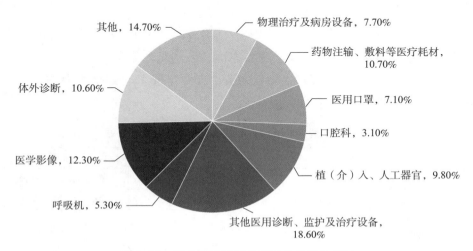

图1-27 2020年中国医疗器械产业结构情况

资料来源：国家统计局、智研咨询、动脉网等。

表1-9　四大医疗器械集聚区贡献度占比情况　　　　　　　　（％）

产业集聚区	生产企业	2020年三类首次注册产品	2020年二类注册产品	进入三类创新医疗器械程序的产品	三类创新医疗器械获批产品	上市企业数量	2020年上市企业营收
环渤海经济区	25.87	27.84	21.63	28.46	30.30	28.83	4.75
长江三角洲	28.58	35.78	33.24	41.54	40.40	31.53	26.15
珠江三角洲	16.50	14.02	14.06	18.08	17.17	26.13	31.69
华中地区	8.70	12.65	10.54	6.54	3.03	7.21	7.27
总计占比	79.66	90.29	79.47	94.62	90.91	93.69	69.86

（3）国产医疗器械创新研发力度不断加强，品类呈多样化

在政策加持下，国产医疗器械创新研发能力不断增强。截至2020年底，超过300项医疗器械产品进入国家创新器械审批程序，其中99项获批上市，获批产品品类呈现多样化的创新发展局面。从产品进入审批程序的数量来看，除2018年、2019年因政策修订影响数量有所减少外，近年来进入国家创新审批程序的产品数量呈逐年递增趋势。

自2014年创新医疗器械"绿色通道"开启以来，截至2020年12月底，已经有1471个产品申请进入创新通道，292个产品作为创新医疗器械被纳入该通道，约占全部申请项目的20%。截至目前，共批准100个创新医疗器械上市（见表1-10）。这100个产品中，国产产品96个，涉及14个省、自治区和直辖市的78家医疗器械企业（其中体外诊断企业17家），占全部产品的96%；进口产品4个，涉及两个国家的4个企业。从批准产品所在地来看，产业大省直辖市创新医疗器械数量排名靠前，分别是北京25个、上海19个、广东17个、江苏14个。从产品特性来看，有源器械43个，无源器械37个，体外诊断试剂和设备20个。

表1-10　国家药监局已批准的100个创新医疗器械

序号	产品名称	生产企业	注册证号
1	基因测序仪	深圳华因康基因科技有限公司	国械注准20143402171
2	恒温扩增微流控芯片核酸分析仪	博奥生物集团有限公司	国械注准20153400580
3	双通道植入式脑深部电刺激脉冲发生器套件	苏州景昱医疗器械有限公司	国械注准20153210970
4	植入式脑深部电刺激电极导线套件	苏州景昱医疗器械有限公司	国械注准20153210971

续表

序号	产品名称	生产企业	注册证号
5	植入式脑深部电刺激延伸导线套件	苏州景昱医疗器械有限公司	国械注准20153210972
6	MTHFR C677T 基因检测试剂盒（PCR-金磁微粒层析法）	西安金磁纳米生物技术有限公司	国械注准20153401148
7	脱细胞角膜基质	深圳艾尼尔角膜工程有限公司	国械注准20153460581
8	Septin9 基因甲基化检测试剂盒（PCR 荧光探针法）	博尔诚（北京）科技有限公司	国械注准20153401481
9	乳腺 X 射线数字化体层摄影设备	科宁（天津）医疗设备有限公司	国械注准20153302052
10	运动神经元存活基因 1（SMN1）外显子缺失检测试剂盒（荧光定量 PCR 法）	上海五色石医学研究有限公司	国械注准20153402293
11	三维心脏电生理标测系统	上海微创电生理医疗科技有限公司	国械注准20163770387
12	呼吸道病原菌核酸检测试剂盒（恒温扩增芯片法）	博奥生物集团有限公司	国械注准20163400327
13	脱细胞角膜植片	广州优得清生物科技有限公司	国械注准20163460573
14	植入式迷走神经刺激脉冲发生器套件	北京品驰医疗设备有限公司	国械注准20163210989
15	植入式迷走神经刺激电极导线套件	北京品驰医疗设备有限公司	国械注准20163210990
16	药物洗脱外周球囊扩张导管	北京先瑞达医疗科技有限公司	国械注准20163771020
17	冷盐水灌注射频消融导管	上海微创电生理医疗科技有限公司	国械注准20163771040
18	胸骨板	常州华森医疗器械有限公司	国械注准20163461582
19	正电子发射及 X 射线计算机断层成像装置	明峰医疗系统股份有限公司	国械注准20163332156
20	人工晶状体	爱博诺德（北京）医疗科技有限公司	国械注准20163221747
21	骨科手术导航定位系统	北京天智航医疗科技股份有限公司	国械注准20163542280
22	低温冷冻消融手术系统	海杰亚（北京）医疗器械有限公司	国械注准20173583088
23	一次性使用无菌冷冻消融针	海杰亚（北京）医疗器械有限公司	国械注准20173583089
24	可变角双探头单光子发射计算机断层成像设备	北京永新医疗设备有限公司	国械注准20173330681

续表

序号	产品名称	生产企业	注册证号
25	全降解鼻窦药物支架系统	浦易（上海）生物科技有限公司	国械注准20173460679
26	经皮介入人工心脏瓣膜系统	杭州启明医疗器械有限公司	国械注准20173460680
27	介入人工生物心脏瓣膜	苏州杰成医疗科技有限公司	国械注准20173460698
28	一次性可吸收钉皮内吻合器	北京颐合恒瑞医疗科技有限公司	国械注准20173650874
29	左心耳封堵器系统	先健科技（深圳）有限公司	国械注准20173770881
30	分支型主动脉覆膜支架及输送系统	上海微创医疗器械（集团）有限公司	国械注准20173463241
31	折叠式人工玻璃体球囊	广州卫视博生物科技有限公司	国械注准20173223296
32	腹主动脉覆膜支架系统	北京华脉泰科医疗器械有限公司	国械注准20173461434
33	植入式心脏起搏器	先健科技（深圳）有限公司	国械注准20173211570
34	人类EGFR基因突变检测试剂盒（多重荧光PCR法）	厦门艾德生物医药科技股份有限公司	国械注准20183400014
35	可吸收硬脑膜封合医用胶	山东赛克赛斯药业科技有限公司	国械注准20183650031
36	血管重建装置	微创神通医疗科技（上海）有限公司	国械注准20183770102
37	miR-92a检测试剂盒（荧光RT-PCR法）	深圳市晋百慧生物有限公司	国械注准20183400108
38	丙型肝炎病毒核酸测定试剂盒（PCR-荧光探针法）	北京纳捷诊断试剂有限公司	国械注准20183400157
39	脑血栓取出装置	江苏尼科医疗器械有限公司	国械注准20183770186
40	定量血流分数测量系统	博动医学影像科技（上海）有限公司	国械注准20183210282
41	人EGFR/ALK/BRAF/KRAS基因突变联合检测试剂盒（可逆末端终止测序法）	广州燃石医学检验所有限公司	国械注准20183400286
42	全自动化学发光免疫分析仪	北京联众泰克科技有限公司	国械注准20183220293
43	人 EGFR、KRAS、BRAF、PIK3CA、ALK、ROS1基因突变检测试剂盒（半导体测序法）	天津诺禾致源生物信息科技有限公司	国械注准20183400294
44	复合疝修补补片	上海松力生物技术有限公司	国械注准20183130292
45	正电子发射断层扫描及磁共振成像系统	上海联影医疗科技有限公司	国械注准20183060337
46	EGFR/ALK/ROS1/BRAF/KRAS/HER2基因突变检测试剂盒（可逆末端终止测序法）	南京世和医疗器械有限公司	国械注准20183400408
47	植入式骶神经刺激电极导线套件	北京品驰医疗设备有限公司	国械注准20183120409

序号	产品名称	生产企业	注册证号
48	植入式骶神经刺激器套件	北京品驰医疗设备有限公司	国械注准 20183120410
49	人类 SDC2 基因甲基化检测试剂盒（荧光 PCR 法）	广州市康立明生物科技有限责任公司	国械注准 20183400506
50	人类 10 基因突变联合检测试剂盒（可逆末端终止测序法）	厦门艾德生物医药科技股份有限公司	国械注准 20183400507
51	医用电子直线加速器	广东中能加速器科技有限公司	国械注准 20183050520
52	瓣膜成形环	金仕生物科技（常熟）有限公司	国械注准 20183130534
53	神经外科手术导航定位系统	华科精准（北京）医疗科技有限公司	国械注准 20183010598
54	医用直线加速器系统	上海联影医疗科技有限公司	国械注准 20183050599
55	多孔钽骨填充材料	重庆润泽医药有限公司	国械注准 20193130001
56	生物可吸收冠状动脉雷帕霉素洗脱支架系统	乐普（北京）医疗器械股份有限公司	国械注准 20193130093
57	病人监护仪	深圳迈瑞生物医疗电子股份有限公司	国械注准 20193070154
58	腹主动脉覆膜支架及输送系统	微创心脉医疗科技（上海）有限公司	国械注准 20193130182
59	左心耳闭合系统	北京迈迪顶峰医疗科技有限公司	国械注准 20193130278
60	左心耳封堵器系统	上海普实医疗器械科技有限公司	国械注准 20193130279
61	调强放射治疗计划系统软件	中科超精（安徽）科技有限公司	国械注准 20193210281
62	数字乳腺 X 射线摄影系统	上海联影医疗科技有限公司	国械注准 20193060280
63	正电子发射及 X 射线计算机断层成像扫描系统	湖北锐世数字医学影像科技有限公司	国械注准 20193060364
64	经导管植入式无导线起搏系统 Micra Transcatheter Leadless Pacemaker system	美敦力公司 Medtronic Inc.	国械注进 20193120297
65	经导管主动脉瓣膜系统	上海微创心通医疗科技有限公司	国械注准 20193130494
66	一次性使用血管内成像导管	南京沃福曼医疗科技有限公司	国械注准 20193060601
67	无创血糖仪	博邦芳舟医疗科技（北京）有限公司	国械注准 20193070602
68	植入式左心室辅助系统	重庆永仁心医疗器械有限公司	国械注准 20193120603
69	脱细胞角膜植片	青岛中皓生物工程有限公司	国械注准 20193160679
70	冠状动脉造影血流储备分数测量系统	苏州润迈德医疗科技有限公司	国械注准 20193070969
71	一次性使用有创压力传感器	苏州润迈德医疗科技有限公司	国械注准 20193070970

续表

序号	产品名称	生产企业	注册证号
72	正电子发射及 X 射线计算机断层成像扫描系统	上海联影医疗科技有限公司	国械注准 20193060998
73	核酸扩增检测分析仪	杭州优思达生物技术有限公司	国械注准 20193061026
74	穿刺手术导航设备	医达极星医疗科技（苏州）有限公司	国械注准 20203010034
75	冠脉血流储备分数计算软件	北京昆仑医云科技有限公司	国械注准 20203210035
76	人 EGFR/KRAS/BRAF/HER2/ALK/ROS1 基因突变检测试剂盒（半导体测序法）	厦门飞朔生物技术有限公司	国械注准 20203400094
77	胚胎植入前染色体非整倍体检测试剂盒（半导体测序法）	苏州贝康医疗器械有限公司	国械注准 20203400181
78	生物可吸收冠脉雷帕霉素洗脱支架系统	山东华安生物科技有限公司	国械注准 20203130197
79	药物球囊扩张导管	上海微创心脉医疗科技股份有限公司	国械注准 20203130445
80	心血管光学相干断层成像设备及附件	深圳市中科微光医疗器械技术有限公司	国械注准 20203060446
81	RNF180/Septin9 基因甲基化检测试剂盒（PCR 荧光探针法）	博尔诚（北京）科技有限公司	国械注准 20203400447
82	等离子手术设备	湖南菁益医疗科技有限公司	国械注准 20203010474
83	肿瘤电场治疗仪	NovoCure Ltd.	国械注进 20203090269
84	经导管主动脉瓣膜系统	Edwards Lifesciences LLC	国械注进 20203130291
85	经导管二尖瓣夹及可操控导引导管	Abbott Vascular	国械注进 20203130325
86	糖尿病视网膜病变分析软件	上海鹰瞳医疗科技有限公司	国械注准 20203210686
87	糖尿病视网膜病变眼底图像辅助诊断软件	深圳硅基智能科技有限公司	国械注准 20203210687
88	髋关节镀膜球头	中奥汇成科技股份有限公司	国械注准 20203130707
89	取栓支架	珠海通桥医疗科技有限公司	国械注准 20203030728
90	血流储备分数测量设备	深圳北芯生命科技有限公司	国械注准 20203070774
91	压力微导管	深圳北芯生命科技有限公司	国械注准 20203070775
92	氢氧气雾化机	上海潓美医疗科技有限公司	国械注准 20203080066
93	记忆合金钉脚固定器	兰州西脉记忆合金股份有限公司	国械注准 20203130823
94	冠脉 CT 造影图像血管狭窄辅助分诊软件	语坤（北京）网络科技有限公司	国械注准 20203210844

序号	产品名称	生产企业	注册证号
95	KRAS 基因突变及 BMP3/NDRG4 基因甲基化和便隐血联合检测试剂盒（PCR 荧光探针法—胶体金法）	杭州诺辉健康科技有限公司	国械注准 20203400845
96	药物洗脱 PTA 球囊扩张导管	浙江归创医疗器械有限公司	国械注准 20203030857
97	周围神经修复移植物	江苏益通生物科技有限公司	国械注准 20203130898
98	肺结节 CT 影像辅助检测软件	杭州深睿博联科技有限公司	国械注准 20203210920
99	椎动脉雷帕霉素靶向洗脱支架系统	微创神通医疗科技（上海）有限公司	国械注准 20203130971
100	髂动脉分叉支架系统	先健科技（深圳）有限公司	国械注准 20203130022

资料来源：国家药品监督管理局。

3. 发展趋势

（1）互联网诊疗纳入医保体系

虽然 2018 年国家出台了一系列互联网医疗鼓励和规范政策，但受线上诊疗不能被纳入医保，处方药网售需审核等政策影响，这种商业模式一直不成熟，用户接受度低，企业盈利差。在突如其来的新冠肺炎疫情催生下，互联网诊疗因其优势得到认同，在政策支持、需求拉动下其被纳入医保体系。线上互联网医疗与互联网医药逐步融合，线上医保融合也逐步落地。未来线上的互联网医疗和线下的实体医疗将进行进一步整合与重构，实现医疗资源的有效配置。2020 年互联网医疗相关政策（部分）见表 1–11。

表 1–11　2020 年互联网医疗相关政策（部分）

时间	发布机构	政策名称	摘要
2020 年 3 月	国家医保局、国家卫健委	《关于推进新冠肺炎疫情防控期间开展"互联网＋"医保服务的指导意见》	打通互联网医疗的医保支付通道，有利于减少群众就医购药时的交叉感染风险，享受在线医保结算的便捷服务
2020 年 11 月	工业和信息化部、国家卫健委	《关于进一步加强远程医疗网络能力建设的通知》	提升基层医疗卫生机构网络覆盖水平，推进 5G 网络覆盖医疗卫生机构，实现专线网络资源覆盖所有二级及以上医院，探索 5G 网络在远程医疗中的创新应用
2020 年 11 月	国家医保局	《关于积极推进"互联网＋"医疗服务医保支付工作的指导意见》	完善"互联网＋"医疗服务的价格和支付政策，支持"互联网"医疗复诊处方流转

（2）资本市场改革助推企业创新

2018 年港股主板上市规则修订、2019 年 A 股科创板注册制和 2020 年创业板注册制等资本市场改革，极大地推动了医疗器械企业 IPO 热潮。2020 年全国医疗器械领域共有 25 家公司提交 IPO 申请，占医疗器械上市企业总数的 22.5%，其中 10 家选择在科创板上市、6 家在创业板上市、2 家选择在港股上市，占 2020 年上市企业总数的 72%。

资本市场改革，一方面丰富了医疗器械创新创业企业的融资渠道，企业不仅可以通过一级市场进行融资，而且未盈利的医疗器械企业也可以通过二级市场进行融资；另一方面为一级市场的资本提供了退出渠道，调动一级市场的投资热情，从而进一步降低医疗器械创新创业企业的融资难度，助推企业发展创新。

（3）医疗器械唯一标识追溯实施立法管理

2020 年 12 月，国务院通过《医疗器械监督管理条例（修订草案）》，规定医疗器械唯一标识规则由国务院药品监督管理部门定制并公布，同时强化企业、研制机构对医疗器械安全性、有效性的责任，明确审批、备案程序，充实监管手段，增设产品唯一标识追溯、延伸检查等监管措施，严重违法企业将被吊销许可证，实行市场禁入。2020 年 9 月，国家药监局、国家卫生健康委、国家医保局联合发布《关于深入推进试点做好第一批实施医疗器械唯一标识工作的公告》，提出将 UDI 试点时间延长至 2020 年 12 月 31 日，第一批唯一标识的实施巩固将于 2021 年 1 月 1 日全面启动，同时加入 5 类高风险第三类医疗器械。

（4）高值耗材集采常态化、长期化、扩大化

国家医保局充分发挥医保基金的战略性购买作用，加速包括医疗器械在内的医保产品目录"腾笼换鸟"，推动产业结构调整和升级。在医保控费大背景下，集采范围逐步扩大。2020 年 11 月 5 日，高值耗材第一次国家集采，冠脉支架从 1 万元以上，降低到中位价 700 元左右，价格降幅超过市场预期。骨科等高值耗材集采也"箭在弦上"。未来医保范围内缺少的差异化产品，如部分高值耗材等都会被纳入集采，集采将呈现常态化、长期化和扩大化的趋势。

（三）特殊食品

根据《中华人民共和国食品安全法》及《中华人民共和国食品安全法实施条例》的定义，特殊食品包括三类，即保健食品、特殊医学用途配方食品

（含特殊医学用途婴儿配方食品）、婴幼儿配方食品（见表 1-12）。这三类食品具有不同于普通食品的风险特点和适用人群，食品生产经营者的义务与国家对相关产品或配方具有不同于普通食品的管理要求，因此特殊食品应予以严格管理。

表 1-12　各类特殊食品的比较

项目	保健食品	特医食品	婴幼儿配方食品
允许声称（表述）	27 种保健功能补充维生素矿物质	特殊医学用途婴儿配方食品 全营养配方食品 特定全营养配方食品	—
适用人群	亚健康人群	进食受限、消化吸收障碍、代谢紊乱或特定疾病状态人群（分 1 岁以下和 1 岁以上）	0~3 岁婴幼儿
主要作用	补充营养物质，调节人体机能	提供能量和营养支持，满足特定人群对营养素和膳食的要求	提供能量和营养支持，满足婴幼儿生长发育需求
用法用量	明确用法用量	在医生或者临床营养师指导下使用，可以单独食用或与其他食品配合食用	—
上市/进口许可制度	产品注册/备案	产品注册	配方注册 企业注册

资料来源：根据公开资料整理。

1. 保健食品

随着社会老龄化程度加剧，我国保健食品市场规模持续扩大，保健食品行业更是进入新的发展战略机遇期，中国营养保健食品行业拉开了通向"2.0"时代的序幕。新冠肺炎疫情之际，消费者对健康的需求极其迫切，其保健意识不断增强，具有调节人体机能、降低疾病风险作用的保健食品成为消费者的关注点。

（1）发展情况

受新冠肺炎疫情影响，中国营养健康产业在产业链、供应链遭受重大挑战，依然呈现高质量发展的良好势头，进出口贸易额保持坚挺。相关数据显示，2020 年，中国营养保健食品市场规模将突破 4000 亿元，成为全球第二大保健食品市场。在进出口方面，据中国医保商会统计，2020 年，中国共进口营养保健食品额达 48.1 亿美元，同 2019 年相比增长 23.9 个百分点，出口达到 21.8 亿美元，同 2019 年相比增长 11 个百分点，进出口均创历史新高。

《保健食品注册与备案管理办法》自 2016 年 7 月 1 日起正式实施，经过 2018 年、2019 年的沉淀，2020 年保健食品的审批速度进一步提高。从国家市场监督管理总局食品审评中心及各省、自治区、直辖市市监局官方网站公开发布的保健食品备案产品信息来看，2020 年共有 1817 款保健食品获得备案凭证，其中 1777 款为国产保健食品、40 款为进口保健食品（见图 1-28）。

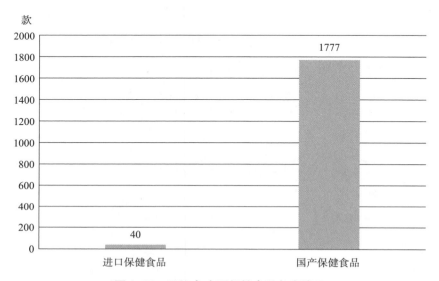

图 1-28　2020 年中国保健食品备案情况

资料来源：国家市场监督管理总局特殊食品信息查询平台。

国产保健食品备案情况千差万别，不同地域的保健食品备案情况各不相同，备案主要集中在华东、华南沿海地区。2020 年，山东和江西分别以 399 款和 266 款备案产品分列第 1 和第 2 位（见图 1-29）。而获得进口保健食品备案的国家和地区有美国、澳大利亚、加拿大、德国、芬兰和中国香港，且 40 款进口备案产品中，有 26 款产品的备案申请人为美国企业（见图 1-30）。

保健食品备案产品剂型目前包括片剂、胶囊、口服液和颗粒。已备案国产保健食品的剂型主要为片剂，备案数量达 1068 款，占国产保健食品备案总量的 60.10%。片剂产品中以咀嚼片和吞服片居多，分别有 474 款和 426 款，泡腾片和含片备案数量仅分别有 100 款和 68 款。胶囊包括软胶囊和硬胶囊两类，产品备案总量为 408 款。其中，软胶囊产品数量远高于硬胶囊产品数量，软胶囊产品为 366 款，硬胶囊产品仅有 42 款。此外，口服液（含滴剂）和颗粒剂产品备案数量分别为 177 款和 124 款，其中，口服液产品中滴剂仅有

54 款（见图 1-31）。

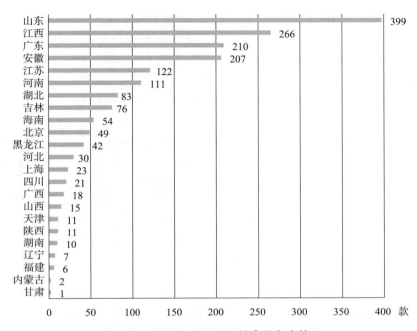

图 1-29 2020 年各省份保健食品备案情况

资料来源：国家市场监督管理总局特殊食品信息查询平台。

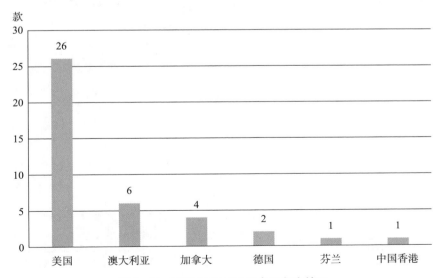

图 1-30 2020 年进口保健食品备案情况

资料来源：国家市场监督管理总局特殊食品信息查询平台。

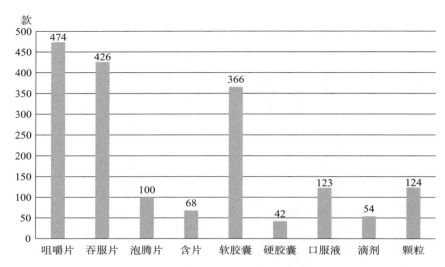

图1-31　2020年国产保健食品不同剂型备案量

资料来源：国家市场监督管理总局特殊食品信息查询平台。

已备案进口保健食品的剂型主要为片剂，备案数量为28款，其中以吞服片居多；胶囊和口服液产品备案数量分别为10款和2款（见图1-32）。与国产备案产品相似的是，软胶囊产品备案数量高于硬胶囊产品；与国产备案产品不同的是，进口备案产品在2020年未出现滴剂和颗粒剂型产品。其中，已备案的国产保健食品中补充单一营养素的产品最多，备案数量为816款，其次为补充多种营养素和补充两种营养素的产品（见图1-33、图1-34、图1-35）。

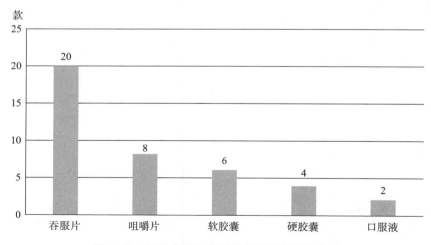

图1-32　2020年进口保健食品不同剂型备案量

资料来源：国家市场监督管理总局特殊食品信息查询平台。

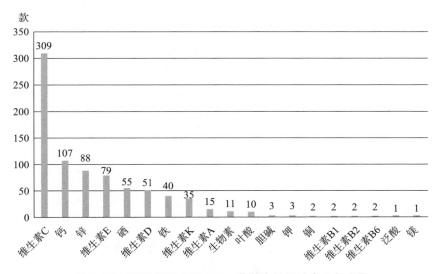

图1-33 2020年国产补充单一营养素的保健食品备案量

资料来源：国家市场监督管理总局特殊食品信息查询平台。

国产备案产品中补充多种维生素矿物质的产品、补充维生素C的产品和补充钙+维生素D的产品为三大主流产品，备案数量分别为321款、309款和138款。已备案进口保健食品中，补充多种维生素矿物质的产品为主流产品，备案数量为18款；其次为补充维生素D的产品、补充钙+维生素D的产品和补充B族维生素的产品，均为3款（见图1-36）。

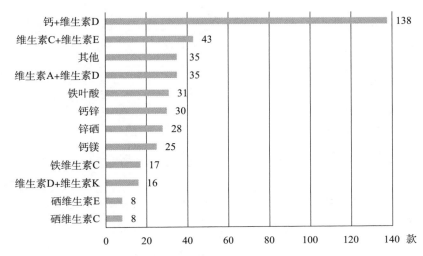

图1-34 2020年国产补充两种营养素的保健食品备案量

资料来源：国家市场监督管理总局特殊食品信息查询平台。

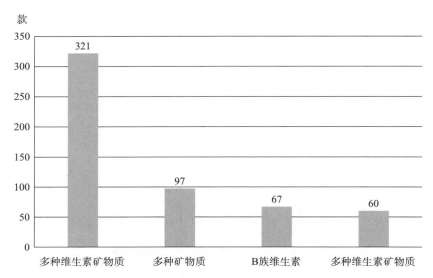

图1-35　2020年国产补充多种营养素的保健食品备案量

资料来源：国家市场监督管理总局特殊食品信息查询平台。

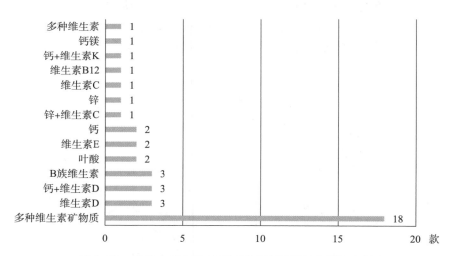

图1-36　2020年进口补充不同营养素的保健食品备案量

资料来源：国家市场监督管理总局特殊食品信息查询平台。

全国不同地区的保健食品注册以华北、华南地区为主。在获得新产品注册批件的 715 款保健食品中，北京市获得注册批件的产品数量最多，共有 131 款，占保健食品注册总量的 18.32%；其次为广东，获批产品数量为 121 款，占保健食品注册总量的 16.92%（见图 1-37）。

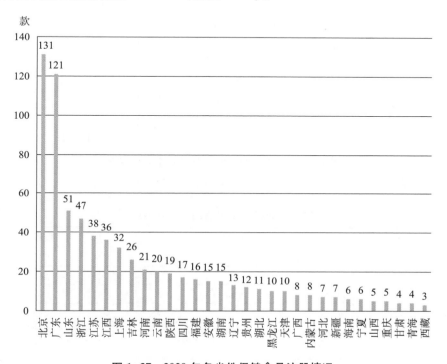

图 1-37　2020 年各省份保健食品注册情况

资料来源：国家市场监督管理总局特殊食品信息查询平台。

从保健食品企业注册方面来看，已注册的保健食品主要来自 492 家企业，其中北京世纪合辉医药科技股份有限公司共有 19 款保健食品获得注册批件，获批数量最多；北京鼎维芬健康科技有限公司共有 11 款保健食品获得注册批件，获批数量位居第 2（见图 1-38）。

从注册保健食品的保健功能来看，在获得新产品注册批件的 715 款保健食品中，有 660 款产品已公布保健功能，包括 610 款具有一种保健功能的产品，其中以保健功能为增强免疫力的产品最多，达 369 款，占该类产品总量的 60.49%；有 43 款具有两种保健功能的产品，其中以保健功能为增强免疫力、缓解身体疲劳的产品最多，达 18 款，占该类产品总量的 41.86%；另有 7 款保健功能为补充维生素或矿物质的产品（见表 1-13）。

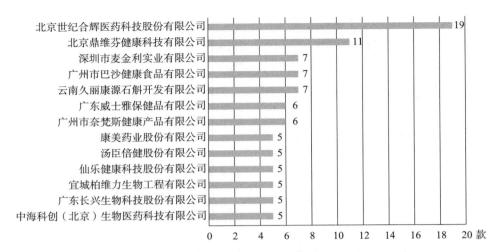

图1-38　2020年企业保健食品注册获批情况

资料来源：国家市场监督管理总局特殊食品信息查询平台。

表1-13　2020年保健食品功能注册情况 单位：款

分类	主要功能	数量
具有一种保健食品功能	增强免疫力	369
	缓解体力疲劳	51
	改善睡眠	30
	增加骨密度	29
	对化学性肝损伤有辅助保护功能	28
	辅助降血脂	26
	通便	14
	缓解视疲劳	10
	抗氧化	9
	辅助降血糖	8
	提高缺氧耐受力	8
	辅助记忆力	7
	清咽	5
	减肥	5
	改善皮肤水分	3
	祛黄褐斑	3
	促进消化	2
	对胃黏膜损伤具有辅助保护功能	1
	改善营养性贫血	1
	调节肠道菌群	1

续表

分类	主要功能	数量
具有两种 保健食品功能	增强免疫力、缓解身体疲劳	18
	增强免疫力、对化学性肝损伤具有辅助保护功能	4
	辅助降血脂、提高缺氧耐受力	4
	增强免疫力、提高缺氧耐受力	3
	增强免疫力、改善睡眠	3
	增强免疫力、调节肠道菌群	1
	增强免疫力、缓解视疲劳	1
	增强免疫力、辅助降血脂	1
	增强免疫力、对辐射危害具有辅助保护功能	1
	通便、祛黄褐斑	1
	抗氧化、祛黄褐斑	1
	缓解视疲劳、提高缺氧耐受力	1
	缓解身体疲劳、抗氧化	1
	缓解身体疲劳、辅助增强记忆力	1
	辅助降血脂、辅助降血压	1
	辅助降血脂、辅助增强记忆力	1
补充维生素或 矿物质的保健食品	补充钙	4
	补充铁	1
	补充钙、铁、锌、硒、镁	1
	补充钙、铁、锌、硒、维生素 E	1

资料来源：国家市场监督管理总局特殊食品信息查询平台。

（2）行业特点

1）生产经营规范化。国家不断完善保健食品行业的政策和规定，从源头上减少乱象的产生，引导保健食品从野蛮生长向规范化经营转变，推动保健食品行业长久有序发展。2015 年修订的《中华人民共和国食品安全法》明确了保健食品产品的注册和备案管理。2016 年《保健食品注册与备案管理办法》发布，该办法将保健食品分为两个大类进行管理：第一类为具有调节人体 27 种功能的保健食品，第二类是以补充维生素、矿物质为目的的营养素补充剂类产品。使用原料已列入保健食品原料目录的保健食品和首次进口的属于补充维生素、矿物质等营养物质的保健食品备案后即可上市。备案制简化了保健食品的申请过程，同时加强了对保健食品的事中、事后监管。

2019 年 1 月，国家市场监督管理总局等多部门联合下发《联合整治"保健"市场乱象百日行动方案》。随后，国家市场监督管理总局相继出台了《保健食品原料目录与保健功能目录管理办法》《保健食品标注警示用语指南》《保健食品备案产品可用辅料及其使用规定（2019 年版）》《保健食品命名指南（2019 年版）》等规范性文件。2020 年 4 月 26 日，国家市场监督管理总局、中宣部等七部门联合印发《保健食品行业专项清理整治行动方案（2020—2021 年）》，再次将整治保健食品欺诈和虚假宣传行为作为重点，严厉打击食品生产经营者以会议、讲座、健康咨询、专家义诊、免费体检、组织旅游等任何形式对保健食品进行虚假宣传、欺诈营销的违法行为。严格保健食品直销市场准入，对存在虚假宣传、欺诈消费者等严重违法行为的直销企业，依据《直销管理条例》予以处罚，直至吊销违法企业的直销经营许可。同时，《保健食品原料目录营养素补充剂（2020 年版）》《允许保健食品声称的保健功能目录营养素补充剂（2020 年版）》及《辅酶 Q10 等五种保健食品原料目录》在 2021 年 3 月 1 日起正式实施。以上法规施行后，在备案产品的原料选择和功能声称方面，企业将获得更多的选择空间，市场上保健食品备案产品的类型也将增多，保健食品行业逐步走向规范成熟。

2）销售渠道多样化。2016 年，我国保健食品线上销售份额首次超过线下药店渠道份额，成为仅次于直销的第二大保健食品销售渠道，且 2016—2020 年的复合增速高达 31.2%。受新冠肺炎疫情影响，电商模式在保健食品众多销售渠道中"脱颖而出"。近年来，我国保健食品销售渠道中，直销渠道占比最大，约占总销售额的 44%；线上、药店、大众商超渠道占比分别为 30%、22%、3% 左右。从增速来看，以抖音、小红书等为代表的线上销售渠道增速最快，且保持较高的增长趋势。阿里相关数据显示，2020 年，保健食品线上渠道销售额剧增。2019 年，阿里渠道线上保健食品销售额为 214.1 亿元；2020 年，阿里渠道保健食品销售额为 333.96 亿元，同比增长 55.95%。

3）消费群体年轻化。随着"90 后""95 后"，甚至"00 后"人群开始注重养生，保健食品消费群体正逐步转向年轻消费者。跨境电商政策放开以及海外代购进一步加速了国外保健食品品牌进入国内消费者视线，进口品牌带动了青年人对保健食品的需求，也促进整体保健食品行业差异化大单品的开发，行业整体逐渐走向成熟。

2020 年，CBNData 发布了《2020 年轻人线上保健品消费态度洞察》报告。该报告显示，"90 后"正成为购买保健食品的新生力量。但年轻人购买保健食品和老年人有本质区别，他们购买保健食品的形态，不是药品，而是食品。如现在年轻人为补充维生素 C，不是买药片，而是买橙子味的"多维软糖"——以吃软糖的形式，完成"膳食补充"。"85 后""90 后""95 后"对"零食形态"保健食品的接受度快速增长。而软糖和果冻，成为天猫增长速度最快的保健食品形态。天猫国际数据显示，软糖、果冻等机能食品的销售额和销售数量年增幅分别达到 377% 和 352%，成为进口消费趋势新品。酵素果冻、胶原蛋白软糖、烟酰胺小白饮、口服玻尿酸夹心软糖等保健食品，也显示当下"花式养生"的消费群体对产品形态的接受度不再刻板，保健食品正朝向零食化、轻量化的方向发展。

（3）发展趋势

需求的增加，政策、监管机制的不断完善，生物医药技术的蓬勃发展，都在带动保健市场的发展。对于未来保健食品市场的发展，业内人士有不一样的看法。如中国营养保健食品协会会长边振甲认为，未来保健食品企业需进一步提高科技支撑和自主创新能力，提高保健食品科技含量；重视营养结构，发展天然营养保健食品；净化市场，维护公平的市场环境；运用有效的产业政策提高核心竞争力，参与国际竞争，加强国际合作，为中国保健食品产业拓展新的发展空间和机遇。中国营养保健食品协会执行副会长厉梁秋认为，保健食品行业的发展趋势要特别关注三个词：一是"创新"，对于保健食品产业来讲，创新发展不仅要考虑原料、功能、形态，也应该考虑未来保健概念和发展趋势。二是"精准"，保健食品企业未来的发展要针对不同的人群、不同的需求，提供精准的服务和产品。三是"提升"，如何提升质量、促进产业的技术转化，是行业一直都在努力的方向；除质量提升外，供应链协同发展、打通技术壁垒、开展国际交流等也非常重要。

2. 特殊医学用途配方食品

根据食品安全国家标准《特殊医学用途配方食品通则》（GB 29922—2013）和《特殊医学用途配方食品良好生产规范》（GB 29923—2013），特殊医学用途配方食品（以下简称"特医食品"），是指为了满足进食受限、消化吸收障碍、代谢紊乱或特定疾病状态人群对营养素或膳食的特殊需要，专门加工配制而成的配方食品。其包括 1 岁以上人群的特医食品和 1 岁以下的特医食品，部分产品相当于药字号的肠内营养制剂，其注册号编码格式为：国食注字 TY+4 位年代号+4 位顺序号。

（1）发展情况

过去的几十年，特医食品在世界各国的应用越来越广泛，特医食品行业在世界呈蓬勃发展之势。文献资料显示，全世界每年消费特医食品总额在560亿~640亿元，市场每年以6%的速度递增。欧美国家和地区年消费量占全球较大比重，为400亿~500亿元，增速为4.5%；日本和韩国的市场规模为150亿~220亿元，增速为4.8%。

特医食品在发达国家已有近百年的使用历史，而在我国起步较晚。20世纪80年代，国外的特医食品以药品的形式，正式进入中国市场，并在其后相当长的一段时间内，一直按照药品的要求进行注册管理。2013年12月，原国家卫计委发布《特殊医学用途配方食品通则（GB 29922—2013）》，首次从国家层面对特殊医学用途配方食品进行定义：特殊医学用途配方食品，是为了满足进食受限、消化吸收障碍、代谢紊乱或特定疾病状态人群对营养素或膳食的特殊需要，专门加工配制而成的配方食品，该类产品必须在医生或临床营养师指导下，单独食用或与其他食品配合食用。

2015年4月，我国新修订的《中华人民共和国食品安全法》明确规定：特殊医学用途配方食品应当经国务院食品药品监督管理部门注册。以此为依据，2016年3月7日《特殊医学用途配方食品注册管理办法》（总局令24号）正式颁布，明确了特殊医学用途配方食品的注册审批的相关规定，即产品注册时应当提交产品配方、生产工艺、标签、说明书以及表明产品安全性、营养充足性和特殊医学用途临床效果的材料。特殊医学用途配方食品的注册审批部门为国家食品药品监督管理总局，国家食品药品监督管理总局保健食品审评中心承担这类产品的技术审评工作。

2019年10月11日，国家市场监督管理总局正式发布《特定全营养配方食品临床试验技术指导原则糖尿病》《特定全营养配方食品临床试验技术指导原则肾病》以及《特定全营养配方食品临床试验技术指导原则肿瘤》。为规范特殊食品注册现场核查工作，2020年国家市场监管总局制定了《特殊食品注册现场核查工作规程（暂行）》，并开展特殊医学用途配方食品临床需求使用情况调研，为修订《特殊医学用途配方食品注册管理办法》及配套文件提供决策参考。随着一系列特医食品相关法规相继完善，特医食品产业迎来了明朗的发展期。艾媒咨询数据显示，中国特医食品行业市场规模从2016年的25.9亿元增至2020年的77.2亿元，扩大了约3倍（见图1-39），预计2021

年将增至 100.1 亿元。

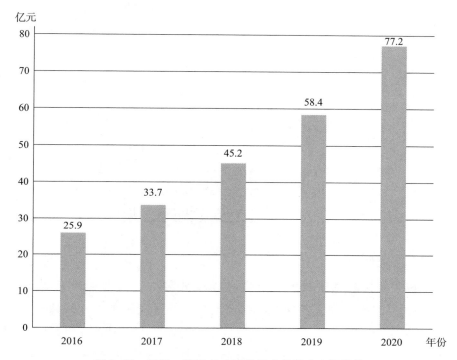

图 1-39　2016—2020 年中国特医食品行业市场规模

资料来源：艾媒数据中心。

已发布的特殊医学用途配方食品政策（部分）见表 1-14。

表 1-14　已发布的特殊医学用途配方食品政策（部分）

发布时间	发布单位	政策名称
2008 年	卫生部	《关于加强临床营养工作的意见》
2007 年	国家食品药品监督管理局	《药品注册管理办法》
2010 年	卫生部	《特殊医学用途婴儿配方食品通则》（GB 25596—2010）
2012 年	卫生部	《食品安全国家标准食品营养强化剂使用标准》（GB 14880—2012）
2013 年	国家卫计委	《食品安全国家标准预包装特殊膳食用食品标签》（GB 13432—2013）
2013 年	卫生部	《特殊医学用途婴儿配方食品通则》（GB 25596—2010）
2013 年	国家卫计委	《特殊医学用途配方食品通则》（GB 29922—2013）

发布时间	发布单位	政策名称
2013 年	国家卫计委	《特殊医学用途配方食品良好市场规范》（GB 29923—2013）
2015 年	中华人民共和国全国人民代表大会	《中华人民共和国食品安全法》
2016 年	国家食品药品监督管理局	《特殊医学用途配方食品注册管理办法》
2019 年	国家市场监督管理总局	《特殊医学用途配方食品生产许可审查细则》
2019 年	国家市场监督管理总局	《特定全营养配方食品临床试验技术指导原则糖尿病》
		《特定全营养配方食品临床试验技术指导原则肾病》
		《特定全营养配方食品临床试验技术指导原则肿瘤》
2020 年	国家市场监督管理总局	《特殊食品注册现场核查工作规程（暂行）》

资料来源：根据公开资料整理。

（2）行业特点

1）以婴儿特医食品居多。按照《特殊医学用途婴儿配方食品通则》（GB 25596—2010）和《特殊医学用途配方食品通则》（GB 29922—2013）中的规定，特医食品包括适用于 1 岁以下食用人群的婴儿特医食品和非婴儿特医食品，后者包括全营养配方食品、特定全营养配方食品以及非全营养配方食品。其中全营养配方食品是可作为单一营养来源满足目标人群营养需求的特殊医学用途配方食品；特定全营养配方食品是可作为单一营养来源满足目标人群在特定疾病或医学状况下营养需求的特殊医学用途配方食品；非全营养配方食品是可满足目标人群部分营养需求的特殊医学用途配方食品，不适用于作为单一营养来源。

2017—2020 年，我国共批准特医食品 55 个（据了解，2020 年另有 2 款蛋白质组件配方食品，即国食注字 TY20200012、国食注字 TY20200013 已获得批准，其分别来自广州纽健生物科技有限公司和吉林麦孚营养科技有限公司长春分公司，因本书数据统计截止时间，这两款产品未被特殊食品信息查询平台收录，故不在本书统计范围之内）。其中特医婴配类产品有 31 个，全营养类产品有 17 个（1~10 岁 4 个，10 岁以上 13 个），非全营养类产品有 7 个，特定全营养类暂无产品获得批准。其中，特医婴配类产品实现了 6 个小分类的全覆盖，除了氨基酸代谢障碍配方仅有 1 款产品获批外，其他 5 类产品均至少有 3 款产品获批（见图 1-40）。

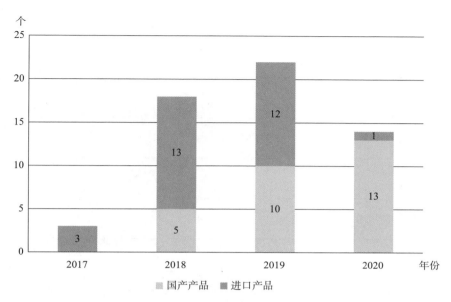

图1-40 2017—2020年特殊医学用途配方食品获批情况

资料来源：国家市场监督管理总局、根据公开资料整理。

已获批特医食品中，中国国产产品共有26个，进口产品共有29个。其中，进口产品所属国别情况如下：荷兰8个；英国4个；德国、美国、瑞士和西班牙各3个；韩国和新加坡各2个；爱尔兰1个（见图1-41）。并且境外获批产品大部分是知名企业在各国工厂生产的。如西班牙3个、美国3个和新加坡2个获批产品均属于雅培旗下产品；荷兰5个、德国2个和瑞士的3个获批产品均属于雀巢旗下产品。

已获批的特医食品中，婴儿特医食品有31种，占比近54.4%，以早产/低出生体重婴儿配方食品最多，达到11种，其次为无乳糖/低乳糖配方、乳蛋白部分水解配方，均达到6种；1~10岁人群特医食品有4种获批，其中3种为全营养配方食品，1种为苯丙酮尿症人群代谢障碍产品。10岁以上人群特医食品中全营养配方食品有13种，非全营养配方食品有7种（见表1-15）。

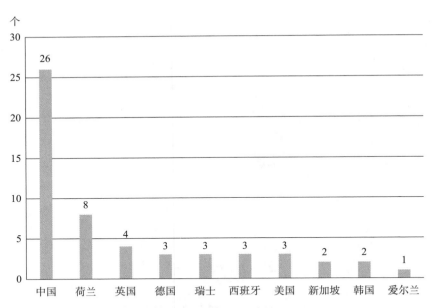

图 1-41　获批特医食品所属国别情况

资料来源：国家市场监督管理总局、根据公开资料整理。

表 1-15　2017—2020 年已获批的特医食品类别　　　　　　　单位：种

分类	类别	2017—2020 年获批数量
婴儿特医食品	无乳糖/低乳糖配方	6
	乳蛋白部分水解配方	6
	乳蛋白深度水解配方/氨基酸配方	4
	早产/低出生体重婴儿配方	11
	氨基酸代谢障碍配方	1
	母乳营养补充剂	3
1~10 岁	全营养配方食品	3
	特定全营养配方食品	0
	苯丙酮尿症人群代谢障碍产品	1
10 岁以上	全营养配方食品	13
	特定全营养配方食品	0
	非全营养配方食品	7
总计		55

资料来源：国家市场监督管理总局、根据公开资料整理。

目前，获批的 55 款特医食品中有 7 款液态产品，其他均为固态产品，液态产品占比仅为13%（见图1-42）。鉴于固态产品在加工、储运、货架期等方面的优势，多数企业结合自身情况选择生产固态产品。液态产品具有自身优点，如易于临床的使用等，因此临床工作者也希望企业能够供应更多的液态类特医食品。从这方面来说，液态类特医食品可能更有市场前景。当然，产品开发忌盲目入场，企业要尤其重视液态特医食品包装的设计，在切实保证产品安全的基础上充分发挥其便利性。

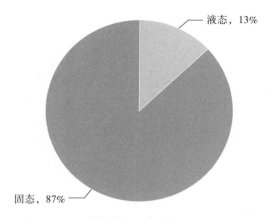

图1-42 已获批的特医食品的产品形态情况

资料来源：国家市场监督管理总局、根据公开资料整理。

2）知名企业占据主要市场。已获批的55个特医食品涉及19个企业。获批的特医食品主要集中在乳业界的知名企业，如雀巢、雅培、圣元等；2020年一些新的企业跻身特医食品行业，如亚宝药业、爱优诺等（见图1-43）。

（3）发展趋势

1）市场潜在需求巨大。数据显示，我国有65%的住院人群有营养不良的风险，这65%中大概3/4的患者没有得到有效营养支持，鉴于我国临床营养支持的市场相对不足，国内特医食品显示巨大的市场空间。同时，随着人口老龄化及城镇化、工业化进程加快和行为危险因素流行对慢性病发病的影响，中国慢性病患者基数仍将不断扩大，特医食品作为慢性病患者的主要临床营养支持产品，将更加受到重视。

2）政策法规不断完善。当前我国特殊医学用途配方食品的国家标准还远落后于美国、新西兰、澳大利亚和欧盟等国家和地区。虽然近年来我国发布了一系列关于特殊医学用途配方食品的标准，并逐渐与国际发达国家接轨，但标准规范仍处于摸索阶段。长远来看，为促进特医食品行业健康发展，有关部门将推动我国特殊医学用途配方食品标准建设，制定具体细分疾病与用途的行业开发研究标准或指南，以完善市场运行机制，形成产品通则、标签管理、生产、注册、配料、检验、流通、使用等的全链条管理。

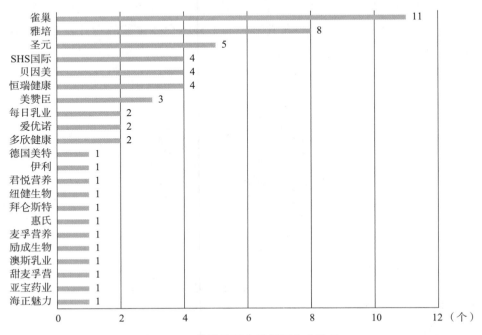

图1-43 获批特医食品所属企业情况

资料来源：国家市场监督管理总局、根据公开资料整理。

3. 婴幼儿配方食品

婴幼儿配方食品包括婴儿配方食品与较大婴儿和幼儿配方食品，婴儿是指0~12月龄的儿童；较大婴儿是指6~12月龄的儿童；幼儿是指12~36月龄的儿童。

（1）发展情况

婴幼儿配方食品主要包括婴幼儿配方奶粉、婴幼儿辅食，中国国内市场主要以婴幼儿配方奶粉为主。国内消费者生活水平的提高、消费观念的改变以及对科学育儿关注度的逐步提升，酝酿了潜力巨大的婴幼儿配方食品市场需求，我国婴幼儿配方食品行业迅速崛起并进入快速发展期。相关资料显示，2020年我国婴幼儿配方食品市场规模超过了3000亿元（见图1-44）。

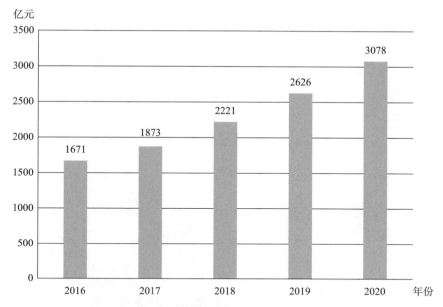

图 1-44 2016—2020 年我国婴幼儿配方食品市场规模

资料来源：根据公开资料整理。

2016 年 10 月 1 日，我国开始施行《婴幼儿配方乳粉产品配方注册管理办法》，开启了婴幼儿配方乳粉产品配方注册时代。目前，通过注册批准的配方有牛奶粉、羊奶粉、有机奶粉、牦牛奶粉等，干法工艺、干湿法复合工艺、湿法工艺均有所涵盖。

截至 2020 年底，共有 169 家生产企业的 1311 个婴幼儿产品配方乳粉通过注册批准，共计 440 个系列。其中有境内 117 家企业的 992 个配方、境外 52 家企业的 319 个配方。按照所获配方总数计算（包含国产配方和进口配方）（见图 1-45），贝因美是获得配方食品注册数量最多的企业，其次是澳优、圣元，然后是飞鹤、蒙牛（雅士利）、伊利（见图 1-46）。同时，贝因美也是第一个获得配方注册的企业。此外，2019 年，一些企业开启了注销再注册的配方升级工作，目前有两家企业进行的配方注销再注册已获批准（伊利 18 个、飞鹤 3 个）。

进口婴幼儿配方产品中共有 319 个配方通过注册批准，其分别来自 15 个国家，其中通过注册数量最多的国家是新西兰（72 个配方），占进口配方总数量的 23%。新西兰和荷兰的奶源排名一直处于世界前列，配方注册数量也

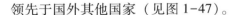

领先于国外其他国家（见图1-47）。

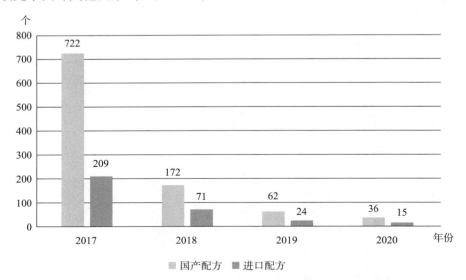

图1-45　2017—2020年婴幼儿配方产品注册批准情况

资料来源：根据公开资料整理。

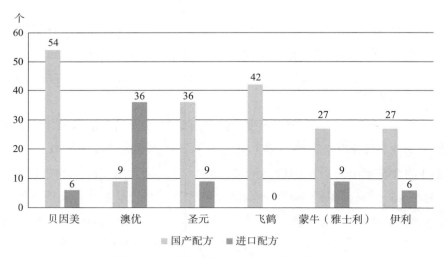

图1-46　婴幼儿配方食品注册企业情况

资料来源：根据公开资料整理。

获批的婴幼儿配方产品中，牛奶粉1041个、羊奶粉270个，牛奶粉占比79%，羊奶粉占比21%（见图1-48）。其中，比较受关注的有机奶粉有63个（均为牛奶粉），牦牛奶粉有6个。

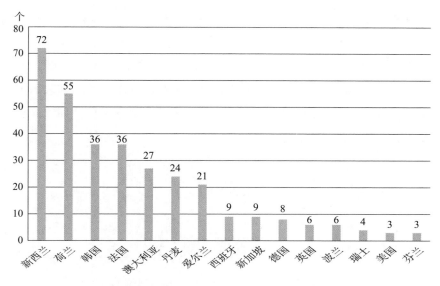

图 1-47 获批进口的婴幼儿配方食品情况

资料来源：根据公开资料整理。

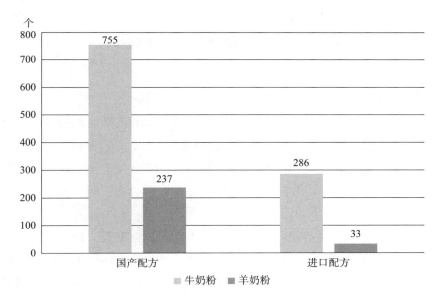

图 1-48 牛奶粉和羊奶粉（国产/进口）的分布情况

资料来源：根据公开资料整理。

获批配方生产工艺以干湿法复合工艺生产的产品居多，有 568 个配方；干法工艺生产的有 406 个配方，其中以基粉为原料进行干法生产的〔生产工艺为"干湿法复合工艺（干法部分）"]有91个配方；湿法工艺生产的有337个配方（见图1-49）。2020年开始，可申报的工艺类型中去掉了"干湿法复合工艺（干法部分）"，调整为"干法工艺、湿法工艺、干湿法复合工艺"三种工艺类型，并与生产许可工作保持一致。另外，干法工艺的产品数量在减少，相应地，干湿法复合工艺和湿法工艺产品数量在增加，这也与国家鼓励产品配方升级、使用生乳有关。

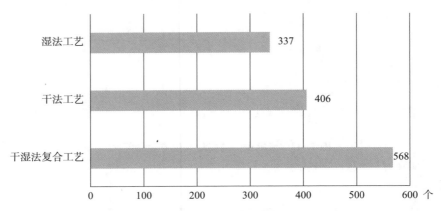

图1-49 获批婴幼儿配方食品的生产工艺情况

资料来源：根据公开资料整理。

（2）行业特点

中国国内婴幼儿乳粉行业集中度低。目前，全国有婴幼儿配方乳粉生产企业127家，但年产量在3万吨以上的企业仅有3家；国产婴幼儿配方乳粉品牌仅占高端产品份额的20%~25%。数据显示，2020年1—12月，我国共进口婴幼儿配方奶粉33.5万吨，主要来自欧盟地区（占71%）、新西兰（占22%）、澳大利亚（占3%）。

婴幼儿配方乳粉关键原料依赖进口。从生产结构来看，目前中国国内奶粉生产所需的乳清、乳铁蛋白、乳糖等原料供给几乎全部依赖进口。乳清是婴配奶粉的重要原辅料，乳清粉在婴幼儿奶粉中的含量约为40%，在婴幼儿奶粉的原材料成本中占比较大，主要用于平衡蛋白质、灰分以及乳糖的比重，使其接近母乳。乳清粉通常由奶酪副产物加工而得，但中国国内相关生产技术工艺缺乏或不成熟，导致乳清粉严重依赖进口。海关数据统计，2019年中国合计进口乳清45.3万吨，主要来自欧盟各国（占45.30%）和美国（占35.70%）（见图1-50）。2020年1—12月，中国共进口乳清62.64万吨，同

2019 年相比增加 38.20 个百分点，平均价格为 1306 美元/吨，同 2018 年相比下降 2.40 个百分点。2020 年中国乳清进口国主要为：欧盟各国（占 42%）、美国（占 39%）、白俄罗斯（占 9%）（见图 1-51）。

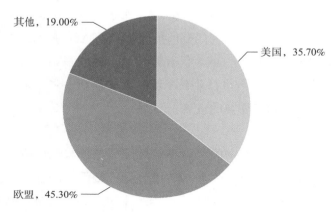

图 1-50　2019 年中国乳清进口国来源

资料来源：国家海关总署。

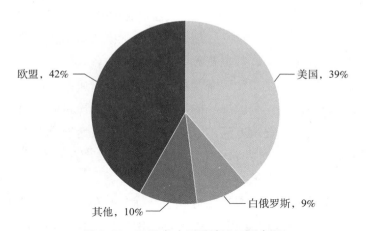

图 1-51　2020 年中国乳清进口国来源

资料来源：国家海关总署。

国内奶粉研究仍滞后，虽然近年来伊利在母乳研究领域取得一定进展，但相比发达国家，在婴幼儿奶粉的研发上，中国与其差距明显。业内人士认为，奶粉配方应以科研为支撑，应为消费者提供经过临床验证有效性的奶粉配方成果。一个经临床验证的奶粉配方，涉及几十项科学研究的交互印证，是一个严谨的、经得起反复推敲的过程，而临床试验和验证等因素就是企业研发和创新能力的具体体现。如市面上大家较为熟悉的雀巢、雅培、美赞臣等国际奶粉企业，它们不仅仅是"百年老店"，更重要的是，雀巢和雅培是医药研究起家，美赞臣则是临床婴幼食品起家，这些经过历史积淀的品牌，在奶粉研发方面通常更专业、更深入。此外，乳糖、OPO 结构油脂、乳铁蛋白等受到中国国内乳品产品结构（奶酪产量低）、提纯制备技术及单体工厂产能的影响，也大多依赖进口。目前，仅有新西兰、澳大利亚、北美等国家和地区能形成产业规模。中国奶粉行业在原辅料上的欠缺，主要是因为中国奶业的产业结构调整没有取得明显的进展。

（3）发展趋势

"立信誉、强质量"是中国国内婴幼儿配方奶粉未来的发展重点。2019年，国家发展改革委等 7 部门发布了关于《国产婴幼儿配方乳粉提升行动方案》的通知，该行动方案提倡大力实施国产婴幼儿配方乳粉"品质提升、产业升级、品牌培育"行动计划，力争婴幼儿配方乳粉自给水平稳定在 60% 以上。其中，在标准方面，将加强标准引领和创新驱动，如修订生鲜乳食品安全国家标准，完善婴幼儿配方乳粉生产工艺行业标准，制定完整的工艺要求，提高生产管理控制水平。在研发方面，将实施国家母乳研究计划，争取用 3年时间收集并整合企业现有数据资源，建立统一的母乳研究数据库，对不同区域、不同成长阶段的婴幼儿所需营养元素进行分析研究，促进相关信息互联共享。未来将逐步建立全国统一的婴幼儿配方乳粉质量安全追溯平台，实现全过程、电子化信息查询追溯，力争 3 年内实现质量安全追溯体系建设覆盖 60% 以上的婴幼儿配方乳粉企业，并与国家重要产品质量追溯平台实现对接。

2020 年，国家连续发布多项法规和产品标准的修订计划和征求意见，与婴幼儿配方食品注册息息相关的涉及 GB 7718、GB 28050、GB 10765、GB 10767、GB 2760、GB2762、《食品标签标识管理办法》、《婴幼儿配方乳粉产品配方注册管理办法》等，婴幼儿配方食品注册将迎来更多机遇与挑战。

同时，消费者精细化、个性化的育儿需求大幅增长，为乳品企业寻找新增长动能提供了机会。更重要的是，国家出台一系列相关政策，从生、养、教等层面，为生育政策的实施保驾护航，这在一定程度上刺激人口增长，对于婴童行业无疑是利好信息。

第三节 深圳健康产业发展情况

一、深圳健康产业发展环境分析

面对严峻复杂的外部环境和新冠肺炎疫情的冲击，2020年深圳全市经济发展顶压前行，经济运行持续向好，经济总量位居亚洲城市第5位。营商环境持续优化，市场主体活力不断被激发。同时，"双区驱动"区域政策与产业专项政策利好叠加，这些因素为深圳健康产业的加速发展提供了有利保障。

（一）经济环境

1. 城市经济竞争力持续上升

深圳政府工作报告指出，"十三五"时期，深圳高质量发展走在全国前列。经济综合实力迈上新台阶，2020年全市地区生产总值达27680.24亿元（见图1-52），经济总量位居亚洲城市第5位，2016—2020年年均增长7.1%；固定资产投资总额近8000亿元，社会消费品零售总额达8664.8亿元，进出口总额达30000.05亿元，出口总额实现全国内地城市"二十八连冠"。产业发展更具竞争力，第一、第二、第三产业比重为0.1∶37.8∶62.1（见图1-53），战略性新兴产业增加值达10000.02亿元，占地区生产总值的比重达37.1%。

《深圳市国民经济和社会发展第十四个五年规划和二〇三五年远景目标纲要》提出，到2035年，深圳经济总量和人均地区生产总值要在2020年的基础上翻一番。要实现该奋斗目标，未来15年深圳经济年均增速应达到4.8%左右。

2. 战略性新兴产业成为增长动力

2013年以来，深圳先进制造业与高技术制造业的增加值年均增长10个百分点以上，占GDP的比重在20%以上。2020年，战略性新兴产业增加值合计10272.72亿元，比2019年增长3.1个百分点，占地区生产总值比重的37.1%。其中，新一代信息技术产业增加值4893.45亿元，增长2.6%；数字经济产业增加值1601.03亿元，下降0.2个百分点；高端装备制造产业增加值1380.69亿元，增长1.8个百分点；绿色低碳产业增加值1227.04亿元，增长6.2个百分点；海洋经济产业增加值427.76亿元，增长2.4个百分点；新材料产业增加值334.50亿元，下降0.2个百分点；生物医药产业增加值408.25

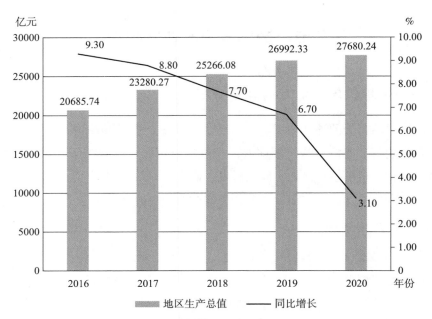

图 1-52 2016—2020 年深圳地区生产总值及增长速度

资料来源：国家统计局。

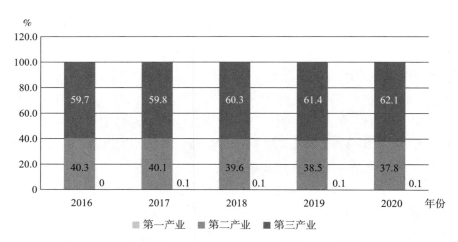

图 1-53 2016—2020 年三次产业增加值占地区生产总值比重

资料来源：国家统计局。

亿元，增长 24.4 个百分点。

3. 人均可支配收入小幅增加

国家统计局深圳调查队调研的深圳居民收支与生活状况调查（一体化住

户调查）数据显示，2020 年，深圳居民人均可支配收入为 64878 元，比 2019 年名义增长 3.8 个百分点（见表 1-16）。扣除价格因素，实际增长 1.5 个百分点。

表 1-16 2020 年深圳居民收入增长情况

指标	金额（元）	增幅（%）
可支配收入	64878	3.8
工资性收入	53677	4.0
经营净收入	6992	-4.1
财产净收入	6452	4.4
转移净收入	-2243	-12.7

资料来源：国家统计局。

新冠肺炎疫情对居民消费意愿和消费方式有明显影响。构成消费支出的八大类消费"二升六降"，其中食品烟酒支出下降 1.2%，恩格尔系数为 30.8%，比上年提高 1.4 个百分点。仅医疗保健和生活用品及服务两类消费支出分别增长 10.8% 和 0.6%，衣着、交通通信、教育文化娱乐三类支出降幅超过 10%（见表 1-17）。

表 1-17 2020 年深圳居民消费支出增长情况

指标	金额（元）	增幅（%）
生活消费支出	40581	-5.9
食品烟酒	12508	-1.2
衣着	1781	-12.5
居住	11945	-5.3
生活用品及服务	2287	0.6
交通通信	5643	-12.1
教育文化娱乐	3713	-17.0
医疗保健	1671	10.8
其他用品和服务	1033	-9.0

资料来源：国家统计局。

（二）社会环境

1. 人口数量保持快速增长，人口红利持续

第七次全国人口普查数据显示，10 年来，深圳的人口发展形势出现一些积极的变化，呈现一些新的特点。

（1）人口继续保持较快增长

截至 2020 年 11 月 1 日零时，深圳市常住人口（含深汕特别合作区）达 1756.01 万人，占全省常住人口数的 13.93%，与 2010 年（第六次全国人口普查数据，下同）的 1042.40 万人相比，增加了 713.61 万人，增长了 68.46%，年均增长 5.35%。2010—2020 年，深圳市人口继续保持较快增长的主要原因如下：一是"全面二孩"生育政策有效持续发挥作用，使生育水平有所回升，自然增长人口逐年稳步增加；二是户籍人口迁入的机械变动促进深圳人口规模扩大；三是深圳作为全国改革开放的排头兵，坚持创新驱动发展，经济活力增强，经济总量位列全国大中城市前列，吸引了大量流动人口，也沉淀了大量人口。粤港澳大湾区、深圳先行示范区"双区"驱动，深圳经济特区、深圳先行示范区"双区"叠加，进一步增强了城市的吸引力，人口集聚效应显著，促使常住人口保持较快的增长。

龙岗、宝安、龙华人口增加较多。深圳市常住人口超过 200 万人的区为宝安（447.66 万人）、龙岗（397.90 万人）和龙华（252.89 万人），合计占全市人口比重的 62.55%。与 2010 年比，2020 年，深圳人口增加较多的区为龙岗、宝安、龙华、南山和光明，分别增加 209.46 万人、183.76 万人、114.94 万人、70.75 万人和 61.44 万人。导致这一结果的主要原因如下：一是高新区域的人才引进，同时拉动家庭人口及相关服务人口的流入；二是深圳进入了粤港澳大湾区、深圳先行示范区"双区"驱动，深圳经济特区、深圳先行示范区"双区"叠加的黄金发展期，吸引了大量的人口流入；三是随着深圳经济社会的快速发展及公路、轨道交通的快速拓展和外延，交通更为便捷，缩短了城区间的空间距离，逐步实现区域一体化；四是深圳户籍人口在市内跨区迁移、离开原户口登记地的数量大幅增加。

（2）人口红利继续保持

深圳常住人口中，0~14 岁人口为 265.34 万人，占总人口的 15.11%；15~59 岁人口为 1396.60 万人，占总人口的 79.53%；60 岁及以上人口为 94.07 万人，占总人口的 5.36%，其中 65 岁及以上人口为 56.52 万人，占总人口的 3.22%。与 2010 年比，0~14 岁人口的比重提高 5.14 个百分点，15~59 岁人口的比重下降 7.5 个百分点，60 岁及以上人口的比重提高 2.36 个百分点，65 岁及以上人口的比重提高 1.39 个百分点，呈"两头增加、中间减少"态势。深圳 15~59 岁的人口比重虽然有所下降，但仍然比全国高 16.18 个百分点，比广东省高 10.73 个百分点，这表明深圳人口依然"年轻"，还处于旺盛的人口红利期。此外，按照 65 岁及以上人口占比 7% 以上即达到老龄社会的国际标准，深圳尚未进入老龄化社会。

（3）人口素质不断提升

与 2010 年比，全国 15 岁及以上人口的平均受教育年限由 9.08 年提高至 9.91 年，广东省由 9.55 年提高至 10.38 年，深圳市由 10.91 年提高至 11.86 年，深圳分别比全国、广东省高 1.95 年和 1.48 年，深圳市人口受教育程度有了较大幅度的提高。与 2010 年相比，2020 年全国每 10 万人中拥有大学文化程度的人口数由 8930 人上升为 15467 人，广东省由 8214 人上升为 15699 人，深圳市由 17545 人上升为 28849 人，分别比全国、广东省多 13382 人和 13150 人，这表明深圳市人才引进政策成效显著，人才素质不断提高。高素质人才队伍规模不断扩大，高学历层次人才不断增多，为深圳创新驱动发展提供更强动力。

（4）人口性别比有所改变

全国总人口性别比（以女性为 100，男性对女性的比例）为 105.07，广东省总人口性别比为 113.08，在全国 31 个省、自治区、直辖市中位居第 1。深圳常住人口中，男性人口为 966.52 万人，占 55.04%；女性人口为 789.48 万人，占 44.96%。总人口性别比由 2010 年第六次全国人口普查的 118.23 上升为 122.43。从历次人口普查和抽样调查情况来看，2000 年以前，深圳人口一直是"女多男少"。自 2005 年后，这一情况开始逆转为"男多女少"，并逐年加剧，部分区的人口性别比超过 130。导致这一结果的主要原因如下：一是由于深圳产业结构升级，高端新兴产业男性劳动力人口比重较高；二是光明、坪山、大鹏、龙华等区正处于基础设施兴建时期，施工人员以男性为主；三是从户籍人口来看，2020 年，深圳户籍人口（不含深汕特别合作区）性别比为 98.75，比 2010 年下降了 14.31，深圳作为人口净流入城市，人口性别比提高主要受市外流入人口性别比高影响。

（5）家庭规模有所扩大

深圳全市共有家庭户 642.46 万户，集体户 106.26 万户，家庭户人口为 1448.07 万人，集体户人口为 307.94 万人。2020 年，全市平均每个家庭的人数为 2.25 人，比 2010 年第六次全国人口普查的 2.12 人增加 0.13 人。家庭户规模有所扩大的主要原因如下：一是实施"全面二孩"政策后，家庭少儿人口有所增加；二是随着人口居住稳定，家庭接入老年人来深共同生活，家庭老龄人口增加，使户均人口有所增加。

2. 体育设施日趋完善，全民健身服务水平提高

为加快创建"全民运动健身模范市"，深圳率先在广东省出台了《深圳经济特区促进全民健身条例》等地方性法规，制定了《深圳市全民健身实施计划（2016—2020年）》《深圳市加快建设公园文体设施提升文体功能工作方案》《深圳市创建全民运动健身模范市工作计划》等系列政策文件，印发了《深圳市基本公共体育服务体系建设内容及统计评估标准》等系列规范标准，全市群体工作的制度化、规范化建设得到切实加强。2019年的《深圳市创建全民运动健身模范市工作实施方案》、2020年的《关于加快体育产业创新发展的若干措施》相继发布。2020年，深圳市体育产业预计总产出1020亿元，增加值400亿元，基本与2019年持平。

深圳市政府大力夯实体育场地设施建设，进一步提升了市民幸福获得感。2005年以来，深圳以申办、承办大运会为契机，新建了大运中心、深圳湾体育中心等22个重大体育设施，维修改造了深圳体育馆、市游泳跳水馆、罗湖体育馆、宝安体育馆等36个大型场馆，目前全市拥有大型体育场馆50座，各区体育场地"四大件"基本全覆盖。深圳市以满足市民基本体育需求为出发点和落脚点，不断加大全民健身公共体育设施的投入力度，开拓思路、深挖潜力，探索城市社区运动场地设施试点城市建设，解决市民"去哪儿健身"的问题。

深圳市建立了形式多样、内容丰富的全民健身活动网络，以活动促普及、以比赛促提高，全民健身活动开展空前活跃，市民健身意识逐步增强。深圳市以全民健身重大节日为契机，引导市民参与全民健身。每年组织全民健身活动月活动、市民长跑日、来深青工文体节等一系列群众喜闻乐见、具有示范和引导作用的品牌活动。同时，以市民需求为导向举行各种主题性体育活动。先后举办了"深圳杯"业余足球、羽毛球联赛，深圳市篮球联赛、深圳市"网协杯"业余网球团体赛等适合不同人群、不同运动项目的主题性体育活动；各区、各系统举办了形式多样、丰富多彩的体育活动，引导市民进行体育锻炼，使健身成为新时尚。

（三）产业环境

1. "双区"建设带来产业最佳发展机遇

当前，深圳进入粤港澳大湾区、深圳先行示范区"双区"驱动，深圳经

济特区、深圳先行示范区"双区"叠加的黄金发展期。2020 年 10 月《深圳建设中国特色社会主义先行示范区综合改革试点实施方案（2020—2025 年）》的出台，赋予深圳在重点领域和关键环节改革上更多自主权，首批授权给深圳的 40 个事项中，就有 20 多项需要修订现行法律法规，显示国家对深圳在全球产业链中占据更重要地位的期望，为深圳经济长期发展带来更多机遇。

2. 利好产业政策助力健康产业发展

深圳围绕"大健康"理念，不断深化供给侧结构性改革，制定了一系列专项政策。2020 年，深圳市人民政府制定的《关于打造健康中国"深圳样板"的实施意见》提出，到 2022 年，深圳率先全面建立中国特色基本医疗卫生制度，建成全国医疗卫生事业创新发展新高地、国内一流的健康城市，市民健康获得感明显增强，健康产业规模和创新能力显著提升。到 2030 年，建成全国重要的医疗中心城市、全球影响力卓著的健康城市，实现"病有良医"。绿色安全的健康环境基本形成，市民健康水平大幅提升，健康产业繁荣发展。

在产业集聚方面，2020 年 2 月，深圳生物医药产业集聚发展"1+3"文件，即《深圳市促进生物医药产业集聚发展的指导意见》（以下简称《指导意见》）及《深圳市生物医药产业集聚发展实施方案（2020—2025 年）》《深圳市生物医药产业发展行动计划（2020—2025 年）》《深圳市促进生物医药产业集聚发展的若干措施》出台。根据《指导意见》，深圳将把握生物医药科技前沿发展动向，加速培育一批原始创新能力显著的优质企业，建设一批开放共享的产业服务平台，形成一批高质量的特色产业集群，加快打造粤港澳大湾区生物医药产业核心引擎、全国生物经济先导示范城市、全球知名的生物科技创新中心与生物医药产业集聚地。到 2025 年，全市计划生物医药产业总产值突破 2000 亿元，建成"一核多中心"错位发展格局，打造基础研发创新、科技成果转化、全链条专业服务等方面的十个重大产业支撑平台，争取药品临床批件超百个，实现二类、三类医疗器械注册上市产品近万个，基因检测数据产出能力全球第 1，努力建成国内领先、国际一流的生物医药产业集聚发展高地。

3. 创新环境不断完善，释放强大动能

科技部和中国科学技术信息研究所分别公布的《国家创新型城市创新能力监测报告 2020》和《国家创新型城市创新能力评价报告 2020》显示，国家创新型城市建设成效显著，部分城市创新动能强劲、高质量发展势头良好。中国科学技术信息研究所党委书记赵志耘接受《科技日报》采访时说，创新能力排前5名的城市分别为深圳、广州、杭州、南京、武汉。深圳创新能力位列国家创新型城市榜首（见表1-18）。

表1-18　国家创新型城市创新能力指数排名

排名	城市名称	指数
1	深圳	87.79
2	广州	78.46
3	杭州	76.88
4	南京	75.48
5	武汉	72.33
6	西安	71.61
7	苏州	71.54
8	长沙	70.18
9	成都	68.38
10	青岛	68.07

资料来源：根据公开资料整理。

深圳创新的脚步从未停止。2020年1月，《深圳国家自主创新示范区产业规划（2020—2025）》正式印发，明确提出要以发展实体经济为根本，促进技术创新能力再提升、产业结构再升级，着力提高科技创新效率和产业创新效益，把自创区建设成深圳创新驱动发展示范区、科技体制改革先行区、新兴产业集聚区、开放创新引领区及创新创业生态区；对自创区10个园区制定差异化发展策略，以期形成重点突出、高效协作、多样化与特色化并存的统筹发展格局。此外，围绕深圳市委"三个五年"部署安排，深圳科技创新发展深化谋划、科学安排。到2030年，计划基础研究和原始创新能力大幅提升，创新能级跃居世界城市前列，成为全球重要创新中心；到2035年，全面示范引领，成为高质量发展高地，建成具有全球影响力的创新、创业、创意之都。

打造创新生态链。近年来，深圳进一步加快创新步伐，一系列改革组合拳相继出台："秒批"、"深圳90"、"区块链"、电子发票等改革在全国推广示范，商事主体和创业密度保持全国第1；运用新兴科技手段，加快智慧税务建设步伐；实行项目推荐"悬赏制"、评审专家"邀请制"、项目评审"主审制"、项目经费"包干制"，构建"基础研究+技术攻关+成果产业化+科技金融+人才支撑"的全过程创新生态链。

科研投入持续增加（见图1-54）。从科研的投入来看，近年来深圳科研投入复合增长率达到4%，占GDP比重达4%左右。数据显示，2020年，全社会研发投入占地区生产总值的比重达4.93%。

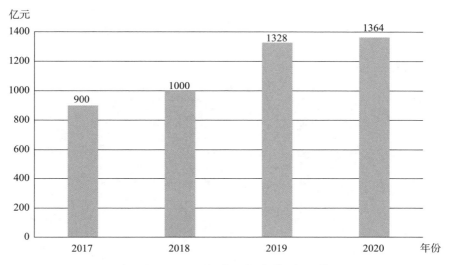

图1-54　2017—2020年深圳市科研投入情况

资料来源：根据公开资料整理。

PCT国际专利成果稳居全国首位。2020年，深圳市国内专利授权222412件，居全国首位，同2019年相比增长33.49个百分点；每万人口发明专利拥有量达119.1件，约为全国平均水平的8倍，有效发明专利五年以上维持率达83.77%；PCT国际专利申请量20209件，连续17年居全国首位。商标申请584659件，同2019年相比增长16.72个百分点；累计有效注册商标量达1730268件，同2019年相比增长23.88个百分点；商标申请量和注册量等指标均居全国首位。获中国专利金奖3项、外观设计金奖2项，获广东省专利金奖8项，获全国版权示范单位（软件正版化）2项、全国版权示范园区（基地）1项。

二、深圳健康产业总体情况

（一）产业规模

得益于深圳市政府对营商环境的优化与产业政策的大力支持，深圳市健康产业发展整体向好。根据深圳市统计局监测，2020 年深圳健康产业规模以上企业实现资产总计为 2955.20 亿元，同比增长 31.09 个百分点；营业收入为 2045.03 亿元，同比增长 17.92 个百分点；行业实现利润总额达到 288.96 亿元，同比增长 51.87 个百分点（见图 1-55）。

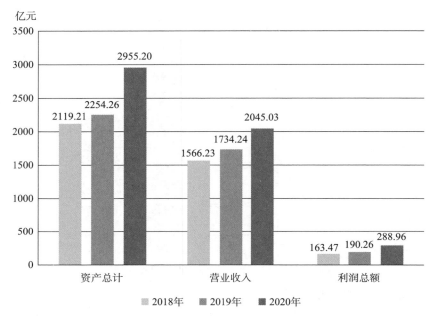

图 1-55　2018—2020 年深圳健康产业规模以上企业经济指标

资料来源：深圳市统计局。

从各区健康产业类规模以上企业的分布来看，以南山区分布最多，规模以上企业数量占比 26.82%；龙岗区规模以上企业数量占比 16.58%；福田区规模以上企业数量占比 14.72%；宝安区规模以上企业数量占比 12.61%；罗湖区规模以上企业数量占比 8.63%；龙华区规模以上企业数量占比 7.36%；坪山区规模以上企业数量占比 6.18%；光明区规模以上企业数量占比 4.39%；盐田区规模以上企业数量占比 1.78%；大鹏新区规模以上企业数量占比 0.85%；深汕合作区规模以上企业数量占比 0.08%（见图 1-56、表 1-19）。

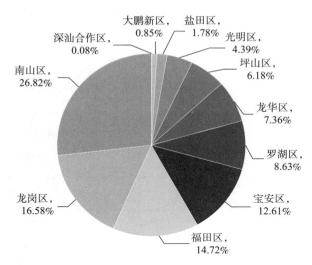

图 1-56 2020 年深圳市健康产业规模以上企业分布情况

资料来源：根据深圳市统计局资料整理。

表 1-19 2020 年深圳市各区健康产业规模以上企业营收情况

区名称	规模以上企业占比（%）	规模以上企业合计营收（亿元）
南山区	26.82	674.75
龙岗区	16.58	202.15
福田区	14.72	213.84
宝安区	12.61	198.19
罗湖区	8.63	81.94
龙华区	7.36	275.02
坪山区	6.18	287.13
光明区	4.39	67.11
盐田区	1.78	40.49
大鹏新区	0.85	4.29
深汕合作区	0.08	0.12

资料来源：根据深圳市统计局资料整理。

（二）产业结构

截至 2020 年，深圳市健康产业相关企业总数为 106902 家，其中涉及中药材种植、养殖和采集业的企业有 68 家，占企业总数的 0.06%；健康制造业企业有 5539 家，占企业总数的 5.18%，健康服务业企业有 101295 家，占企业总数的 94.76%（见图 1-57、图 1-58）。

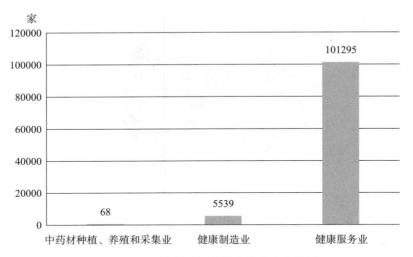

图 1-57　2020 年深圳市健康产业企业数量

资料来源：根据深圳市市场监督管理局资料整理。

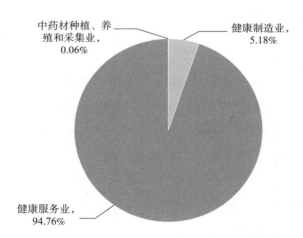

图 1-58　2020 年深圳市健康产业企业结构

资料来源：根据深圳市市场监督管理局资料整理。

从健康制造业的企业数量分布来看，医疗仪器设备及器械制造企业数量占比 22.13%；健康用品、器材与智能设备制造企业数量最多，占比 75.84%；医药制造企业数量占比 1.56%；医疗机构设施建设企业数量占比 0.47%（见图 1-59）。

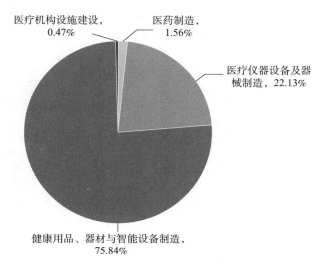

图1-59 深圳市健康制造业企业数量分布

资料来源：根据深圳市市场监督管理局资料整理。

从健康服务业的企业数量分布来看，深圳市的健康服务业企业中，以药品流通、其他与健康相关服务企业居多，占比55.12%；养生保健服务占比34.93%；医疗卫生服务占比4.46%；体育运动服务占比3.65%；健康基金和投资管理服务占比0.46%；母婴健康照料服务占比0.24%；健康养老与长期养护服务占比0.23%；健康环境管理服务占比0.20%；健康知识普及服务占比0.19%；健康科学研究和技术服务占比0.19%；健康保障服务与健康保险服务占比0.13%；智慧健康技术管理服务占比0.11%；健康设备和用品租赁服务占比0.03%；健康人才教育培训占比0.03%；健康旅游服务占比0.02%；健康产业园区管理服务占比0.02%（见图1-60）。

（三）企业运营情况

1. 新冠肺炎疫情对企业的影响

2020年的新冠肺炎疫情使企业生产经营受到冲击，但在此影响下，大部分深圳健康产业企业实现了稳定经营。调研数据显示，受访企业中有41.53%的企业明确表示，本次疫情对企业的影响较小，企业经营出现一些困难，但经营总体保持稳定，可以实现目标；有29.66%的企业认为疫情对企业影响较大，导致企业经营出现部分困难，实现目标有一定难度；有16.95%的企业认为疫情对企业影响严重，导致企业经营面临严重困难，无法实现经营目标；

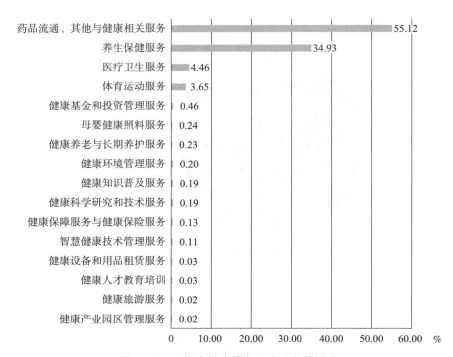

图1-60 深圳市健康服务业企业数量分布

资料来源：根据深圳市市场监督管理局资料整理。

11.86%的企业表示疫情对企业没有明显影响，可以实现目标（见图1-61）。

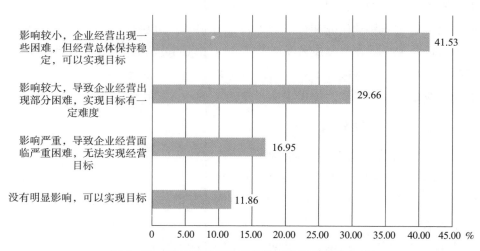

图1-61 2020年新冠肺炎疫情对企业的影响程度

2. 企业生产经营过程中面临的主要困难

受新冠肺炎疫情影响，2020 年，深圳市健康类企业在生产经营过程面临的困难中，以市场订单减少占比最高，达到 50.85%；产品或服务的市场需求受到抑制占比 47.46%；33.05% 的企业面临停工导致经营成本增加或流动资金不足的困难。此外，停工、停业造成生产进度拖延；融资难度加大，资金链断裂；因无法按时履行合同需支付违约金也困扰着许多企业（见图 1-62）。

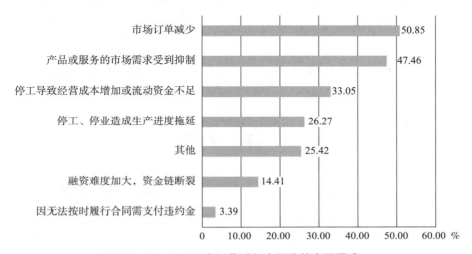

图 1-62 企业生产经营过程中面临的主要困难

3. 企业解决经营问题的方式

面对新冠肺炎疫情的冲击，大多数企业陆续采取了相应的自救措施。为解决资金流动性困难，14.79% 的企业第一时间考虑向金融机构发起贷款申请；14.29% 的企业选择请现有股东提供流动资金来渡过难关。同时，11.24% 的企业表示将采取民间借贷来缓解资金压力。在经营危机面前，有 5.33% 的企业考虑以停产歇业的方式来缓解压力。此外，一些企业采取了引入新股东、与其他企业合作等自救措施。值得一提的是，24.85% 的企业表示将加快企业数字化转型步伐，积极开展线上业务（见图 1-63）。

4. 企业未来业务发展方向

面对困难，企业自身积极应对，主动调整未来的发展方向。26.15% 的企业计划调整商业模式；22.48% 的企业计划积极拓展线上业务，建立完善的线上办公体系；18.35% 的企业计划调整产品；13.76% 的企业计划加大数字化投入，拥抱大数据、人工智能新技术（见图 1-64）。

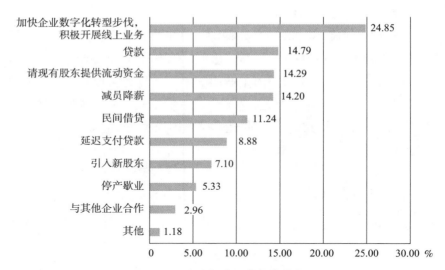

图1-63　企业解决经营问题的方式

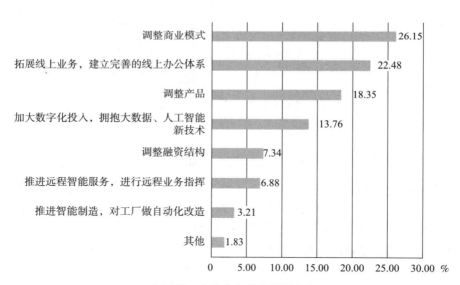

图1-64　企业未来业务发展方向

（四）企业技术创新情况

1. 企业科研活动情况

深圳市健康产业相关企业高度重视科学技术创新，自主开展科研创新活动。在企业技术研发创新方式的调查中，有71.19%的企业是自主原始创新；39.83%的企业是引进技术后再创新；30.51%的企业是引进国内技术；

27.97%的企业是集成创新；26.27%的企业是引进国外技术（见图1-65）。

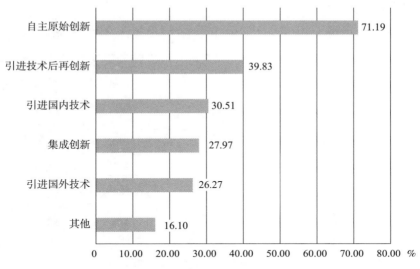

图1-65　企业技术研发创新方式

2. 企业知识产权与标准化情况

在企业知识产权情况的调查中，2020年，企业拥有自主知识产权（如专利、软件著作权、商标等）数量达到15件以上的企业占比40.68%；实现11~15件科研产业化成果的企业占比6.78%；实现5~10件科研产业化成果的企业占比11.86%；实现5件以下科研产业化成果的企业占比30.51%（见图1-66）。通过与2019年的数据比较可以发现，深圳健康产业企业的科研转化得到了比较好的提升。

深圳市健康产业企业重视标准的制定，积极参与国家标准和行业标准的制定工作。相关调研结果显示，深圳市健康产业有70.34%的企业参与了标准的制修订（见图1-67）。企业积极参与各级标准的制定，不仅能够加速企业产品创新、扩大产品市场，还能促进我国标准化工作发展进步，提升标准的先进性、合理性，从而使标准在我国的科技工作和经济建设中发挥应有作用。

3. 企业科技创新过程中存在的问题

深圳市健康产业企业积极参与创新，通过创新提高企业自身竞争力的同时，在创新过程中也面临一些困难。由于健康产业涉及的领域广泛，而且深圳市健康产业的企业大部分是处于成长期的中小企业，55.93%的企业

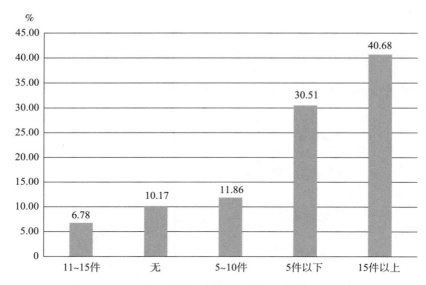

图1-66　2020年企业拥有知识产权情况

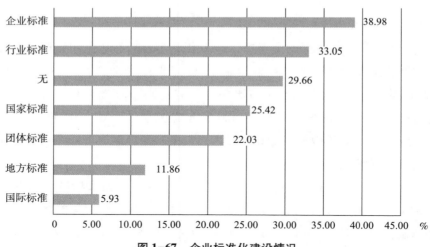

图1-67　企业标准化建设情况

认为，深圳市健康产业专项资金支持科目覆盖面还不够广泛，科技创新专项政策扶持力度还不够；55.08%的企业认为，科技创新面临的困难是缺乏经费；44.07%的企业认为，缺少专业技术带头人是健康产业企业科技创新所面临的较大问题（见图1-68）。

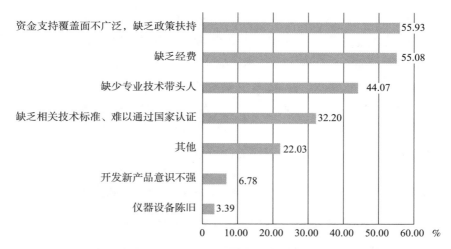

图 1-68 企业科技创新过程中存在的问题

（五）企业人力资源情况

1. 企业对人才的需求

从深圳市健康产业企业对人才的需求情况来看，52.54%的企业表示需要市场推广/区域销售人才；40.68%的企业表示需要研发工程师/技术人员；39.83%的企业表示很需要高级管理人员；32.20%的企业表示需要医学类专业人才；24.58%的企业表示需要健康教育类科普型人才及产品经理/项目经理；21.19%的企业表示需要健康管理师/生殖健康咨询师等健康专业服务型人才（见图 1-69）。

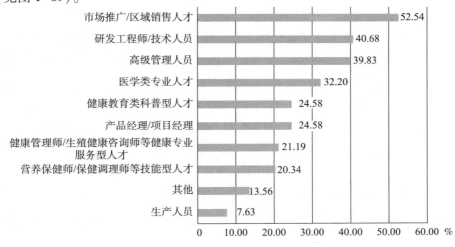

图 1-69 企业人才需求情况

2. 企业的员工培训

健康产业的专业性相对较强，企业对员工进行的入职培训、岗位培训和业务知识培训很重视。入职培训、岗位培训和业务知识培训是企业员工培训的重点。调研数据显示，从深圳市健康产业企业的员工培训情况来看，74.58%的企业员工参加了入职/岗位培训等企业内训，59.32%的企业员工参加了从业技能培训，54.24%的企业员工参加了企业管理提升培训（见图1-70）。

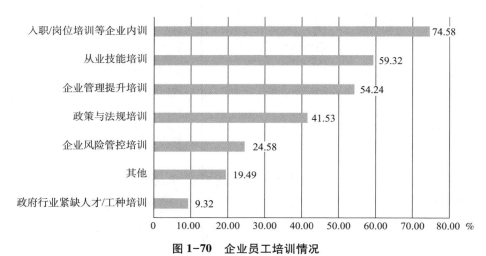

图1-70　企业员工培训情况

（六）政府对企业的扶持情况

1. 企业对政府政策的了解程度

为了帮助中小企业渡过运营难关，深圳市各级政府出台了相关利好政策，其政策内容覆盖保障防疫物资生产、贷款贴息、直接融资政策、减税降费、租金减免、企业用工支持、紧急资金援助等。针对企业对政府发布的利好政策了解程度，调研数据显示，约71.19%的受访企业表示对相关政策略有所知，但不知具体细则；17.80%的企业不了解政策；11.02%的企业完全了解政策情况（见图1-71）。

2. 需大力推进扶持政策落实程度

产业扶持政策出台后的落实情况是本书调研的重点。调研数据显示，政策覆盖的企业中，得到落实的占比21.19%，此外，有近80%的企业没有得到落实（见图1-72）。政策的出台是重要一步，而政策的普及和落实更是至关重要。

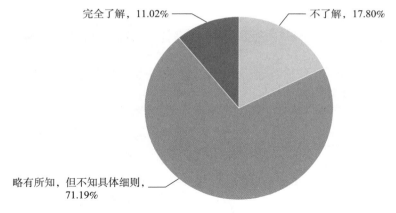

图 1-71 企业对政府扶持政策的了解程度

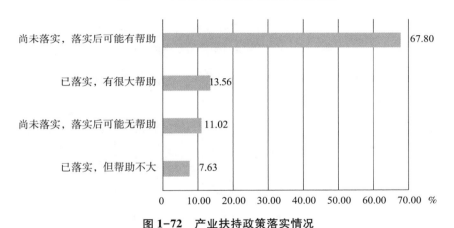

图 1-72 产业扶持政策落实情况

进一步分析企业未享受到政策的原因，有 30.43% 的企业认为政策申请门槛条件高，办理程序复杂；28.99% 的企业对具体申报操作不清晰；20.29% 的企业不符合政策支持对象/范围；2.90% 的企业由于信息获取滞后而未能享受政策扶持，这些因素均影响了扶持政策的实质效果和企业的获得感(见图 1-73)。

3. 降低运营成本是主要诉求

调查数据显示，60.17% 的企业急需降低企业运营成本，53.39% 的企业呼吁加大资金投资力度，50.85% 的企业迫切希望政府加快落实"民企 28 条"，44.07% 的企业希望政府缩短政务审批流程，9.21% 的企业希望政府允许企业实行阶段性灵活薪酬方式，8.79% 的企业希望政府支持企业合理合法调整用人及薪酬制度（见图 1-74）。政府作为社会责任的最主要承担者，肩负维持社会经济正常运行的重要使命，尚需进一步出台系列政策，切实降低民营企业经营成本，提振经济，助推企业发展。

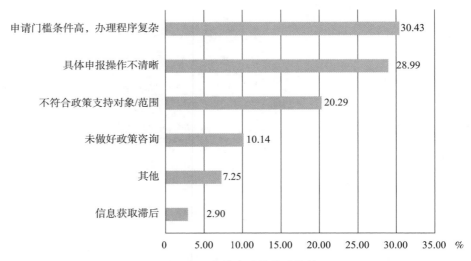

图 1-73　企业未能享受扶持政策的原因

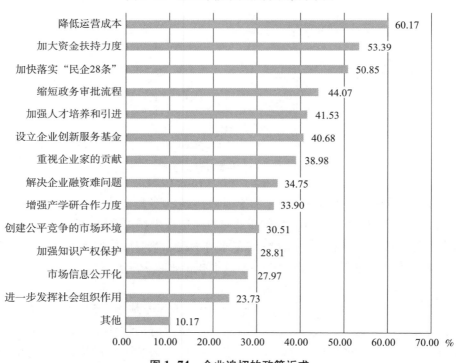

图 1-74　企业迫切的政策诉求

（七）企业对产业发展的展望

2020 年暴发的新冠肺炎疫情，让中国国民乃至全世界深刻认识到健康的重要性，市场消费者对健康意识的增强促使大健康产业加速裂变，对大健康产业形成了较大的助推力，深圳健康产业企业对未来发展持乐观态度的较多。企业对未来三年营业收入预期的调查数据显示，有84.75%的企业预计销售额将会增长；10.17%的企业预计销售额将会减少；5.08%的企业预计销售额将不变（见图1-75）。整体而言，大健康产业红利的持续释放、企业的积极乐观态度，将进一步激发产业的市场活力。在企业对未来三年利润额预期的调查中，超过半数的企业认为，企业未来三年利润会加速增长，而预计出现利润负增长的企业占比很小。调查数据显示，83.90%的企业预计企业利润会增长，10.17%的企业预计利润会减少，5.93%的企业预计利润将不变（见图1-76）。

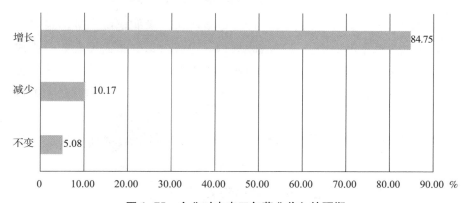

图1-75 企业对未来三年营业收入的预期

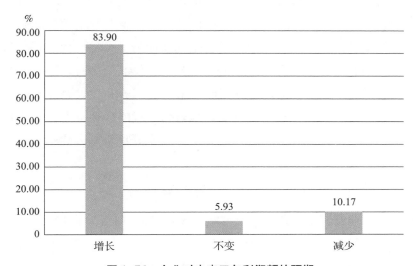

图1-76 企业对未来三年利润额的预期

三、深圳健康产业发展建议

健康产业是深圳市重点发展的战略性新兴和未来产业，政府不仅要关注当前已经形成的产业规模，也要在原创性、核心技术和知识产权等方面有所作为。面对资源有限和产业前端技术轨道不确定的难题，要慎重选择发展战略，既要在主轨道竞争中寻求突破口，也要在分支轨道上寻求新机会，在加强政府财政资金扶持的同时，鼓励和引导企业和社会投入，进行多样化探索，以求培育脱颖而出者。

（一）深入研究主动引智，建成健康产业重大集群

成立健康产业发展领导小组，开展专项调研，找准定位，科学制定"十四五"时期深圳市健康产业发展战略规划。建议由深圳市人民政府牵头成立健康产业工作专项领导小组，主要政府职能部门共同参与，建立联席办公机制，成员单位各司其职，指导深圳健康产业的精准定位与规划开展；抓住深圳"双区建设"的重大历史机遇，加快推进健康产业发展，营造良好的产业环境，实现深圳市健康产业规模化、市场化、国际化，将深圳建设成"特色鲜明、国内一流、国际知名"的健康产业集聚地。

（二）加强技术预警，提升创新能力

要主动应对产业技术轨道的跃迁，就必须对未来科学和技术进行前瞻性研究，通过技术预测，为深圳健康产业技术升级和企业制定发展战略提供指导性的技术信息，在开放创新中提升自主创新能力。一是广泛开展合作，与具有技术优势的国内外企业、研发机构展开多元化合作，有效破解技术壁垒；二是大力发展技术并购，加强消化吸收和整合，培养和建设兼容不同文化的整合能力；三是培养和推动早期行业研发合作、战略联盟，增强企业在技术创新中的主体地位，促进产业联盟围绕产业技术开展创新，优势互补、系统集成、分工合作、统筹推进创新活动。

（三）跳出传统路径，突破"三高"叠加

政府和企业要转变观念，加强对由"深圳制造"向"深圳创造"转型路径的认识，强化机会意识，制定应对方略，突破"高技术、高资金、高市场"的"三高"叠加风险。一是突破"高技术壁垒"，实现低端市场或技术的"颠覆性创新"，利用中国作为最大、最重要市场的"资源杠杆"，通过国际

合作降低技术壁垒；二是避免"高资金投入"，鼓励建立产业发展基金进行融资创新，强化资本市场对鼓励创新的积极作用；三是应对"高市场风险"，加强产业上、下游协调互动，建立高市场风险基金，在市场低迷期对企业予以资助。

（四）关注重大技术和标准，解决共性问题

在初步形成产业规模的领域，要有效弥补其关键共性技术研发的缺位问题，重视其在国际竞争中的话语权。建立由行业龙头骨干企业牵头的国家级、地方级共性技术研究中心，突破一些重大共性技术或关键核心技术瓶颈，政府、企业、民间资本联合投资，共担风险、共享成果；加强"产业链+创新链+空间链"协同发展，市场（用户）需求在直接影响终端产品生产的同时，也逐级将需求传导至中、上游环节；在强化政府引导的同时，挖掘国内市场需求，积极支持商业模式创新，优先采用自主产品（设备），率先形成应用系统，推进产品的规模应用。

（五）完善制度体系，创建良好产业发展环境

健康产业的市场化发展需要标准化管理。深圳应充分运用立法权，制定并完善健康产业法律法规、地方标准、行业标准和团体标准，营造良好的法制环境；明确对市场主体资格确立、审核和确认的法律程序，依据行业标准实行市场准入，建立和完善健康产业的审查制度和透明、公开的制度。在推进制度创新的同时，要改变企业短期化行为，增强企业活力和创造力，出台针对技术创新中各类创新要素利益分配的原则；完善技术创新税收政策和财政补贴制度，进一步健全知识产权法律制度，加强知识产权执法力度，保护创新者的利益，为企业创造良好的技术创新环境，培育技术创新长效机制。

（六）重视行业人才培养，开展社会健康教育

大力鼓励健康产业的企业充分利用现有人才政策，进一步重视对不同层次人才的引进、培养、培训工作；建立人才发展公共平台，围绕"培训—认证—提升—发展"路径，全面链接从业人员、企业、行业、政府，打造深圳市高技能人才培训体系。重点对健康服务业人才在建立效劳标准和服务标准的基础上，全方位、多层次、环环相扣地为专项人才服务，为从业人员打通一条技能提升与价值实现同步增长的专业通道。建立健全健康教育网络，营造健康科普宣传教育氛围，加强宣传力度，转变全民健康观念，将健康教育

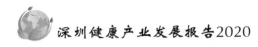
和健康促进带给大众，进一步提升人们的健康素养。

（七）强化协会职能，推动行业自律

政府应鼓励和扶持社会组织积极参与健康产业管理体制，承担相应的职能，协助政府推动健康产业的创新发展。由政府授权行业协会、民非研究机构等社会组织开展健康产业统计、分析、发布行业信息；由行业协会自主或联合产学研用资各方搭建产业公共服务平台和为大众提供服务的科学性、系统性、持续性、普及性的健康教育平台，发挥"孵化器"和"加速器"的作用，在科技、生产、服务与投融资方面搭建服务平台，推进健康产业科技成果的成功转化；支持协会建立健康产业标准化信息咨询平台，牵头完成行业标准（国家标准、地方标准、团体标准等）的制修订工作，组织贯彻实施并进行监督；授权行业协会对健康产业的从业人员开展资质审查与评定工作。

第二章 健康产业热点领域

第一节 中医药行业

党和国家把人民健康放在优先发展的战略地位，高度重视和大力支持中医药发展，积极推动中医药现代化和产业化，中医药产业链不断扩展延伸和整合，为中医药发展提供了良好契机。在医疗健康支出逐渐从疾病治疗向健康护理转变，社会医疗保障福利提升，疾病预防及早期干预成大趋势的背景下，具有"治未病"独特优势的中医药行业迎来了巨大的发展机遇，成为我国健康产业的重要组成部分。

一、国内外中医药行业发展概述

（一）国际中医药行业发展情况

随着世界经济、文化交流的不断深入，中医药不仅在世界各国逐渐得到认同和欢迎，而且获得较快的发展。

1. 植物药市场潜力巨大

植物药是由一种或多种植物、藻类或肉眼可见的真菌衍生物，通过一种或多种方式加工而成，其属于常规药物，但不包括高纯度经化学修饰的天然物质，可制成溶液、粉末剂、片剂、胶囊剂、酊剂、外用制剂、注射剂等多种剂型。在我国则通指含有生物活性成分，可用于防病、治病的植物制品。天然药物是指经现代医药体系证明具有一定药理活性的动物药、植物药和矿物药等，其产品形式包括植物药粉末和提取物制剂，因此也被称为"植物药"。

世界卫生组织统计，全球约有80%的人口使用天然药物。2012年，全球中药产值约为831亿美元，与2011年相比增长了20个百分点以上。韩国2004年传统医学的年度开支为44亿美元，2009年这一数值增长到74亿美元。

美国2008年用于天然产品的自费开支为148亿美元。近几年，国际医药行业一直致力于寻找有效的天然药物替代化学药物，国际天然药物市场迅猛发展。Freedonia Group估计，天然药物的市场需求每年将按13%的速度增长。

目前，国际上植物药或天然药物市场，集中在东南亚、北美、欧洲、非洲、阿拉伯等市场，这些地区的植物药市场年销量约占全球植物药市场年销量的90%，是我国中药材及饮片、提取物、中成药及保健品的主要出口地，也是国际植物药生产企业竞争的主要市场。

在东南亚11个国家中的5个国家拥有草药国家级研究所，根据其来源、演化情况及用途可将草药分为四类，即在社区或地区具有药用历史的土著草药、具有药用历史及特定理论且被各国广泛接受的草药、改良的草药和进口草药。2016年，我国出口至东南亚市场的草药产品金额达8.16亿美元，出口量达182032.7吨，占我国中药类产品出口总额的31.17%和出口总量的23.50%。中国香港、新加坡为活跃的草药转口贸易中心，多数中药材及饮片和中成药来自中国内地。2016年我国内地出口至香港的中药产品达59286.903吨，金额为5.02亿美元，均价为8.47美元/千克；出口至新加坡的中药产品为8889.16吨，金额为4307.31万美元，均价为4.85美元/千克。

北美、欧洲没有系统的传统医药学，市场多以当地或国外传统草药为原料，用现代技术制成天然植物治疗药与保健药品。欧洲植物药市场是世界最大的植物药市场之一，有700年的悠久历史，大约有600种药用植物用于制造植物药。美国使用植物药的历史可追溯至18世纪，其以西洋参的大量栽培、采集和出口到中国及东南亚地区为标志。北美特别是美国，是全球消耗标准动植物提取物最大的国家之一。

2016年，我国出口68556.18吨中药产品至美国，金额为3.11亿美元。随着美国民众对天然药物需求的不断增加，植物药和天然药物的销售额大幅攀升。美国有75%的植物药原料依赖进口，主要进口产品为中药材及饮片和提取物，且提取物以单味药为主，如银杏、贯叶连翘、刺五加、当归、人参提取物等。美国海关公布的统计资料显示，对美国出口植物提取物数量最多的8个国家依次为印度、中国、土耳其、墨西哥、西班牙、加拿大、埃及和德国。

近几年，欧洲的植物药发展要快于化药产品，植物药市场销售量年均增长10个百分点左右，约2000种植物药在欧洲被应用，但欧洲本土只能提供其总需求量2/3的植物药品种，其余依靠进口。德国卫生部批准可使用的植物药约有 300 种；法国政府 2004 年公布的医疗保险销售前 10 名的药品中，有两种是植物药的衍生物。2016 年，我国中药产品出口至德国、法国、英国、荷兰的金额分别为 7180.16 万美元、3061.62 万美元、3203.09 万美元、7660.41 万美元。

2. 汉方药标准化日趋完善

自中医药传入日本后，中医药学逐渐在日本形成具有日本本土特色的汉方医药学，而且得到了日本政府的重视和推广。1976 年，日本政府确认了汉方药的法定地位，规定"汉方药"（方剂）为按照汉方医药学（即传统中医药学）理论，将汉药（即中药材）按照一定规则配伍混合、共同加水煎煮做成制剂应用的药物或处方制剂，即以处方形式应用的药物（相当于中医药传统医学中的方剂及其制品），并通过"官学产结合"方式，初步完成汉方药制剂的规范化、标准化过程，大大提高了汉方药制剂的质量，获得医生和患者的信任，并允许在国民健康保险中支付，使得汉方药制剂产业得到很大的发展，并开始大规模进入国际医药市场。

日本政府重视汉方药制剂生产的实用性、安全性、有效性，将提高品质作为汉方药开发战略的重要支柱之一。从研发到生产，官方严格要求按照《关于医疗用汉方制剂的受理规定》《关于与标准汤剂进行比较实验的资料》《汉方生产质量管理规范》《生药及汉方生药制剂制造与品质管理相关基准》等标准实施，控制药品的化学一致性、生物学特性、安全性的普遍适用性以及临床功效，进而保障产品质量。同时，为了汉方药的规范管理，其出于处方整体的实用性、共同煎煮过程中产生的化学反应等考虑，强调应把处方整体当作一个药品对待，分为一般用汉方药制剂共 294 个处方（品种），基本来自《伤寒论》及《金匮要略》等中国传统医学的经典著作，日本厚生省认可这些经典著作的处方及其疗效及安全性，在申报制剂生产许可时，手续可以简化；药局制剂汉方药共 185 个处方（品种），主要认可作为煎剂及散剂，对分量及用法等均做出严格的规定，大部分和上述一般用医药品汉方药制剂相同，细节则可能有所差别；医疗用汉方药制剂共 148 个处方（品种），根据医师处方用于诊疗保险，并收载于《药价基准》中，大部分与上述一般用医药品汉方制剂相同，但剂量等规定更加严格。

近五年来，除 2019 年外，日本汉方药产值的增速高于药品全产业，在药品总产值中占比稳步攀升，2018 年占比达 2.60%。2019 年，日本药品总产值大幅上升，约为 9.49 万亿日元，汉方药占比为 1.88%。日本汉方药在国际接受度较高，瑞士（35%）、中国（23%）、美国（20%）是其主要出口国。

日本医疗使用的汉方制剂品种较少，同品种批文数量不多，对应的批准文号数为700个，平均每个品种对应4.73个批文，其中25个品种有10个及以上的批准文号，单个品种的最大批准文号数为16个。医疗用汉方制剂的生产企业共有15家，其中药品批准文号数居前3位的生产企业分别为津村药业（130个）、大杉制药（119个）、小太郎汉方制药（86个）。700个医疗用汉方制剂批准文号中，695个为提取物制剂（剂型包括颗粒、细粒、散剂、片剂、胶囊剂，且均为内服制剂），仅5个为非提取物制剂（剂型分别为颗粒、细粒、丸剂、软膏剂）。汉方制剂型以颗粒剂、细粒剂为主，分别占汉方制剂批文总数的51.6%、37.3%。

日本药品审评审批部门认同汉方药长期以来的疗效和安全性，并未要求申请企业提交药效学研究和临床试验资料，可以使企业将汉方药的生产重心放在药物质量把控上。日本在汉方药专利的国际性保护方面建立了全方位的专利保护网，包括了专利网战略、1.5次开发战略、专利实施与转化策略、海外市场战略等。《世界专利数据库》显示，中国中药古方有10943个，但其中只有0.3%在国际申请了专利，而日本汉方药垄断了70%以上的中药专利。自1976年起，日本就把汉方药纳入医保，这在很大程度上推动了汉方药在日本的普及与推广。根据日本东洋医学会与日本汉方生药制剂协会的调查，被载入诊疗指南的汉方药数量从2015年的91种增加到2019年的135种，增长了1.5倍左右。截至2019年底，已有108种医疗用汉方制剂被载入诊疗指南。

日本汉方药产业的发展历程为我国经典名方复方制剂的开发提供了借鉴经验。基于日本国民对于传统医药的需求，日本政府启动了汉方药上市并将其纳入医保，不仅获得了良好的社会效益，而且实现了产业快速发展。然而，采用"废医存药"的方式，使得汉方药脱离了传统汉方医学的指导，沦为"无源之水，无本之木"，陷入创新乏力的发展困境；尤其是药物不当使用导致的"小柴胡汤事件"更是重创了日本汉方药，使整个产业"雪上加霜"。21世纪以来，随着日本"精细化管理，过程化控制"的理念在汉方药领域的贯彻，汉方药品质管控的优势逐渐凸显，汉方药重新获得国民的信任，再次复兴。

3. 韩医学受中医影响深远

由于吸收我国中医药学理论以及其他传统医学，中医在韩国被称为韩医学或东医。随着近代历史和民族文化的演变，韩国正极力打造强调本土性与自主性的"韩医",韩医学的发展得到韩国政府强有力的政策、资金支持,并将其作为国家战略。

1951 年,韩国通过立法规定东医和西医地位相同、享有同等待遇,为韩医学的发展奠定基础。1984 年,韩国颁布了《韩国草药药典》,建立草药和相关产品的市场规则和品质鉴定方法,并把韩医正式列入医疗保险范围内,其发展开始正规化,并得到较快发展,韩医院和韩医诊所如雨后春笋般涌现。如 1980 年韩国领取执照的韩医师仅有 3015 人,到 1985 年增加到 3789 人,到 2011 年已达到 17000 余人。韩医医院和诊所由 1986 年的 5 所增加到 2011 年的 3915 所,培养的相关人才深受欢迎。

韩国注重中药基础研究,借鉴我国 80 余个经古方和现代方剂,在验方方面进行了基础的研究,把方剂的传统功效及作用机制和中药的质量标准化作为中药研究重点。韩国保健卫生部规定《景岳全书》《医学入门》《寿世保元》《本草纲目》《东医宝鉴》《东医寿世保元》《广济秘籍》《济众新编》《药性歌》《方药合编》《分药集成方》11 种古典医书里的处方无须做临床等各种试验,可由药厂直接生产。

目前韩国有药厂 320 多家,其中中药厂 80 家;在市场销售额方面,中药市场销售额达到 10 亿美元。另外,韩国中药材种植有 230 个品种,市场上流通的、居民使用率高的药材有 540 种。在规模种植栽培的中药材品种中,韩国自产的有 35 种,其中芍药、高丽参等种植规模较大。在国际贸易方面,韩国中成药及保健品的出口量很大,中成药出口以牛黄清心丸、高丽参制剂为主。高丽参是其出口的"拳头"产品。特别是在欧洲市场,韩国出产的人参丸、人参汁、整参占欧洲市场份额的 90%。在进口方面,韩国主要从中国进口药材及饮片。数据显示,2019 年,我国对韩国的中药材出口量为 206 万吨,同 2018 年相比增长 13.3 个百分点,出口额为 1.3 亿美元,同比上涨 18.6 个百分点。

(二) 中国中医药发展情况

中医药是我国独具特色的健康资源,也是潜力巨大的经济资源。随着中药现代化进程的推进,以中药制造为主的中药大健康产业悄然形成。公开资料显示,经测算,2019 年我国中医药行业规模约达到 2.5 万亿元,同比增长 19 个百分点以上(见图 2-1)。2020 年我国中医药大健康产业将突破 30000 亿元,年均复合增长率保持在 20%。

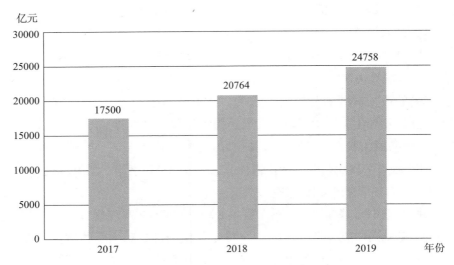

图2-1　2017—2019年我国中医药行业规模

资料来源：根据公开资料整理、中投产业研究院。

从产业结构来看，中医药服务业占据行业半壁江山。在整个产业规模中，中药材种养殖规模达到3000亿元，约占整个中医药产业规模的1.20%；中医药制造业规模达到8000亿元，约占整个中医药产业规模的32.50%；中医药服务业规模达到14000万亿元，占整个中医药产业规模的66.30%以上（见图2-2）。

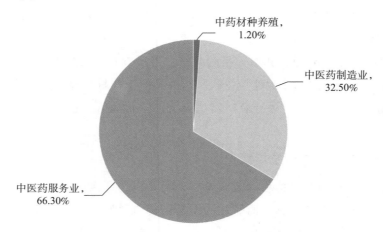

图2-2　我国中医药产业结构情况

资料来源：根据公开资料整理测算。

近年来，我国中药业的主营业务虽有波动，仍呈上升态势。中国医药企业管理协会的数据显示，从中药材市场成交额来看，2009—2014 年，我国中药材市场成交额呈阶梯式上升状态，虽然 2015 年成交额由 2014 年的 1507 亿元下降至 901 亿元，但中药材行业仍在 2015 年取得巨大成就，正式迈入"标准化时代""数字化时代"。

从交易市场来看，我国中药材交易市场发展持续向好，批发市场占据主导地位。自 1995 年国务院印发《整顿中药材专业市场的标准》以来，全国整顿和规范中药材专业市场工作逐步展开，截至 2019 年已有 17 个中药材专业市场通过验收，它们是：安徽亳州中药材交易市场、河南省禹州中药材专业市场、成都市荷花池中药材专业市场、河北省安国中药材专业市场、江西樟树中药材市场、广州市清平中药材专业市场、山东鄄城县舜王城中药材市场、重庆市解放路中药材专业市场、哈尔滨三棵树中药材专业市场、兰州市黄河中药材专业市场、西安万寿路中药材专业市场、湖北省蕲州中药材专业市场、湖南岳阳花板桥中药材市场、湖南省邵东县中药材专业市场、广西玉林中药材专业市场、普宁中药材专业市场、昆明菊花园中药材专业市场。随着交易市场的标准化与规范化，加之国家政策的持续支持，中药材市场交易额不断攀升，我国中药材市场成交额已从 2018 年的 1518.4 亿元增长至 2019 年的 1725.2 亿元。

在中药饮片方面，在国家质量标准逐渐提高以及行业监管如加强 GMP 认证等规范化的推动下，中药饮片销售情况增速整体平稳，持续走高。2018 年，我国中药饮片销售收入同 2017 年相比下降 14.26 个百分点，达 1715 亿元；2019 年达 1933 亿元，较 2017 年增长 12.69 个百分点。

在中成药方面，前期呈增长态势但近年由于需求动力不足导致波动下跌。国家统计局的数据显示，2013—2016 年，我国中成药制造行业主营业务收入呈逐年增长趋势，2017 年开始波动下降。2018 年，中成药的产品骤然下跌至 259 万吨，较 2017 年下跌了 7.7 个百分点。2020 年，我国中成药的产量为 232 万吨，较 2019 年下跌了 3.9 个百分点。

从中成药在医院终端的销售情况来看，部分中成药产品销售较好，心脑血管疾病用药成为市场主导。2019 年，中国公立医疗机构终端中成药销售额超过 2830 亿元。其中在排名前 20 的产品中，有 13 个是独家产品，有 15 个品牌的销售额均超过 20 亿元，步长制药、扬子江药业分别有 3 个和 2 个品牌上榜。梧州制药的注射用血栓通（冻干）以 62.83 亿元的销售额位列榜首（见表2-1）；扬子江的蓝芩口服液销售额以33.01%的增长率位列第1，苏黄止咳胶囊则以21.40%位列第2。

表2-1　2019年中国公立医疗机构终端中成药产品TOP20　　单位：亿元

排名	药品名称	销售额	药品亚类
1	注射血栓通（冻干）	62.83	脑血管疾病用药
2	注射丹参多酚酸盐	41.35	心血管疾病用药
3	注射用血塞通（冻干）	39.28	脑血管疾病用药
4	丹红注射液	36.15	脑血管疾病用药
5	丹参川芎嗪注射液	35.31	脑血管疾病用药
6	百令胶囊	34.86	壮腰健肾药
7	喜炎平注射液	32.22	清热解毒用药
8	醒脑静注射液	28.64	脑血管疾病用药
9	蓝芩注射液	27.87	咽喉用药
10	参麦注射液	26.73	心血管疾病用药
11	脑心通胶囊	26.31	脑血管疾病用药
12	康艾注射液	26.01	肿瘤疾病用药
13	天麻素注射液	25.94	头痛药
14	复方丹参滴丸	25.87	心血管疾病用药
15	康莱特注射液	23.55	肿瘤疾病用药
16	康复新液	22.93	胃药
17	蒲地蓝消炎口服液	22.89	清热解毒用药
18	舒血宁注射液	22.15	心血管疾病用药
19	丹参酮IIA磺酸钠注射液	20.91	心血管疾病用药
20	通心络胶囊	20.32	心血管疾病用药

资料来源：米内网。

在国际贸易市场方面，中药贸易持续增长。统计数据显示，2019年，我国中药贸易总额为61.74亿美元，同2018年相比增长7.05个百分点（见图2-3）。其中，出口额为40.19亿美元，同2018年相比增长2.82个百分点；进口额为21.55亿美元，同2018年相比增长15.93个百分点，继续保持了出口和进口双增长态势。2019年我国中药进出口额占比情况见图2-4。

具体地，2019年，植物提取物出口额为23.8亿美元，同2018年相比增长 0.19 个百分点；中药材及饮片在中药出口贸易中表现优秀，全年出口额为 11.37 亿美元，同 2018 年相比增长 10.32 个百分点。然而，受制于国内外政策，中成药市场整体业绩低迷，2019 年出口额为 2.62 亿美元，同 2018 年相比下降 16.65 个百分点。中药保健食品 2019 年的出口额仅为 2.47 亿美元，同 2018 年相比增长 0.21 个百分点（见图 2-5）。2019 年中药类商品出口额占比见图 2-6。

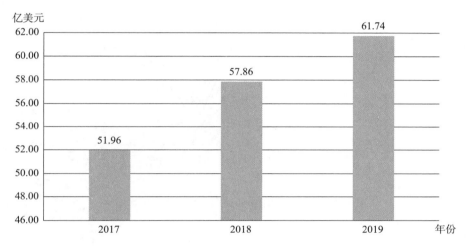

图 2-3　2017—2019 年我国中药贸易总额

资料来源：中国医药保健品进出口商会。

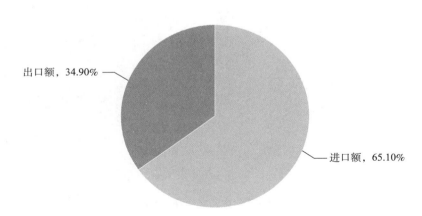

图 2-4　2019 年我国中药进出口额占比情况

资料来源：中国医药保健品进出口商会。

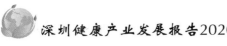

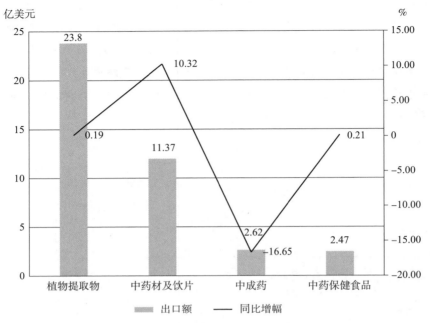

图 2-5　2019 年我国中药类商品出口额及同比增幅

资料来源：中国医药保健品进出口商会。

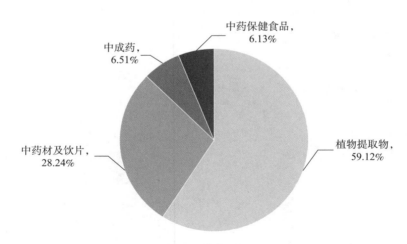

图 2-6　2019 年中药类商品出口额占比

资料来源：中华人民共和国海关总署。

1. 中药材种养殖业持续发展

中药材是指未经加工或未制成成品，可供制药的中药原料，通常来自天然植物、动物和矿物。从产业链来说，中药产业链上游是中药材种植，药材资源关系下游产品质量，中药材供应的稳定性和质量的高低直接影响中药产品的生产和消费终端的满意度。

我国是全世界中药资源种类和蕴藏量最多的国家之一，20世纪50年代起，我国大力发展中药材的栽培和养殖。虽然目前仍有70%左右的中药材品种来自野生资源，但30%为栽培和养殖的药材品种，其生产量占中药材供应量的70%以上。我国中药材种植分布呈现不均衡性，从东北至西南由少增多，但常用药材的蕴藏量仍以北方居多。第三次中药资源普查统计显示，我国有中药资源12807种，其中药用植物11146种，药用动物1581种，药用矿物80种。

随着各地政府推动落实《中药材保护和发展实施方案》和《中药材产业扶贫行动计划（2017—2020年）》，中药材的种植面积进一步扩大。数据显示，2019年，我国药材种植面积约260.75万公顷，主要集中在四川、吉林、辽宁、河北、宁夏、甘肃、湖北、安徽、湖南、广西、广东、贵州、云南等地。23个省区"十三五"规划数据显示，2020年，全国已有规划面积达7478.5万亩，其中云南2020年规划药材种植面积达1000万亩，贵州达700万亩，陕西、湖南和河南达500万亩。

为了提高话语权，降低上游中药材供应产量、质量和价格波动带来的风险，部分有实力的中游企业根据中药材适宜生长的环境，在多个地方开辟种植基地，采取自行种植或在基地与农户合作种植的模式向上游延伸，从而加强对优质中药材的控制。如白云山在阜阳种植3万亩板蓝根、在云南文山州种植上万亩田七；同仁堂在玉田建设1万亩中草药基地；华润三九建有麦冬、附子、红花GAP种植基地。

为了推进中药材生产由重规模、求数量的发展模式，转变为重质量、求效益的发展方向，2018年由农业农村部联合国家药品监督管理局、国家中医药管理局下发了《全国道地药材生产基地建设规划（2018—2025年）》（以下简称《规划》），作为指导今后若干年中药材产业发展的重要文件要求。道地药材是指经过中医临床长期应用优选出来的，产在特定地域，与其他地区所产同种中药材相比，品质和疗效更好，且质量稳定，具有较高知名度的药材。根据《规划》，到2025年全国建成道地药材生产基地总面积2500万亩以上。全国共划出7大道地药材产区，分别位于东北、华北、华东、华中、华南、西南、西北地区。依据当地气候条件，这些地区分别侧重一部分品种药材的种植。《规划》提出，道地药材的生产科技水平、标准化生产水平、产业化水平、质量化安全水平是发展的重点任务。在该政策的鼓励下,农户种植中药材的积极性提高,中药企业将开发更多优质的中药材种植地,中药材供应品种和数量将增多,中药材市场价格的稳定性得到提升,中药企业发展风险将下降。

2. 中医药制造业步入高速发展阶段

(1) 中药饮片市场规模扩大

中药饮片作为我国中医药行业的三大支柱之一,长期以来除了拥有"禁止外商投资传统中药饮片炮制"的政策保护外,近年来更是得到国家的支持,中药饮片加工行业获得较快发展。

在中药饮片加工方面,我国中药饮片的生产、技术、质量管理水平不断提高。由于中药产业化、市场化规模的不断扩大和升级,中药饮片生产已由手工操作发展到半机械化、机械化生产,质量不断提升,基本满足了市场及医疗用药,涌现了一大批通过 GMP 认证并初具规模的中药饮片企业。2019年,我国中药饮片行业营收超 1900 亿元,预计 2020 年市场规模有望达到3920 亿元,市场前景可期。

在中药饮片产业快速发展的同时,也存在中药材质量不稳定、饮片质量标准不完善、企业规模小等诸多制约产业发展的问题。针对这些问题,国家相关部门出台了相关政策推进行业往规范化、标准化方向发展,如出台《全国医疗机构中药饮片管理专项检查方案》,不断完善医疗机构中药饮片管理的有效措施和长效机制;每五年更新《中国药典》,逐渐增加中药饮片标准的收载数量,并提高对中药饮片炮制过程的质量控制要求。全国各省市也根据地方实际情况对《中国药典》中未收录或不明确的中药饮片炮制出台地方性《中药饮片炮制规范》。

同时,针对中药饮片生产制造不合规的问题,我国开展了中药饮片专项整治活动。2020 年 2 月,国家药监局印发《中药饮片专项整治工作方案》,要求各省市药品监管部门进行当地的中药饮片专项整治工作,坚决查处行业违法违规行为。北京、江苏、湖南、湖北等地已经出台中药饮片专项整治工作方案。

(2) 中成药形成品牌化发展

中成药是以中药材为原料,在中医药理论指导下,为满足预防及治疗疾病的需要,按规定的处方和制剂工艺将其加工制成一定剂型的中药制品,是经国家药品监督管理部门批准的商品化的一类中药制剂。近年来,我国中成药工业集团化、品牌化进程加速。目前,国内中成药已经从传统的丸、散、膏、丹等发展到现代的滴丸、片剂、膜剂、胶囊等 100 多种剂型，品种达 1.4 万余个，有 6 万个药品批准文号。国内中成药市场集中度逐步提高，涌现了复方丹参滴丸、血塞通等年产值超过 20 亿元的中成药品种 20 余个。国家统计局数据显示，2019 年中成药规模以上主营业务收入达到 4587 亿元，同 2018 年相比增长 7.5 个百分点。

受我国经济发展环境、中成药历史发展模式等因素影响，我国中成药行业的发展存在一定的问题，具体表现在以下几个方面：

一是企业规模仍然偏小，行业集中度仍需进一步提升。我国中成药企业大部分属于中小型企业，企业数量多、规模小、产品单一，缺乏自身特色，附加值低。国内多数中成药厂家仍集中生产一些比较成熟、技术要求相对较低的仿制药品，同质化程度高。

二是基础性研究滞后，技术标准体系不健全。长期以来，中成药的应用基础研究方法滞后，产品有效性和安全性缺乏可靠的科学数据支撑，在对中药材种植标准、种植和加工技术、中药材多指标控制质量标准、中药饮片和提取物标准的研究方面，国内仍存在较多空白。这不仅不利于中成药产业的发展，也阻碍了中成药的国际化进程。

三是研发投入不足，可持续发展能力较弱。中成药企业普遍规模偏小，研发投入严重不足。大多数企业受短期利益驱使不愿开展药物作用原理及新药有效成分的深入研究，使得我国研制和生产的大部分中成药仅停留在改变剂型的水平上，并未成为企业技术创新的真正主体，影响了我国中成药产业的可持续发展和国际竞争力的提高。

四是中药新药上市较艰难，限制了行业和企业发展。国家药监部门发布的药品审评报告显示，2015—2020 年，我国批准上市的中药新药共 14 个，其中 2015 年 7 个、2016 年 2 个（金花清感颗粒、九味黄连解毒软膏）、2017 年 1 个（丹龙口服液）、2018 年 2 个（关黄母颗粒、金蓉颗粒）、2019 年 2 个（芍麻止痉颗粒、小儿荆杏止咳颗粒）、2020 年 3 个（连花清咳片、筋骨止痛凝胶、桑枝总生物碱片）。从剂型上看，2016 年以来获批的 10 种中药新药中，5 种为颗粒剂，1 种为口服液，2 种为片剂，1 种为外用膏剂，1 种为凝胶剂，均为相对传统、生产工艺较为简单的剂型。

（3）中医医疗器械制造迅猛发展

中医医疗器械是指在中医药理论指导下研发和应用的器械，包括开展针灸、刮痧、拔罐等诊疗活动使用的传统中医医疗器械和四诊仪、经络检测仪、电针治疗仪等中医药理论与现代科学技术相结合的现代中医医疗器械。与中成药、中药饮片、配方颗粒等大体量的中药细分领域相比，我国中医医疗器械市场总体体量虽然不大，但在政策利好与需求增长等因素的作用下，中医医疗器械行业市场规模呈稳步增长之势。2014—2020年，中医医疗器械行业市场规模以17.5%的复合年均增长率持续增长。2020年，我国中医医疗器械行业市场规模为152.8亿元，未来5年，我国中医医疗器械行业预计以不低于17.0%的复合年均增长率高速增长，到2023年，市场规模有望达到244.7亿元。截至2021年1月，全国中医医疗器械生产企业共有254家，其中规模以上企业28家、高新技术企业37家。

目前，我国中医医疗器械发展各具特色。全国Ⅱ类中医医疗器械生产企业的产品主要聚焦在无源针灸针、皮内针、有源针灸针类产品。全国Ⅰ类中医医疗器械生产企业的产品主要聚焦在拔罐类产品、刮痧类产品、穴位贴类产品。从产品的区域分布来看，我国共有有效获批的中医医疗器械406个，其中江苏省所占产品最多，共计130个（占比32.01%）、广东省28个（占比6.89%）、河南省28个（占比6.89%）、上海市23个（占比5.67%）。在中医医疗器械生产企业的专利获批数量方面，共有2768个专利获批。

我国中医医疗器械行业市场规模的持续高速增长，受到以下因素驱动：一是大众日益增强的中医医疗服务需求带动了中医医疗器械两大终端的消费，即中医医疗机构对中医医疗器械的采购和终端消费者对家用中医医疗器械的消费需求，成为促进中医医疗器械行业发展的主要推动力。二是不断创新的科学技术拉动了中医医疗器械的升级与科技含量的提高，以及消费者日益增长和日益多样化的中医医疗器械服务需求，推动了中医医疗器械新产品的研发，给中医医疗器械发展带来新的利润增长点。三是生产企业科创能力增强，产品综合实力不断提升，内在推动中医医疗器械领域发展。

中医医疗器械行业整体发展态势向好，但仍然存在一系列制约发展的因素。一方面是在临床领域不被认可，研发人才匮乏、创新水平不高，缺乏市场监管，行业乱象丛生，呈现"规模小，资源配置效率低，运营混乱"的局面。另一方面是在我国现行医疗器械行业标准中，缺少相应的中医医疗器械标准，对应的中医医疗器械数量仅有8项，且标准级别较低；中医医疗器械标准的缺失致使政府监管无以参考，成为行业发展的制约因素之一。

"十四五"开端之年，我国出台了一系列鼓励中医医疗器械产业发展的宏观政策，提升中医医疗健康设备的数字化与智能化制造业水平，研发升级将极大地推动中医医疗器械产业发展，中医医疗器械与人工智能等技术的全面结合将成为未来产业的主导发展趋势。

（4）中医药药食同源产品市场潜力巨大

随着社会经济的发展与人们生活节奏的加快，人们对健康与养生也有了更高追求。药食同源类型的中医药在人们日常生活当中得到广泛应用。1982年《中华人民共和国食品卫生法（试行）》传承我国人民的经验和习惯，规定了61种中药材是药食同源食品。后来经过多次增补，截至2020年底，依据新修订的《中华人民共和国食品安全法》，经安全性评估并广泛公开征求意见，暂列入国家市场监督管理总局、国家卫生健康委员会《按照传统既是食品又是中药材的物质目录》的有110种。

2002年原国家卫生部公布的《关于进一步规范保健食品原料管理的通知》中，把药食同源中药材名单增加到87种。具体包含：丁香、八角茴香、刀豆、小茴香、小蓟、山药、山楂、马齿苋、乌梢蛇、乌梅、木瓜、火麻仁、代代花、玉竹、甘草、白芷、白果、白扁豆、白扁豆花、龙眼肉（桂圆）、决明子、百合、肉豆蔻、肉桂、余甘子、佛手、杏仁（甜、苦）、沙棘、牡蛎、芡实、花椒、赤小豆、阿胶、鸡内金、麦芽、昆布、枣（大枣、酸枣、黑枣）、罗汉果、郁李仁、金银花、青果、鱼腥草、姜（生姜、干姜）、枳椇子、枸杞子、栀子、砂仁、胖大海、茯苓、香橼、香薷、桃仁、桑叶、桑葚、桔红、桔梗、益智仁、荷叶、莱菔子、莲子、高良姜、淡竹叶、淡豆豉、菊花、菊苣、黄芥子、黄精、紫苏、紫苏籽、葛根、黑芝麻、黑胡椒、槐米、槐花、蒲公英、蜂蜜、榧子、酸枣仁、鲜白茅根、鲜芦根、蝮蛇、橘皮、薄荷、薏苡仁、薤白、覆盆子、藿香。

2015年新增的14个品种是：玫瑰花、人参、山银花、芫荽、松花粉、粉葛、布渣叶、夏枯草、当归、山柰、西红花、草果、姜黄、荜茇。2019年新增了党参、肉苁蓉、铁皮石斛、西洋参、黄芪、灵芝、山茱萸、天麻、杜仲叶9种并被列入《试点按照传统既是食品又是中药材的物质名单》。

无论国际市场还是国内市场，人们对具有功能的健康食品的需求越来越旺盛，最近国际国内出现的粮食问题也将抬高健康食品的整体需求。尤其是中国国内大量中药为主导的"药食同源"产品消费潜力日益加大，保健由单纯的滋补转向食补。我国以草本为主的功能性食品和植物提取物性饮料的开发和应用如火如荼，花果茶、花果酱，运动型饮料、功能性饮料是"佼佼者"和"排头兵"。

近些年，由于我国老龄化程度较深、居民可支配收入提高、消费观念转变，中药材和植物提取物需求增加，带动药食同源产品行业市场规模持续攀升，从 2015 年的 674.5 亿元增至 2019 年的 974.5 亿元，复合年均增长率为 9.64%；2019 年同 2018 年相比增长 9.47 个百分点。截至 2019 年，国家市场监督管理总局注册经营范围中包含"保健品生产制造、研发"的企业从 2000 年的 45 家激增至 2019 年的 2455 家，批准的保健食品有 6006 个，其中中药类保健食品（包括纯中药、含中药或含中药提取物，下同）有 2820 个（占比 46.95%）。其中同仁堂、无限极、东阿阿胶、新时代健康和健康元等企业占据重要的市场地位。这 5 家企业中药保健品产品注册数量均超过 10 种，其中同仁堂更是超过了 100 种，远远领先于其他企业（见图 2-7）。

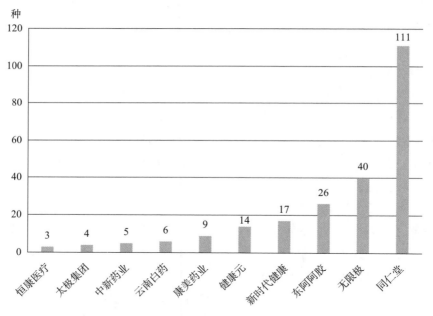

图 2-7 中国中药保健食品行业产品注册数量

资料来源：国家药品监督管理局、前瞻产业研究院。

3. 中医药健康服务业成为热门

（1）中医诊疗与康复护理服务持续向好

经过几十年的大力发展，我国中医药健康服务能力显著提升，不断与居民多层次、多样化的健康需求相适应，使中医药在疾病预防、治疗、康复中的独特优势得以充分的体现。特别是在中医诊疗服务方面，自中华人民共和国成立以来，我国曾以世界 2% 的卫生费用解决了世界 22% 人口的医疗保健问题，且人均寿命与发达国家相比不相上下，创造了发展中国家的奇迹。我国中医诊疗服务体系是由中医医疗机构和其他医疗机构的中医药卫生资源共同组成的。在城市，综合性医院、中医专科医院、综合医院中医科、社区卫生服务机构及中医门诊部（诊所）构成城市中医药服务网络；在农村，县级中医医院、乡镇卫生院中医科和村卫生室构成农村中医药服务网络。

数据显示，截至 2019 年，全国共有中医类诊疗机构 65809 个，占全国卫生机构总数的 6.53%。其中，中医类医院 5232 个，中医类门诊部、诊所60535 个，中医类研究机构 42 个。目前，我国大多数综合医院设立中医科，98.30% 的社区卫生服务中心、85.90% 的社区卫生服务站、97.10% 的乡镇卫生院、71.30% 的村卫生室可提供中医诊疗服务。

在床位数量方面，截至 2019 年末，全国中医类医疗卫生机构床位占全国床位数的 15.62%。其中，中医类医院约 109.2 万张（占比 82.20%），中医类门诊部 536 张（见表 2-2）。在全国医疗机构分科床位数量中，中医科床位数约 113.3 万张，民族医学科床位数约 3.51 万张，中西医结合科床位数约14.20 万张（见表 2-3）。

表 2-2　2019 年全国中医医疗服务机构情况

分类	机构数量（个）	实有床位（张）	在岗职工（人）	卫生技术人员（人）
总计	65767	1092166	1418673	1211098
中医类医院	5232	1091630	1250689	1058983
中医类门诊	3267	536	44868	35255
中医类诊所	57268	0	123116	116860

资料来源：国家卫生健康委员会。

表 2-3　2019 年全国中医诊疗服务情况

科室名称	实有床位（张）	门急诊量（人次）
总计	8806956	6038668550
中医类小计	1310502	955313692
中医科	1133389	856178018
民族医学科	35135	11996611
中西医结合科	141978	87139063

资料来源：国家卫生健康委员会。

中医作为我国传统医学，有着广泛的群众基础。2019 年，全国中医类医疗卫生机构总诊疗人次达 11.6 亿人次，增长 8.6%。其中，中医类医院 6.8 亿人次（占比 58.0%），中医类门诊部及诊所 2.0 亿人次（占比 16.9%），其他医疗机构中医类临床科室 2.9 亿人次（占比 25.1%）。2019 年全国中医院收入与支出情况见表 2-4。

表 2-4　2019 年全国中医院收入与支出情况

项目	总收入 （千元）	总支出 （千元）	收入支出差额 （千元）	收入收益率 （%）
总计	530419888	504306781	26113107	4.92
中医类医院	509540612	487237691	22302921	4.38
中医类门诊部	10508012	8728885	1779127	16.93
中医类诊所	10371264	8340205	2031059	19.58

资料来源：国家卫生健康委员会。

在中医诊疗服务的应用方面，国家中医药管理局调查数据显示，目前我国 86% 的社区服务中心能够提供针灸、推拿、火罐等 3 种以上的中医药适宜技术服务，其他如中药敷贴、刮痧、中药熏蒸等也占一定的比例；预防方面，对某些慢性病病例实施了中医药干预措施；保健方面，中医药参与康复和健康教育方面，有中医药的社区卫生服务站能够提供中成药服务。中医诊疗服务供给能力增强，与制度创新密不可分。2017 年 12 月《中医诊所备案管理暂行办法》及其配套文件出台实施，符合条件的中医医师告别了烦琐审批，只需备案即可开办中医诊所。此后，备案的中医诊所犹如雨后春笋般涌现，2017 年、2018 年和 2019 年底时其数量分别为 195 家、8376 家和 15917 家，2020 年 9 月，已达 1.9 万多家。随着中医药服务能力持续提升，"家门口"看中医更方便，看中医的人也越来越多。根据国家卫生健康委员会相关统计公报，2015 年，全国中医类医疗卫生机构总诊疗人次达 9.1 亿人次，2019 年，这一数字攀升到 11.6 亿人次。

（2）中医养生保健服务业态多样化

养生保健服务在我国有着悠久的历史和深厚的文化积淀，随着社会的进步、人们健康观念的转变以及国家对中医"治未病"的重视，中医养生保健服务进入繁荣发展期。2016 年国务院印发《中医药发展战略规划纲要（2016—2030 年）》并出台《"健康中国 2030"规划纲要》以来，国家及各省市积极出台各项政策文件鼓励发展中医养生保健服务业及医养结合。2018 年，国家中医药管理局为促进和规范中医养生保健服务发展，起草了《中医养生保健服务规范（试行）》（征求意见稿），向社会公开征求意见。同期，国家中医药管理局建立健全《关于促进中医养生保健服务发展的指导意见》《中医师在养生保健机构提供保健咨询和调理等服务的暂行规定》等一系列规章制度，出台了《中医预防保健（治未病）服务基本规范（草案）》和《中医预防保健（治未病）技术要求（草案）》等技术规范。

中医养生保健越来越受到社会各界的广泛关注与重视，极大地推动了行业的发展。社会上以中医经络养生、中医美容养生、足疗保健、针灸推拿、中药药膳等服务内容为主的中医养生保健机构不断涌现。《中国健康养生行业市场前瞻与投资战略规划分析报告》的相关数据显示，截至2016年底，全国范围内健康养生服务企业达140多万家，从业人员达到2000万人。其中以养生馆的数量居多，国内的养生馆主要有连锁形式与单店养生馆和家庭式养生馆。

大部分养生保健企业为自主经营，形成营业网点多、服务功能多、经济成分多、消费层次多、经营业态多的特征。具体表现为以下三点：一是经营业态由单一向多种业态转变。目前养生保健企业主要有汗蒸、足浴、温泉、SPA会所等，其中足浴、汗蒸是养生保健企业最主要的经营业态。二是服务功能由单一模式向休闲、保健、娱乐、餐饮多功能转变。许多养生保健企业通过延伸产业链，将休闲娱乐、餐饮住宿、美容保健集于一体，成为多功能服务场所。三是所有制形式由单一私有制向股份制、股份合作制、外资经营等多种形式转变。特别是近几年，一些国外养生保健服务项目如韩国汗蒸、日式岩盘浴、泰式按摩、印度SPA等进入我国，使我国养生保健市场形成多元化、多层次的消费格局。中医养生保健逐渐进入需求旺盛期，正成为趋势、潮流甚至是时尚。

（3）中医药健康旅游服务成为健康产业新业态

中医药健康旅游主要是以中医药为载体，将中医药融入多种旅游活动，从而传播中医药文化，满足人们的健康需求。中医药作为我国独特的卫生资源、优秀的文化资源和重要的生态资源，利用丰富的旅游资源和中医药资源，发展中医药健康旅游是当下的发展趋势。

2015年，国家旅游局和国家中医药管理局联合下发了《关于促进中医药健康旅游发展的指导意见》，第一次正式提出"中医药健康旅游"的概念，并明确了发展目标，即到2020年中医药健康旅游人数达到旅游总人数的3%，到2025年中医药健康旅游人数达到旅游总人数的5%。同时提出开发中医药健康旅游产品、打造中医药健康旅游品牌、壮大中医药健康旅游产业、开拓中医药健康旅游市场、创新中医药健康旅游发展模式、培养中医药健康旅游人才队伍、完善中医药健康旅游公共服务、促进中医药健康旅游可持续发展8个重点任务，以推动旅游与中医药的融合发展。2016年7月，国家旅游局、国家中医药管理局发布《关于开展国家中医药健康旅游示范区（基地、项目）创建工作的通知》，提出用3年左右的时间，在全国建成10个国家中医药健康旅游示范区、100个国家中医药健康旅游示范基地、1000个国家中医药健康旅游示范项目。

越来越多的省份着手以养生和旅游相结合，打造中医药养生旅游项目和产品。国家文化和旅游局的数据显示，全国中医药健康旅游示范单位共有88个，其中安徽、江西、山东各5个，北京、河北以及四川各有3个。此外，中医药成为中国与东盟、欧盟、非洲、中东欧等地区和组织卫生经贸合作的重要内容，成为中国与世界各国开展人文交流、促进东西方文明交流的重要内容。截至2018年4月，中国已确定15个国家中医药健康旅游示范区、72个示范基地。通过合作共建30个中医药海外中心，中医药保健旅游在"一带一路"沿线受到追捧。可以看到，中医药无论在国内还是在世界范围内已经有了广泛的基础，应利用好中药资源，充分发挥中医药在国内医疗旅游中的作用，使旅游者在旅行过程中获取养生保健知识，体验中医药文化内涵，从而达到防治疾患、修身养性、健身康体、延年益寿的目的。

（4）中医药健康养老服务成为医养结合新热点

我国的老龄化进程正以每年新增1000万人的速度发展，中国整体步入深度老龄化社会。世界卫生组织预测，到2050年，中国将有35%的人口超过60岁，成为世界上老龄化最严重的国家。国家社科基金《养老消费与养老产业发展研究》课题组测算，2020年，我国老年市场规模将达到2.98万亿元，到2050年将达到48.52万亿元，市场规模以每年9.074%的增长率高速发展，产业化进程逐渐加速。

随着我国人口老龄化的日趋加重，现有的养老模式已无法满足社会的发展和老年人的生活需要。如何利用和发挥中医药的作用和优势，解决逐渐突出的养老难题，是摆在国家和国人面前的一个重大课题。2016年，习近平总书记在全国卫生与健康大会上强调："要努力为人民群众提供全生命周期的卫生与健康服务……尤其是为老年人提供连续的健康管理服务和医疗服务。"2017年，国家中医药管理局联合财政部等12个部门印发了《关于促进中医药健康养老服务发展的实施意见》，提到中医药健康养老服务，是运用中医药（民族医药）理念、方法和技术，为老年人提供连续的保养身心、预防疾病、改善体质、诊疗疾病、增进健康的中医药健康管理服务和医疗服务，包括非医疗机构和医疗机构提供的相关服务，是医养结合的重要内容。同时，12个部门共同签署了《关于推进中医药健康养老服务发展的合作协议》，提出鼓励地方结合实际积极探索，遴选部分有条件、有代表性的地区开展中医药与养老服务结合的试点，建设一批中医药特色医养结合示范基地，探索促进中医药与养老服务相结合的有效形式。

近年来，在国家政策支持下，中国国内中医药健康养老机构陆续成立，中医药健康养老机构遍布全国，服务品牌逐步形成；各级地方政府大力推进中医药健康养老服务，纷纷设立中医药健康养老机构，并逐步形成品牌效应：北京在海淀、朝阳、丰台、石景山、通州、大兴等区实施了中医健康养老社区示范工程；北京太申祥和山庄正在打造中医医疗机构与养生养老相融合的中医养老品牌；北京同济东方中西医结合医院投资建设养老院；湖南省岳阳市启动"岳阳国际中医养生养老康复示范基地项目"；湘西州民族中医院拟与吉首华泰国有资产管理有限责任公司合作，建设10万平方米的高水平中医医养中心。总的来说，目前中医药健康养老模式，具体表现在以下四个方面：

一是中医医养中心。利用中医院优质医疗资源和护理资源，为老年人提供零距离的医疗救治、专业化的康复护理、全方位的养老养护、五星级的保健服务。如哈尔滨市中医医院与三亚瑞城假日酒店合作建立"中医医养中心"。

二是政府鼓励支持。如辽宁省鼓励养老机构与医疗机构建立紧密协作关系，开通方便老年人就医的绿色就诊通道。营口市建成12家中医养老机构，开放中医养老床位1400张，辽宁省100多家中医医疗机构与辖区内养老机构建立多项协作关系。

三是"机构+医疗+居家"三位一体。如浙江元墅公司以"机构+医疗+居家"三位一体相结合的新型养老模式，成功托管杭州市社会福利中心，成立浙江省首批"养医结合"试点养老机构和杭州市首家"公建民营"养老机构，并开展连锁化运营，开了居家养老购买服务、中医服务项目上门的先河。桐庐江南养生文化村以中国传统养生文化为主题，发挥中医药的优势与特色，吸收世界其他国家的优秀养生文化和技术，集养生、康复、延寿于一体，建立持续性健康管理中医养生养老综合体。

四是医药产业加入养老服务。2017 年，北京同仁堂（集团）有限责任公司发布成立同仁堂养老产业基金，设立 10 亿元产业基金，同时启动同仁堂北京健康养老项目，标志着百年老字号同仁堂健康养老全国战略正式实施。

（5）中医药文化得到重视和弘扬

中医药文化有着几千年的历史，是中华文化的瑰宝，也是打开中华文明宝库的钥匙，凝聚着深邃的哲学智慧和中华民族几千年的健康养生理念及实践经验。中医药文化是中医药的主要特征，是中华民族传统文化的代表，更是中医药传承发展的内在动力，其具有良好的群众基础，容易被百姓接受。如端午节佩香囊、洗艾浴、挂艾蒿，重阳节手持茱萸等人尽皆知的习俗体现的深厚的文化积淀从源头支撑了中医药文化产业。

国家已出台多项法律法规来保障中医药文化产业的行业秩序与发展速度。2009 年，国家中医药管理局起草制定了《中医药文化建设与科学普及五年规划》，从此中医药文化产业的发展开始纳入国家层面。《中医药文化建设"十三五"规划》提出，到"十三五"末，中医药文化产业快速发展，中医药文化创新成果显著增多，同时要推动中医药健康养生文化跨界融合创新，促进旅游与健康医疗融合发展等。《"健康中国 2030"规划纲要》直接提出要培育健康文化产业。党的十九大报告指出，要推动文化事业和文化产业发展，健全现代文化产业体系和市场体系，创新生产经营机制，完善文化经济政策，培育新型文化业态。

资料显示，"十二五"时期，中医药文化建设与事业发展步入快车道。深入开展的"中医中药中国行"大型中医药科普宣传活动，推动中医药进乡村、进社区、进家庭，中医药科普率达到 84.02%，打造了中医药文化建设的品牌。中医药文化传播内容不断丰富，相关部门发布的《中国公民中医养生保健素养》《健康教育中医药基本内容》等中医药科普知识标准文本，编辑制作成图书、音像、影视、动漫等中医药文化科普作品 1500 余种。中医药文化传播体系框架初步形成，传播途径更加丰富，全国建有 50 个国家级、270 余个省级中医药文化宣传教育基地，收藏展出中医药文物和中医药实物 10 万余件。

另外，国内各地因地制宜弘扬中医药文化，充分挖掘"文化足迹"，充分利用名人效应，开展中医药文化建设。如河南省中医药养生文化注重整合中原中医药文化遗迹与中医药老字号，挖掘中医药文化的时代元素，组建大型中医药文化集团，形成河南省中医药养生文化产业的集群式发展。

河南许昌作为历史名城，依托华佗中医药文化优势，以"许昌华佗文化节"为抓手，许昌各界付出努力，着力打造文化品牌，城市软实力得到显著提升。河南南阳作为医圣张仲景的故乡，通过张仲景医药科技文化节，加强中医药文化资源开发利用，打造中医药文化产业链和中医药文化品牌，为南阳扬名全国乃至世界医药界搭建舞台，把中医药资源优势转化为经济优势。南阳在"十四五"规划中不仅提出复建张仲景国医大学，还准备办好仲景书院和仲景学堂以及培育中医药人才。南阳启动医圣祠文化园暨张仲景中医药博物院项目建设，其中包括藏方阁、仲景书院、国医馆等标志性建筑的建设。

湖北省的中医药文化创意产业主要围绕"李时珍文化"展开。湖北蕲春作为李时珍的家乡，拥有独特的李时珍中医药文化资源，因此发展李时珍中医药文化创意产业是蕲春产业结构及文化产业发展的需要。

陕西铜川以药王孙思邈中医药文化为支点，大力发展中医药养生保健产业，打造大唐养生园、中医药产业园，建设药王山、玉华宫、照金、陈炉古镇四大景区，建设中国中药材种植、流通、研发、加工四大基地，拉动非资源型接续产业发展，带动城市建设和提升，实现由"煤城"向健康城市的华丽转身。

（6）中医药教育实现跨越性发展

近年来，教育部主动适应中医药产业发展需求，推进人才培养的供给侧结构性改革，大力培养多类型的中医药人才，为中医药事业发展提供了有力的人才支撑。

一是构建独具特色的现代中医药高等教育体系，成为我国高等教育的重要组成部分。中医药高等教育走过了 60 年历程，教育规模不断扩大。目前，全国有高等中医药院校 42 所，其中独立设置的本科中医药高等院校有 25 所，设置中医药专业的高等院校有 238 所。院校教育成为中医药高等教育的主体，实现了由传统教育方式向现代教育方式的转变，初步形成以院校教育为主体，多层次、多类型协调发展的办学格局。2019 年 10 月，中共中央、国务院印发了《关于促进中医药传承创新发展的意见》，明确提出支持中医药院校与其他高等学校联合培养高层次复合型中医药人才。教育部高度重视此项工作，2020 年 6 月起相继组织召开了中国中医科学院与北京大学医学部、上海中医药大学联合培养中西医结合（九年制）、中医学（九年制）学生工作协调会，落实推进高层次中西医结合、中医人才培养工作。

二是充分发挥中医药师承教育特点与优势，探索实践了现代中医药师承教育新模式。如"院校—师承—家传"三位一体的中医临床型人才培养模式；以跟师学习、注重经典、"早临床、多临床、反复临床"为特点的"院校—师承"人才培养模式；以"院校—师承"教育为主，结合学术流派传承为特点的人才培养模式；"中医高中预科班"模式；"5+3+X"相贯通的人才培养模式。

三是培养了一大批中医药专门人才，为中医药事业发展提供了强有力的人才保障。目前，中医药类专业在校生数已达到70余万人，为中医药医疗、保健、科研、教育、产业、文化及对外交流与合作等各个领域提供了高质量的专门人才。

四是中医药院校功能不断强化，成为中医药社会服务、科学研究、文化传承的重要基地。目前，全国三级以上中医医疗机构中，绝大多数为中医药院校的附属医院或教学医院，其中直属附属医院有64个，基本涵盖了我国综合实力强、区域影响力大的中医医疗机构。此外，中医药院校成为中医药科学研究的主力军，承担了427个中医临床重点学科点建设，有15个国家中医临床研究基地为中医药院校附属医院。省级中医药博物馆基本都建在中医药院校，建设了一批国家级、省级中医药文化宣传教育基地，初步形成一支中医药文化科普专家队伍。

五是初步建立民族医药高等教育体系，为传承民族医药文化、培养民族医药人才、增进民族团结做出重要贡献。民族地区开办了不同形式的民族医药相关教育培训，已独立设置藏、蒙、维、傣、壮、哈、回等民族医药专业。"十二五"时期培养了5000余名民族医药专门人才，促进了民族医药的传承与发展。

中医药高等教育虽取得较好成绩，但中医药高等教育改革发展过程中仍存在一些矛盾和问题，主要表现在以下几个方面：一是中医药院校教育与中医药事业发展的紧密结合程度有待加强；二是中医药教育吸引力不足，中医药类专业学生专业思想仍不稳固；三是中医临床教学基地建设滞后，中医学生职业素养和临床能力培养有待加强；四是师资队伍总体数量不足，高水平师资匮乏，师资队伍建设亟待加强；五是中医药高等教育发展不平衡，区域间发展差异较大。

4. 中医药科技创新水平显著提升

中医药蕴含着深厚的科学内涵，是我国具有原创优势的科技资源。加快中医药科技创新是建设健康中国的战略要求，是建设创新型国家的重要组成部分，是发展健康服务业的不竭动力，是落实中医药发展国家战略的必由之路。

随着《中医药创新发展规划纲要（2006—2020 年）》《中医药健康服务发展规划（2015—2020 年）》《"健康中国 2030"规划纲要》《中医药发展战略规划纲要（2016—2030 年）》《国家创新驱动发展战略纲要》和《中医药"一带一路"发展规划（2016—2020 年）》等利好政策的发布实施，国家支持以科技创新推动中医药行业服务能力与水平提升，为中医药领域科技创新发展指明方向。

（1）知识创新

知识创新是指通过科学研究，获得新的基础科学和技术科学知识的过程，其目的是追求新发现、探索新规律、创立新学说、创造新方法、积累新知识。目前，中医药知识创新研究主要包含两种项目形式，即基础研究和软科学研究。基础研究项目是以获取自主知识产权、原始创新成果等为目标，发展科学知识的独创性基础研究项目，其成果形式主要以论文、著作、专利等为主。软科学研究项目是综合运用自然科学、社会科学等多学科知识，为科技、经济和社会发展提供重大决策支持的资助项目。

近年来，上至国家部委，下至各省市都加强服务意识，完善科研管理机制，营造创新环境，极大地促进了中医药科研工作进展。2005 年以来，国家科技部设立"973 计划"中医理论专题，共有 34 个项目、203 个课题获得立项资助；制定的"中医药传统知识保护调查技术规范"，初步构建"中医药传统知识保护数据库"。

党的十八大以来，国家持续加大名老中医学术经验传承、古籍保护传承、中医理论基础研究等领域的支持力度。中医药行业共获得国家科技奖励 50 项，如屠呦呦荣获 2015 年诺贝尔生理学或医学奖、2016 年国家最高科学技术奖。实施中医药古籍保护与利用工程，整理出版《中国古医籍整理丛书》400 余种。同时，组织实施重大科技项目，国家重点研发计划"中医药现代化"重点专项已立项支持 83 个项目，累计投入金额超过 10 亿元。防治重大疑难疾病，建立中医药防治传染病临床科研体系，以 41 家国家中医药管理局重点研究室为主体，继续开展重大传染病防治专项研究。制定《中医药科研伦理管理规范》，主导建立世界中联中医药研究伦理审查体系认证，正式批准成为国家认证项目（CAP 认证），建立真实世界中医临床研究范式，推动临床科研一体化。第 72 届世界卫生大会审议通过的《国际疾病分类第十一次修订本（ICD-11）》首次纳入起源于中医药的传统医学章节，建立以中医药为基础的病症分类体系，收录150条疾病和196条证候（不含特指和非特指病证）条目。2016—2019年中医药重大学术研究成果见表2-5。

表2-5　2016—2019年中医药重大学术研究成果

研究领域	项目名称
中医药临床研究	中医脉络学说构建及其指导微血管病变防治
	针刺治疗缺血性中风的理论创新与临床应用
	葡萄膜炎病证结合诊疗体系构建研究与临床应用
	神经根型颈椎病中医综合方案与手法评价系统
	益气活血法治疗糖尿病肾病显性蛋白尿的临床与基础研究
	中医治疗非小细胞肺癌体系的创建与应用
中医药技术研究	雪莲、人参等药用植物细胞和不定根培养及产业化关键技术
	中药制药现代化——固体制剂产业化关键技术研究及应用
	基于整体观的中药方剂现代研究关键技术的建立及其应用
	中药资源产业化过程循环利用模式与适宜技术体系创建及其推广应用
	中药大品种三七综合开发的关键技术创建与产业化应用
	中药和天然药物的三萜及其皂苷成分研究与应用
中西医结合研究	脑卒中后功能障碍中西医结合康复关键技术及临床应用
	寰枢椎脱位中西医结合治疗技术体系的创建与临床应用
	IgA肾病中西医结合证治规律与诊疗关键技术的创研及应用
中医药基础研究	基于中医原创思维的中药药性理论创新与应用
	"肝主疏泄"的理论源流与现代科学内涵
中医药质量标准研究	国际化导向的中药整体质量标准体系创建与应用
	中草药DNA条形码物种鉴定体系

资料来源：《中国中医药年鉴》。

（2）技术创新

科学是技术之源，技术是产业之源。本书所指的技术创新主要聚焦突破产业发展关键核心技术、前沿引领技术和颠覆性技术，增强中医药产业核心竞争力，提升产业整体自主创新能力。

1）中药材提取工艺升级。

第一，提取物研究范围不断扩大。

我国的中药材提取研究总体发展时间相对较晚。中药植物提取物功能性产品作为中药生产应用中的一种延伸，具有巨大的发展空间，除了传统的中药产品，植物提取物很大一部分用于保健食品、食品配料、化妆品、饲料方面。比如，红景天、银杏、人参提取物等用于健脑、益智、防治老年痴呆领域；绿茶、枳实、苹果、苦瓜多肽提取物等应用于减肥、降血糖兼防治糖尿病；紫杉醇、茶多酚、茶氨酸、生物黄酮类，如番茄红素、花青素等应用于天然抗癌领域；甘草、大蒜、黄芪、大豆提取物应用于人体免疫系统领域。另外，中药提取物抗氧化及抗骨质疏松活性研究、免疫调节作用研究、脊髓损伤修复研究、抗肿瘤作用及其机制的研究成为热门研究领域。

中药材提取物作为天然添加剂应用于化妆品成为新的热点。我国中药在化妆品中的应用历史悠久，唐代《千金要方》和《外台秘要》、宋代《太平圣惠方》、元代《御院药方》、明代《本草纲目》等众多古籍均记载了中药在护肤美容中的作用。《本草纲目》中记载作用于化妆品的单味中药共有218味；以酒为辅料的中药共17味，另外还可以蜜味、油、醋、姜等为辅料。

据统计，中国已知的高等植物物种约为36512种，其中有记载的药用植物为11118种，约占全球药用植物总量的40%。其中，已经应用于化妆品原料所涉及的植物物种的数量有3115种，相对于《国际化妆品原料标准中文名称目录》（2010年版）收录的15649种原料来说要少很多。我国新的《化妆品监督管理条例》提到，国家鼓励和支持运用现代科学技术，结合我国传统优势项目和特色植物资源研究开发化妆品，即大量尚未收录但具有药用价值的植物来源活性成分以及衍生物或将以化妆品新原料的身份加入化妆品行业，这将有利于天然活性原料的开发与创新。

第二，提取技术不断革新。

中药提取是中药材生产和质量管理的关键环节，即通过利用物理、化学方法提取其有效成分，从而使得中药制剂的内在质量和临床治疗效果得到提高，使中药的效果得到最大限度的发挥。传统提取技术方法有浸渍法、渗漉法、煎煮法、回流法、压榨法等，但均存在生产工艺复杂、提取周期长、纯度低、易破坏有效成分、存在残留物质等问题。

当前，装备先进的分析检测设备和掌握先进的分析检测技术成为提取物企业参与国际市场竞争的必要基础。国内企业在提取物行业已经投入使用的仪器包括紫外分光光度计、高效液相色谱仪（包括二极管阵列检测器、蒸发光散射检测器）、气相色谱仪（用于农残及溶剂残留检测）、薄层扫描仪及制备高效液相色谱仪。高效液相色谱—质谱联用仪，也开始用于提取物企业的科研活动。一些专业化企业的提取技术已达到相当高的水平，这对业内甚至整个中药制造业的生产及研发起到了积极的推动作用，如超声提取技术、本草甄法技术等。

超声提取技术是近年来提取植物药有效成分的新方法之一，具有提取时间短、提取效率高、降能环保、节省药材、不需加热等优点。其利用超声波辐射药液产生的空化效应、机械效应、热效应等，瞬间使植物药细胞壁遭到破坏，增强了溶剂渗透细胞内部的能力，加速了植物有效成分在溶剂中的溶解，从而提高提取效率。

本草甄法技术可以有效提取本草（植物、矿物、动物、真菌）多谱有效成分，完整保留天然萜烯芳香，不添加任何化学溶媒，属于纯物理工法，可以有效去除农残重金属，呈 NMR 值均在 44~50Hz 小分子团透明液态，易于人体吸收，大大提高了生物利用度。本草甄法技术具有提取成本低、效率高的优点，有效解决了传统中药本草提取工艺油水不溶、萜烯气味不丰富，干品提炼脱色、汽化、农残重金属等问题。以御露堂创始人、光明国际食品首席科学家金湘范为主体的科研团队的《本草甄法提质增效关键技术创新与产业化应用》，提升本草甄露大健康产业高度。本草甄露技术可以有效解决传统中医药产业化痛点，实现中医药产品标准化、规模化、洁净化，为中医药产业链提供底层技术平台。本草甄露扩大了中医药的应用领域，使中医药新产品在大健康领域不断涌现，其通过新技术、新配方、新产品嵌入传统企业与品牌中，打通一条互相依存、互惠互利的道路，改变了药食同源大健康产业的规则。

未来，我国中药材植物及药食同源来源提取物领域将朝以下几个方向发展：

一是新产品研发的速度加快。随着生物技术不断发展，越来越多的植物及其有效的功能被开发，将推动植物提取物行业不断发展进步。

二是提取工艺将不断更新。植物提取物的科技含量相对而言是比较高的，提取物的好坏主要由提取工艺来决定。只有不断改进与研发新的提取工艺，才能够生产出更高水平的提取物，同时工艺的改进也是企业降低成本的好方法。

三是提取新技术的出现及其产业化应用，推动国内植物提取物产业的快速发展，并不断提升产品质量。植物提取新技术未来发展方向是提取和分离有效活性单体，如超声波提取技术、超声强化超临界 CO 提取技术、超声微波协同萃取技术、本草甄法技术等，在植物提取物的过程中将得到应用和革新。

2）新型中药饮片研发成果不断涌现。

随着时代的发展，中药饮片的炮制技术、中药饮片的炮制工艺研究主要从传承传统炮制工艺和创新发展现代炮制工艺方面进行，数字化、智能化的现代制药装备促进中药饮片产业升级，新型中药饮片研发成果不断涌现。

中药配方颗粒饮片是用符合炮制规范的中药饮片作为原料，经水提取、浓缩、干燥、制粒等现代制药生产技术制成。中药配方颗粒饮片继承了饮片的性质，运用现代科学技术创新了饮片的剂型。2011 年"中药配方颗粒产业化关键技术研究与应用"获得国家科技进步奖二等奖。

中药超微饮片是利用超微粉体技术将中药饮片粉碎成 $1\sim75\mu m$ 的超微粉，再用现代制剂技术制成颗粒剂形态。湖南中医药大学与湖南省中医药研究院率先将超微粉体技术与传统的炮制技术及现代制剂技术相结合，研制成微米级新型饮片——中药超微饮片。湖南中医药大学于 1999 年开始研发工作。2010 年被列入湖南省重点建设项目的《湖南省中药饮片炮制规范（2010 年版）》收入了 180 味中药超微饮片。

中药破壁饮片是运用现代超微粉碎技术将传统饮片加工成一种以粉末形式入药的中药饮片。中药破壁饮片是国家中医药管理局中药破壁饮片技术与应用重点研究室、广东省中药破壁粉粒工程技术研究开发中心开发的一种创新型中药饮片，是将符合法定要求并具有细胞结构的中药饮片，经现代破壁粉碎技术加工至小于 $45\mu m$ 的粉体，加水或不同浓度的乙醇黏合成型，制成的 $30\sim100$ 目粒度的干燥颗粒状饮片。中药破壁饮片的加工过程避免了溶剂提取和高温等因素造成的化学成分损失，基本保留传统中药饮片的化学成分，也保留中药性能和配伍等传统属性，保持中医药的特色，是对传统中药饮片粉末应用的传承和创新发展。中药破壁饮片技术被认定为广东省高新技术产品，并入选国家火炬计划项目。

随着中药饮片行业的不断发展，为了符合现代人对中药的需求，易携带、服用方便、计量准确、口感好的新剂型开发将是今后中药饮片的重要发展方向。

3）中医药与信息技术高度融合发展。

第一，物联网技术助力中药材溯源和质量提高。

道地药材往往存在重金属含量超标、种植与加工不规范等一系列问题，而物联网技术的感知、监控、反馈等功能，能对道地药材种植、生产环节采取智能化的控制，保证了药材的优质与安全。实践中可以运用 RFID 读写器或者其他的传感器采集中药材信息，对培养药材的环境进行压力、温度、湿度等关键因素的监控，在药材运输、存放、出售等流通环节进行同步监控，还可以利用电子标签记录中药材从生产到使用的全过程，随时通过相关设备查看标签内的信息。这些有用的信息都会被保存起来，通过设备联网、大数据处理、云平台应用、移动互联等一系列有序的连接实现中药材全程的优化和质量的保障。

中药饮片和中成药的生产过程中，可利用物联网技术采集中药饮片外部特征、内部有效成分的含量和生产参数，将物联网射频技术应用到生产流水线，并且通过蓝牙将数据或图像信息传入数据处理中心对中药饮片和中成药生产过程进行监控，及时做出合理的调整和安排；可以通过物联网技术采集中药材所含的化学成分，并且进行归纳和处理，从而了解其对疾病的有效应用。

第二，中医医疗设备及辅助器具实现智能化发展。

人工智能技术现已逐渐应用到医学影像判读、临床辅助诊断、多维医疗数据分析等方面，也为穿戴式、便携式、非接触式的中医医疗设备及辅助器具的创新研发带来各种可能。

近年来，新型智能化脉诊设备、舌诊设备、红外热像检测设备、灸疗设备、激光治疗设备、经络检测治疗设备、中医治疗特色疾病的治疗前精准评估设备、中医疗效可视化设备、中医康复器具和睡眠促进设备等中医医疗器械以及中医智能康复器具、中医医疗服务机器人及相关辅助器械成为研发重点，中医药临床大数据知识挖掘及临床辅助系统研发也不断取得进展，为四诊智能化应用奠定了坚实的基础，也为中医智能诊疗及疗效评价提供了技术手段。如国医大师思维模拟系统，具体包括国医大师王琦智能辅助诊疗系统、国医大师朱良春浊瘀痹（痛风）智能辅助诊疗系统、国医大师程莘农院士智能经络辅助诊疗系统及中国中医科学院研制的中医临床决策支持系统等。这些系统囊括中医基本理论，具有一定中医思维，能够在实践互动中汲取经验，并通过大数据进行闭环验证。国医大师智能辅助系统可以帮助名医专家进行学术经验传承。在医院，综合性（中）医院可以凸显专科特色，在中医馆可降低机构运营成本、加快连锁复制。

未来中医医疗器械的科技创新方向主要集中在以下方面：

一是集成应用微电子、高可靠性元器件技术、传感技术、云计算、大数据、物联网、移动医疗和人工智能技术等新兴技术，研发中医预防、检测、诊断、治疗、康复与监护系列设备。

二是应用人工智能技术，挖掘、利用中医药大数据，促进中医医疗器械与互联网、移动终端融合发展，研发可移动、可穿戴、智能化的"互联网+"

中医医疗器械与辅助系统。

三是围绕柔性控制、人机耦合、多信息融合和处理等难点问题，重点突破无创检测、中医诊断信息获取与分析、人体穴位辅助定位、中医智能健康辨识和中医医疗器械临床评价等核心技术。

四是重点研发便于操作、适于家庭或个人使用的中医检测与监测设备，通过物联网技术可以将这些设备"物物相连"，实现数据的自动采集。

五是结合老年人的康复与护理需要，研发老年病康复的中医智能康复器具、中医医疗服务机器人及相关辅助器械等。

六是加强对中医医疗器械应用中产生的诊疗大数据的研究分析与开发利用，研制数字化中医诊疗信息的标准与规范，研究建立诊疗大数据汇集、存储、管理和利用的技术、方法、平台及相关工具，提升中医医疗器械水平。

第三，中医诊疗与康复护理服务开启智慧模式。

随着"互联网+"、物联网、大数据、云平台以及人工智能的普及应用，"互联网+中医诊疗"服务模式、"互联网+中医远程会诊平台"等个性化、便捷化、共享化、精准化、智能化的新兴中医诊疗模式不断涌现，实现了名医异地坐诊、患者线上就医的功能，搭建互联网中医医院的初级形态。除提供诊疗服务外，有的互联网中医诊疗服务平台还提供药物代煎、个性化制剂、配送等服务，简化了患者的诊治流程。以"互联网+"为特色的新型中医诊疗模式，使患者足不出户就可以享受中医专家的诊断与治疗。此外，以现代中医诊断技术及其数据为支撑，基于案例推理模型，利用人体信息采集设备，应用人工智能技术模拟中医诊断过程，为医生提供诊疗所需的知识、经验、方法等启发医生思维、辅助医生诊断，实现中医诊断技术的信息化、数字化、标准化；这些新模式突破了中医诊断方法主观性强、缺乏客观数据的瓶颈，为人工智能技术的应用奠定了坚实的数据基础。

物联网技术可应用于中医诊疗支持系统，获取亚健康人群和患病人群的生命活动信息，建立以中医思维为基础的个人健康档案，分析处理并得到患者或亚健康者的中医健康信息并提供给医生或医疗工作站，为医生或医疗工作站的诊疗提供信息，并且将信息反馈给服务对象以便提供诊疗提醒、服药设置、预防保健等中医健康教育信息，充分发挥中医诊疗服务的特色和便利性，进一步提高中医诊疗的规范化水平。同时，中医智能远程医疗系统可以对远程医疗中产生的诊疗信息（包括图片、病历、治疗单）等进行数据采集和信息保存，还可以获取医务工作者在远程医疗中实施的医疗行为信息，并且能够将患者生命体征或疾病变化情况等信息进行实时反馈。基于物联网的远程医疗可以提醒患者的按时服药、睡眠等以合理安排作息时间和合理就医。

在中医整体观念和辨证论治原则指导下，以云计算技术为基础，确定合适的云存储和计算平台，相关部门可以建立个性化中医检查基值数据库，应用数据挖掘工具探索中医证候度量指标与机体生理病理变化的表象指标及社会适应性和心理之间的关联规则；进一步研究开发采集、转换、传输、存储和检索身份认证、访问控制、数据检索等相关技术，为数据分析、疾病预警以及远程诊疗、监护提供决策支持，把中医度量化诊断仪器、有经验的中医四诊辨证、西医检测以及健康教育养生调摄方案有机地结合应用于健康管理。

第四，中医养生保健服务迈向精准化管理。

中医养生可以根据服务对象的调养方案，为服务对象提供独具中医特色的健康干预调理服务。如对服务对象进行健康干预调理时可以使用按摩、刮痧、拔罐、艾灸、砭术、熏洗等中医药技术方法及以中医理论为指导的中医养生保健服务的主要技术方法。

近年来，随着技术的发展，传统拔罐、艾灸企业利用互联网技术，对拔罐、艾灸进行人工智能产品的设计制造，如智能艾灸盒、智能化拔罐器等。智能艾灸盒主要是利用计算机和电子技术实现对灸法温度的自适应智能控制，使施灸过程保持在一个最佳的温度范围；设备配有烟雾处理装置，可减少艾烟刺激，具有温度可控、无烟无灰、操作方便、节省人力等特点。智能拔罐器利用计算机和电子技术，使得拔火罐的操作变得非常简单和便捷。

在按摩服务方面，随着AI技术的革新，全球首款人工智能按摩机器人——Emma上市。按摩机器人主要涉及四项重要的技术：柔性控制技术、三维视觉感知和分析技术、机械臂规划技术，以及特种安全技术。机器人Emma能够针对柔性软组织实现精准感控，再结合3D视觉传感器和独有算法，实现对人体的深度理解，通过用户友好的人机交互，完美规划整体的按摩运动轨迹。Emma可以测量特定肌肉或肌腱的精确硬度，并将收集到的健康数据发送至云端，再由人工智能计算按摩过程中需要施加的压力。同时，AI可以跟踪和分析患者的治疗进展，生成可视化报告，使医生能够使用精确的经验数据来衡量患者的康复情况。在安全方面，Emma采用了独创的、国际领先的反馈技术，通过多种传感器，精准控制力度、动作，在保证高度安全的同时，精准完成按摩动作，可替代人工且优于人工。用户如果在按摩过程中感到过于疼痛，机器人上的传感器会第一时间捕捉到用户肌肉的反应，及时调节按摩力度。

第五，大数据技术助力中医药学术传承。

名老中医的学术思想及临床经验是中医药不断发展创新的动力，对名老中医的临床经验进行传承是中医药不断发展的重要环节，在中医药领域，中医古今文献资料、名老中医专家经验等大量数据均呈分散式存在，未进行科学化处理。对现有中医资料进行数据网络化、规范化处理，建立中医药应用大数据平台，实现数据的挖掘与共享，是未来中医药发展的重要途径。

大数据技术可为挖掘名老中医的学术经验、传承其学术思想提供较为可行的技术支持。运用大数据技术可对名老中医的医案进行保存和分析，选择名老中医的医案，将病名、病因、病机、病位、证型、药物剂量等进行标准化处理，选择合适的算法对数据进行整理和挖掘，通过数据统计、分析解释中医临证用药规律，将规律性内容形成中医文献，再运用到中医临床中，从而实现名老中医的临证经验的传承与临床指导。

4）药食同源产品应用与研究不断提高。

数据显示，2014—2019 年，获原 CFDA 批准的保健食品有 6006 个，其中中药保健食品有（包括纯中药、含中药或含中药提取物）2820 个（占比46.95%）。获批中药保健食品的功效以增强免疫力、辅助降"三高"、缓解疲劳、保护胃黏膜、缓解视疲劳、改善睡眠、增强记忆、减肥、通便、保肝、祛黄褐斑、清咽为主，还有延缓衰老、抗辐射、耐缺氧、促消化、祛痤疮、促泌乳、排铅等功能。

现在人们的生活、工作压力较大，亚健康人群在不断扩大，大众希望通过增强体质、提升免疫力的方式来减少疾病的发生，因此增强免疫力、缓解疲劳的中药保健食品在大健康市场所占份额最高。现代社会人们工作繁忙，运动时间越来越短，常会出现睡眠不佳、高血压、便秘、肥胖、胃肠道不适等问题，故改善睡眠、降血压、通便、减肥、保护胃黏膜等中药保健品的开发力度日益加强。同时，随着网络的普及及电子产品的广泛应用，人们长时间疲劳用眼而导致视力降低，因此缓解视疲劳的产品研发也受到追捧。另外，如抗抑郁类（抑郁症发生率逐年上升）、促泌乳类（国家大力提倡母乳喂养）、促消化类、祛痤疮类、抗辐射类（环境污染加剧）等中药保健食品均获得进一步开发和研制。

（3）创新环境

创新环境是创新主体所处空间范围内各种要素结合形成的关系总和，没有好的创新生态环境，不可能结出创新的果实。本书仅从国内中医药研究机构研发能力与中医药科研载体建设两个维度进行阐述。

1）中医药科研机构研发能力分析。

随着生命科学技术的不断发展，国家不断加大对中医药科研的投入，中医药科研机构基础设备不断更新，形成以中医药科研机构、高等中医院校为主的科研团队，取得一系列的中医药科研成果。数据显示，2019 年，全国中医药科研机构共有 95 个，其中科学研究与技术开发机构有 72 个、科学技术信息和文献机构有 2 个、R&D 活动单位有 11 个、县属研究与开发机构有 10 个（见表 2-6）。

表 2-6 2018—2019 年全国中医药科研机构与人员数量

机构类型	机构数量（个）		人员数量（人）	
	2018 年	2019 年	2018 年	2019 年
科学研究与技术开发机构	72	72	21974	21274
科学技术信息和文献机构	2	2	144	148
R&D 活动单位	10	11	1217	1997
县属研究与开发机构	11	10	488	471
总计	95	95	23823	23890

资料来源：国家中医药管理局。

从中医药科研机构科技产出来看，2019 年，全国中医药科研机构在研课题共有 3978 个，比 2018 年的 3805 个增加了 173 个，增幅 4.5%。发表科技论文共计 6612 篇，其中国外发表 1142 篇，出版科技著作 341 种，比 2018 年全国中医药科研机构发表的 6455 篇科技论文增加了 157 篇，增幅为 2.4%。全国中医药科研机构 2019 年专利申请受理数共 459 件、专利授权数 340 件、专利所有权转让及许可数 47 件、专利所有权转让与许可收入 1075.40 万元。与2018 年相比，全国中医药科研机构专利申请受理数增加了 34 件、专利授权数增加了 66 件、专利所有权转让及许可数增加了 28 件、专利所有权转让与许可收入增加了 927.7 万元。2019 年，全国中医药科研机构参加对外科技服务活动工作量共 1832 人/年，与 2018 年的 2525 人/年相比，全国中医药科研机构参加对外科技服务活动工作量减少了 693 人/年（见表 2-7）。

表 2-7 　2018—2019 年全国中医药科研机构科技产出情况

科研项目	2018 年	2019 年
在研课题（个）	3805	3978
发表科技论文（篇）	6455	6612
国外发表科技论文（篇）	1127	1142
出版科技著作（种）	340	341
专利申请受理数量（件）	425	459
专利授权数量（件）	274	340
专利所有权转让及许可数量（件）	19	47
专利所有权转让及许可收入（万元）	147.7	1075.40
对外科技服务活动工作量（人/年）	2525	1832

资料来源：国家中医药管理局。

从中医药科研机构重点发展学科数量来看，2019 年全国中医药科研机构重点发展学科数中的中医学有 60 个、中西医结合医学有 8 个、中药学有 69 个、中医学与中药学其他学科有 8 个。与 2018 年相比，中医学减少了 7 个、中药学增加了 3 个、中西医结合医学增加了 3 个、中医学与中药学其他学科增加了 2 个（见表 2-8）。

表 2-8 　2018—2019 年全国中医药科研机构重点发展学科情况 　　　单位：个

重点学科	2018 年	2019 年
中医学	67	60
中药学	66	69
中西医结合医学	5	8
中医学与中药学其他学科	6	8

资料来源：国家中医药管理局。

2）中医药科研载体建设情况。

随着中医药行业发展，国家有关部门和各省市积极布局中医药国家重点实验室、中医临床研究基地、工程技术研究中心等科技平台建设，鼓励和吸纳高水平研究机构与企业参与中医药科技创新，不断完善中医药科技创新载体，在中医理论、中药资源、现代中药创制、中医药疗效评价与质量控制等重点领域建成一批高水平的中医药科技创新研究平台。

第一，国家重点实验室。

2017 年，原国家食品药品监督管理总局启动了重点实验室申报工作，并印发了重点实验室管理办法。2019 年 7 月，国家药品监督管理局公布的首批 45 家重点实验室名单中，有 13 家涉及中药质量研究与评价、中成药质量评价、中药材及饮片质量控制等领域。具体包括 1 家中药质量研究与评价重点实验室、2 家中药质量控制重点实验室、5 家中成药质量评价重点实验室、2 家中药材及饮片质量控制重点实验室、1 家胶类产品质量评价重点实验室和 2 家中药材质量监测重点实验室。上述重点实验室依托的单位包括中国食品药品检定研究院、上海市食品药品检验所、江西省药品检验检测研究院等单位。

2021 年，国家药品监督管理局公布的第二批 72 家重点实验室名单中，有 14 家中药重点实验室，涵盖蒙、藏、维药等民族药，涉及中药质量和安全的研究与评价、中医药循证评价、民族药质量控制等领域。具体包括 2 家中医药研究与评价重点实验室、3 家中药质量研究与评价重点实验室、1 家中药临床研究与评价重点实验室、1 家中药安全研究与评价重点实验室、1 家中医药循证评价重点实验室、1 家海洋中药质量研究与评价重点实验室、1 家中药材质量监测与评价重点实验室、2 家中药（藏药）质量控制重点实验室、1 家中药（蒙药）质量控制重点实验室、1 家中药（维药）质量控制重点实验室。上述重点实验室依托的单位包括北京中医药大学、中国中医科学院、天津中医药大学、河南中医药大学、深圳市药品检验研究院、内蒙古民族大学、青海省药品检验检测院、广西壮族自治区食品药品检验所、新疆维吾尔自治区药品检验研究院等单位。

国家科技部公布的国家重点实验室、企业国家重点实验室以及省部级共建国家重点实验室名单中，涉及中医药领域的有依托鲁南制药集团股份有限公司建设的中药制药新技术国家重点实验室、依托中国药科大学的天然药物活性组分与药效国家重点实验室、依托澳门大学和澳门科技大学共建的中药质量研究国家重点实验室、依托天津中医药大学的组分中药国家重点实验室及现代中药国家重点实验室等。

这一系列科研平台的建设，标志着在国家重点实验室布局中有了中医药的一席之地，这将重点解决中医药临床难题以及制约中医药疗效发挥和提高的重大瓶颈问题，为中医药科研创新、传承发展、高水平人才培养和产品监管提供技术支撑，创造更大的社会经济效益。

第二，国家中成药工程技术研究中心。

国家中成药工程技术研究中心于 1994 年获得国家科技部批复建立，2002 年正式挂牌，是中药行业首批四个设在企业的国家级工程技术研究中心之一。

2012 年底，公司完成改制，由全民所有制改为有限公司，成立本溪国家中成药工程技术研究中心有限公司，依托单位为华润三九医药股份有限公司、辽宁华润本溪三药有限公司；技术依托单位为中国中医科学院、沈阳药科大学、辽宁中医药大学等 10 余家大学和科研单位。现已形成集中成药研究、工程技术开发、人才培养、技术服务及成果转化于一体的新型中成药研发平台和产业化基地。

国家中成药工程技术研究中心由本溪和深圳两个研究平台组成，本溪研究平台位于国家辽宁（本溪）生物医药科技产业基地，主要承担中药制药工程技术中试及产业转化研究，拥有国内技术领先的集成化、管道化、模块化和数字化中药先进制造生产线。深圳研发基地主要承担中药制剂及质量控制技术创新研究，位于深圳观澜华润三九高技术产业园区，包括中药植化分析、中药理化分析、中药栽培组学、高效液相分析检测、气相分析检测、红外光谱分析检测、薄层色谱分析、药物稳定性试验、制剂研究、微生物检测等实验室，开展中药常规口服制剂（片剂、胶囊剂、颗粒剂、液体制剂）、中药缓控释制剂、中药外用制剂（凝胶剂、软膏剂）等制剂的技术创新研究。

第三，国家中药现代化工程技术研究中心。

国家中药现代化工程技术研究中心是经国家科技部批准，旨在推动国家《中药现代化科技产业行动计划》而成立的中药行业骨干研究中心，于 1997 年由国家科技部、国家中医药管理局、广东省科技厅、珠海市科技局、丽珠医药集团、广州中医药大学等共同出资筹建，依托丽珠医药集团股份有限公司和广州中医药大学，主管部门为国家中医药管理局和广东省科技厅，2001 年 10 月，其通过国家验收，正式挂牌成立。

国家中药现代化工程技术研究中心专业从事现代中药工程技术及装备的研究开发与应用推广、现代中药新药及功能性保健食品等健康产品的研究开发、中药大品种二次开发研究、现代中药质量标准评价系统方法学研究和现代中药产品的研究开发。现已搭建中药材道地性判别技术平台、中药系统生物学技术平台、中药抗新发传染性疾病研发平台，形成集中成药研究、工程技术开发、人才培养、技术服务及成果转化于一体的新型中成药研发平台和产业化基地。

第四，国家中药制药工程技术研究中心。

国家中药制药工程技术研究中心于 1994 年经国家科技部批准筹建，由国家中医药管理局和上海市科委直接领导，依托上海中药制药技术有限公司，由上海张江生物医药基地开发有限公司、上海医药（集团）有限公司、上海新药研究开发中心等 7 家股东单位共同参加组建，现坐落于上海张江高科技园区中医药创新园。

国家中药制药工程技术研究中心拥有国际先进的中药多功能提取、分离、浓缩、干燥生产流水线及自动控制系统，中药微波诱导萃取与超临界萃取中试生产线及自动控制系统，中药薄膜包衣生产线及自动控制系统，以及中德国际合作 NERC-GLATT 制剂实验室、中美国际合作 NERC-HARVARD 天然药物联合开发实验室、国内合作 NERC-复旦大学华山医院生化与临床实验室等优秀的研发及产业化资源，初步构筑成国内领先、向国际接轨的中药制药高新技术及配套生物技术平台。通过多年的建设运行，中心的技术研发、储备及服务能力大为提升，极大拓宽了中药行业提供辐射服务的范围，有机集成了与应用国内领先/国际先进的中药/天然药物最新提取技术（超临界、微波、高速逆流色谱等）、最新制剂技术（软胶囊、脂质体、纳米囊、透皮制剂等）与配套最新中药高通量生物筛选技术（体外肝系统、体外血清实验法、抗病毒、体外脑脊液实验法等）与产品研发过程中在中药新药研发/生产、中药饮片研究、天然保健食品研发/生产与中药/天然药物制药工程技术综合服务领域，居国内领先地位。

第五，中药固体制剂制造技术国家工程研究中心。

中药固体制剂制造技术国家工程研究中心是国家发展改革委于 2002 年 8 月批复江西中医药大学建设的，2006 年获国家发展改革委"国家工程研究中心"授牌，是按企业化运作的新型科研机构。该国家工程中心致力于中药固体制剂技术研发，建设完善了中药固体制剂技术和质量控制技术平台，中药提取、分离、纯化技术平台，中药药效与安全性评价技术平台，中药制药工程技术平台，中药药用辅料技术平台，化学药制剂研发技术平台和缓控释制剂技术平台，化学药制剂和生物制剂技术平台，发展中药新药研发平台等。这些平台集成中药制剂技术、高效节能制药设备、创新药物三个优势领域，形成独有的核心竞争力，成为推动科技创新的"载体"和连接服务社会发展的"纽带"。该国家工程中心建立了科研实验研究基地、固体制剂中试研究基地、保健食品生产研究基地、中药提取试验基地，形成从现代中药制剂的工程中心研究到工程化研究的完整研究体系。

2015 年，由中药固体制剂制造技术国家工程研究中心与江西江中制药（集团）有限责任公司联合申报的创新药物与高效节能降耗制药设备国家重点实验室，经科技部批准设立，实现了江西省企业国家重点实验室建设零的突破。该实验室集成江西中医药大学现代中药制剂教育部重点实验室、江西民族传统药现代科技与产业发展协同创新中心等多个省部级科研平台的资源优势，围绕行业急需的创新药物开发关键技术和生产节能降耗技术及成果的产业化转化需求，针对创新药物、相关制药设备和食疗产品研发的关键共性问题开展工作，形成一批有自主知识产权的核心技术，尤其在中药提取与纯化技术、中药双相胶囊制剂技术与填充设备、中药片剂生产过程在线检测技术、中药泡腾片制剂技术、中药分散片制剂技术、中药结肠定位给药制剂技术、中药缓控释技术、中药质量控制技术与评价方法等方面达到较高水平，打造创新药物和先进制药设备研发基地和区域创新发展引领阵地，提高我国医药产业的国际竞争力。

第六，教育部重点实验室。

一是中药制剂教育部重点实验室于 2003 年经教育部批准组建，依托江西中医药大学于 2006 年 8 月通过教育部验收，是全国高校中唯一从事中药新制剂、新剂型、新技术、新装备研究开发的实验室，建立中药制剂制造装备、中药新型给药暨物性表征评价、中药质量控制评价、菌物药研究中心 4 个研究平台。该实验室的定位为以基础研究为源泉，以创新应用开发为目标，在对中药剂型设计理论进行深入研究的基础上，进行新剂型、新制剂和中药制剂生产产业化开发，以中药制剂应用基础研究、中药新剂型与新技术、中药制药工程原理与装备为稳定的研究方向。该实验室先后获批国家发展改革委"中蒙药丸剂国家工程研究中心"和"中药新型给药系统技术平台"，国家中医药管理局"中药制剂"和"中药质量控制"三级实验室，江西省首批 2011 协同创新中心"江西创新药物与高效节能制药设备"、中药精油产业化关键技术工程研究中心等平台建设，在中药新物质挖掘、制备工艺、新型释药及质量控制等方面形成具有一批自主知识产权、突出中药特色的核心技术。

二是中药资源与中药复方教育部重点实验室于 2010 年 11 月由教育部批准建设，依托单位为湖北中医药大学。该实验室以"立足湖北、服务全国、面向世界、传承创新、做出特色"为指导思想，以丰富的湖北省中药资源和疗效确切的中药复方为研究对象，开展理论和技术创新研究，结合自身的学科优势开展了卓有成效的工作，形成中药资源、中药复方物质基础、中药复方作用机理和中药复方创新药物 4 个研究方向，建设有中药资源研究技术平台、中药复方药效物质基础及作用机理研究技术平台、中药复方配伍理论的现代研究技术平台和中药复方创新药物研究平台，开发具有自主知识产权的新技术、新产品，努力实现科技成果的产业化。

第七，中医药防治传染病临床科研体系平台。

为防治重大疑难疾病，国家中医药管理局建立中医药防治传染病临床科研体系平台。该平台以中医药防治传染病重点研究室和临床基地为主要防治和研究力量，以中医药防治传染病临床实践为基础，以临床科研一体化信息服务和管理系统平台为依托，通过决策调控系统、专家保障系统、临床科研系统的良性整体运行，及时总结并不断优化中医药临床救治和预防方案，客观评价中医药防治效果，科学研究解决中医药防治传染病的关键科学问题和技术难题，不断促进中医药防治传染病特色优势发挥和能力提升。决策调控系统由国家中医药管理局及地方各级卫生、中医药管理部门成立的中医药防治传染病工作领导小组共同构成；专家保障系统由国家中医药管理局中医药防治传染病工作专家委员会、各省（区、市）中医药防治传染病专家组及中医药防治传染病重点研究室和临床基地学术专家委员会共同构成；临床科研系统以全国中医药防治传染病临床研究中心（依托中国中医科学院、中国疾病预防控制中心建立）、中医药防治传染病重点研究室和临床基地为主体，结合相关中医药临床和科研资源共同组成该科研系统。

（4）机制创新

近年来，党和国家在中医药产业整体发展的顶层设计、中医药科技创新、知识产权保护及成果转化、注册审批等方面颁布了一系列政策，为中医药发展提供了全方位、立体化的政策支持与财力保障，推动了中医药的科技创新和健康发展。

在中医药产业整体发展的顶层设计方面，2009年国务院颁布实施《关于扶持和促进中医药事业发展的若干意见》，逐步形成相对完善的中医药政策体系。2016年，中共中央、国务院颁布了《"健康中国2030"规划纲要》，提出实施中医药传承创新工程，重视中医药经典医籍研读及挖掘，全面系统继承历代各家学术理论、流派及学说，不断弘扬当代名老中医药专家的学术思想和临床诊疗经验，挖掘民间诊疗技术和方药，推进中医药文化传承与发展。同年，《中医药发展战略规划纲要（2016—2030年）》印发，明确了未来15年我国中医药的发展方向和工作重点，成为新时期推进我国中医药事业发展的纲领性文件。《中华人民共和国中医药法》于2016年正式通过，其明确了中医药事业的重要地位和发展方针，提出中医药事业是我国医药卫生事业的重要组成部分。发展中医药事业应当遵循中医药发展规律，坚持继承和创新相结合，保持和发挥中医药特色和优势。

在中医药科技创新方面，国务院于 2009 年颁布了《关于深化医药卫生体制改革的意见》《关于扶持和促进中医药事业发展的若干意见》等文件支持中医药的发展创新。2019 年，国务院办公厅印发《关于促进中医药传承创新发展的实施意见》，其内容主要包括：健全中医药服务体系；发挥中医药在维护和促进人民健康中的独特作用；大力推动中药质量提升和产业高质量发展；加强中医药人才队伍建设；促进中医药传承与开放创新发展；改革完善中医药管理体制机制。

国家科技部陆续发布了一系列政策文件支持中医药的创新。2002 年《医药科学技术政策（2002—2020 年）》颁布；2007 年，卫生部、国家中医药管理局等 16 个部门联合发布《中医药创新发展规划纲要（2006—2020 年）》；2017 年，科技部与国家中医药管理局联合发布《"十三五"中医药科技创新专项规划》。其中《中医药创新发展规划纲要（2006—2020 年）》明确提到，要继续推进中药现代化和天然药物发展，要坚持继承与创新并举，开发出一批疗效确切的中药及民族新药产品。另外，国家中医药管理局发布了相关规划与指导意见支持中医药创新发展。2013 年，发布《中医预防保健（治未病）服务科技创新纲要（2013—2020 年）》；2016 年，发布《关于加强中医理论传承创新的若干意见》；2018 年，发布《关于加强中医药健康服务科技创新的指导意见》。其中《关于加强中医理论传承创新的若干意见》提出了六个加强，即加强中医药古籍文献整理研究、加强中医理论传承研究、加强中医理论实践创新、加强中医理论内涵诠释、加强中医理论重点领域研究、加强中医理论传承创新方法探索。

在中医药的知识产权保护及成果转化方面，2008 年国务院颁布《国家知识产权战略纲要》，提出建立健全传统知识保护制度。扶持传统知识的整理和传承，促进传统知识发展。完善传统医药知识产权管理、保护和利用协调机制，加强对传统工艺的保护、开发和利用。国家知识产权局非常重视中医药领域的专利分析及保护策略研究，2005 年以来，组织多部门和机构陆续开展多项中医药审查标准、专利分析和保护策略课题研究。例如，2016 年，开展中药领域专利保护的策略研究；2017 年，开展中医药国际化的知识产权保护策略研究等，其研究成果为相关决策部门的政策制定提供了有效支撑。

国家中医药管理局于 2005 年发布《国家中医药管理局中医药科学技术研

究基金管理办法》、2006 年发布《中医药科学研究发展纲要（2006—2020
年）》、2012 年发布《国家中医药管理局重大科技开发项目管理办法（暂
行）》，为中医药科技成果的转化发挥了很大作用。

在中医药的注册、审批方面，国家药品监督管理局于 2018 年发布了《关
于发布古代经典名方中药复方制剂简化注册审批管理规定的公告》。2020 年国
家市场监督管理局将《药品注册管理办法》（2007 版）的中药注册分类 9 类，
修订为《药品注册管理办法》（2020 版）的 4 类，分别是中药创新药、中药
改良型新药、古代经典名方、中药复方制剂及同名同方药，其中前 3 类均属
于中药新药范畴。《药品注册管理办法》（2020 版）丰富了鼓励药物研制和创
新的内容，以提高药品可及性并明确国家鼓励运用现代科学技术和传统研究
方法研制中药，建立和完善中药特点的注册分类和技术评价体系，促进中药
传承创新，同时注重对中药资源的保护，促进资源可持续利用。后续国家市
场监督管理局还将制定中药注册管理的专门规定，以便更好地促进中医药高
质量发展。2015—2021 年中国中医药行业部分相关利好政策见表 2-9。

表 2-9　2015—2021 年中国中医药行业部分相关利好政策

政策名称	颁布时间	颁布机构	主要内容及影响
《关于支持国家中医药服务出口基地高质量发展若干措施的通知》	2021 年 4 月	商务部、国家中医药管理局等7 部门	着力完善发展环境，支持国家中医药服务出口基地建设，大力发展中医药服务贸易
《关于加快中医药特色发展的若干政策措施》	2021 年 2 月	国务院	提出要夯实中医药人才基础、提高中药产业发展活力、增强中医药发展动力、完善中西医结合制度、实施中医药发展重大工程、提高中医药发展效益、营造中医药发展的良好环境
《中医药创新团队及人才支持计划实施方案》	2020 年 10 月	国家中医药管理局	促进中医药多学科交叉创新团队建设，培养一批中青年多学科交叉创新人才
《药品注册管理办法》（2020 版）	2020 年 3 月	国家市场监督管理局	鼓励运用现代科学技术和传统研究方法研制中药，建立和完善具有中药特点的注册分类和技术评价体系，促进中药传承创新，注重对中药资源的保护，促进资源可持续利用
《关于促进中医药传承创新发展的意见》	2019 年 10 月	国务院	健全中医药服务体系，推动中医药事业和产业高质量发展，加强中医药人才队伍建设，促进中医药传承和开放创新发展

续表

政策名称	颁布时间	颁布机构	主要内容及影响
《关于在医疗联合体建设中切实加强中医药工作的通知》	2019 年 7 月	国家中医药管理局、国家卫健委	推进中医院牵头组建多形式的医联体，全面提升县级中医医院综合能力，加强政策保障
《全国道地药材生产基地建设规划（2018—2025 年）》	2018 年 12 月	农业农村部、国家中医药管理局、国家药品监督管理局	到 2020 年，建立道地药材标准化生产体系；到 2025 年健全道地药材资源保护与监测体系
《关于加强中医药健康服务科技创新的指导意见》	2018 年 8 月	国家中医药管理局、科技部	加强中医药健康服务相关产品研发，促进中药资源综合开发利用及新药研发，研发中医器械、辅助用具和系统，创新发展中医药健康养生产品等
《关于发布古代经典名方中药复方制剂简化注册审批管理规定的公告》	2018 年 5 月	国家药品监督管理局	简化审批的条件、申请人资质、物质基准的申报和发布、经典名方制剂的注册程序及管理要求、各方责任等
《"十三五"中医药科技创新专项规划》	2017 年 5 月	国家中医药管理局、科技部	到 2020 年，建立更加协同、高效、开放的中医药科技创新体系，解决一批制约中医药发展的关键科学问题，突破一批制约中医药发展的关键核心技术，加速推进中医药现代化和国际化发展，显著增强中医药科技创新能力
《中医药"一带一路"发展规划（2016—2020 年）》	2016 年 12 月	国家中医药管理局、国家发展改革委	遵循中医药发展规律，统筹推进中医药医疗、保健、教育、科研、文化和产业的对外交流与合作，实现中医药与"一带一路"沿线各国传统医学和现代医学的融合发展
《中华人民共和国中医药法》	2016 年 12 月	全国人大常委会	从法律层面明确中医药的地位、发展方针和扶持措施，为中医药事业发展提供了法律保障
《"健康中国 2030"规划纲要》	2016 年 10 月	国务院	充分发挥中医药独特优势，提高中医药服务能力，发展中医养生保健"治未病"服务，推进中医药继承创新
《中医药发展"十三五"规划》	2016 年 8 月	国务院	到 2020 年，实现人人基本享有中医药服务，中医药医疗、保健、科研、教育、产业、文化发展迈上新台阶，中医药标准化、信息化、产业化、现代化水平不断提高，健康服务可得性、可及性明显改善，中医药防病治病能力和学术水平大幅提升，人才培养体系基本建立

续表

政策名称	颁布时间	颁布机构	主要内容及影响
《关于加强中医理论传承创新的若干意见》	2016年2月	国家中药管理局	到2030年，系统深入发掘一批古代医家学术思想与理论精华，基本阐明一批中医核心理论的现代科学内涵，全面提升一批中医药防治有优势疾病的理论认识，建设一批中医理论重点研究室，培养一批中医理论学术带头人，形成传承、创新、丰富、发展中医理论新格局，全面提高中医理论水平和防病治病能力
《中医药发展战略规划纲要（2016—2030年）》	2016年2月	国务院	到2020年，实现人人基本享有中医药服务，中医药标准化、信息化、产业化、现代化水平不断提高，中医基础理论研究及重大疾病攻关取得明显进展，中医药防治水平大幅度提高，中医药人才教育培养体系基本建立
《中医药健康服务发展规划（2015—2020年）》	2015年4月	国务院	大力发展中医养生保健服务，加快发展中医医疗服务，支持发展中医特色康复服务，积极发展中医药健康养老服务等

资料来源：根据公开资料整理。

二、深圳中医药行业发展情况

（一）中医药行业发展初具规模

截至2019年，深圳市中医药行业相关市场主体共有11249家（包含个体工商户）。从三大产业分类来看，中医药行业市场主体大多数为服务类企业。数据显示，深圳中医药服务业企业共有11219家，占总数的99.73%；从事中医药制造业的企业有30家，占总数的0.27%（见图2-8）。

在中医药服务业方面，2019年末，深圳拥有中医诊疗服务机构941家，其中中医院有11家、中医门诊部有127家、中医诊所有803家；与中医药相关的科研机构4家；中医养生保健服务范围的非医疗企业达到9003家；与智慧中医药相关的企业有1家；中医药流通领域企业有1270家。

在中医药制造业方面，深圳的相关企业主要以中药制造企业为主。涉及中药制造的企业共有25家，其中中药饮片制造有14家、中成药制造有11家；涉及中医康复辅助器具制造的企业有5家。

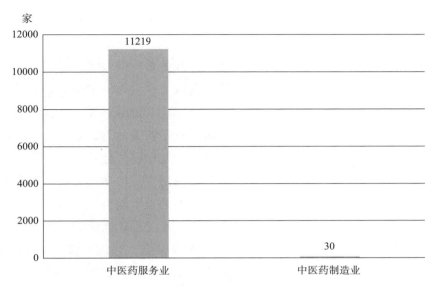

图 2-8 2019 年深圳中医药行业企业情况

资料来源：深圳市市场监督管理局。

在中成药方面，龙头企业华润三九医药股份有限公司在中药处方药行业享有较高声誉，产品覆盖心脑血管、肿瘤、消化系统、骨科、儿科等治疗领域，不仅拥有国民认知度较高的"999"品牌，还拥有参附注射液、理洫王牌血塞通软胶囊、华蟾素片剂及注射剂、益血生胶囊、金复康口服液、茵栀黄口服液等多个中药处方药品种，公司为中药配方颗粒生产企业之一，生产 600余种单味配方颗粒品种。

在中药饮片加工方面，发展较为突出的是深圳市和顺堂医药有限公司（以下简称"和顺堂"）。和顺堂专注于精品中药饮片，采用"名药、名医、名馆、名厂"的经营模式，完成从上游 700 多味精品中药饮片质量控制体系构建到下游中医坐堂诊疗全程封闭式、可追溯的中医药服务质量控制体系构建。自 2018 年广东省出台实施《关于连锁中医医疗机构管理的试行办法》和《广东省连锁中医医疗机构基本标准》以来，截至 2020 年底，和顺堂已在我国和境外开设 90 家连锁国医药馆，打造的连锁"国医药馆"和"精品药房"直营终端网络已达 60 余家，遍布粤港澳地区。以盘活全国名老中医资源为目的的"和大夫"名老中医专家团，会聚了来自全国各地 200 多位名老中医，并以"名厂出名药，名药配名医，名医驻名店"的理念服务社区，为百姓提供好药、真药、良心药，深受百姓欢迎，也持续吸引各类中医药人才加入和顺堂的事业。

在中医药流通方面，深圳市医药流通企业实现了平稳发展，规模化进程稳步推进，商业销售稳步增长，重点企业盈利能力有所增强，医药流通行业总体保持平稳较快发展。深圳市海王生物工程股份有限公司、深圳市南北药行连锁有限公司、深圳市麦德信药房管理有限公司进入中国药品流通行业批发、零售百强。随着"互联网+药品流通"行动计划的深入推进，医药电商行业逐步进入转型升级的创新发展阶段，医药电子商务业态已基本形成。依托云计算、大数据和物联网等技术，医药流通企业积极整合供应链上下游各环节资源，促进"物流、信息流、资金流"三流融合，建立多元协同的医药供应链体系。如海王集团坚持以创新为企业发展的根本动力，成为中国医药健康行业产业链条较完整、自主创新能力较强、商业模式创新能力突出的大型骨干企业，主要业务覆盖医药健康产品研发、制造、医药物流、连锁药店、互联网、大健康等全产业链。如国药集团一致药业股份有限公司推动分销传统业务转型，探索先进的供应链管理模式和信息化手段，实现医院医疗物资流通全程可追溯管理，提升药品供应链管理效率、降低运行成本；依托分销的网络布局，加速优化终端网络建设。深圳市万泽医药连锁有限公司于2011年开创网上药店——万药网，推进从传统药店到现代药房建设。广东康力医药有限公司在医药零售行业进行勇敢的探索，于2000年获得国家《医药电子商务平台资格证》《药品零售跨省连锁试点企业资格证》《第三方医药物流配送资格证》等。

（二）中医诊疗服务水平不断提升

深圳一直以规范化助推中医药服务的发展。2010年《深圳经济特区中医药条例》正式实施，成为国内出台的第一部地方性中医药法规，也是深圳中医药事业发展的里程碑。该条例提出将中医药服务纳入公共卫生服务项目。目前，深圳中医事业费用占比逐年提升，全市80%的区已建、在建和规划筹建中医医院，90%以上综合医院、妇保院、专科医院及社康服务中心均可以提供中医药服务，已形成15分钟中医药服务圈，让市民就近享受高效优质、方便的中医药服务。

深圳市卫生健康委员会发布的数据显示，2019年末，深圳拥有中医医疗机构941家，其中中医院11家、中医门诊部127家、中医诊所803家（见图2-9）；拥有卫生工作人员11388人；医院床位数4393张（见图2-10）。据统计，2019年全市中医医疗机构完成诊疗956.99万人次，同2018年相比增长 10.52 个百分点。其中，中医院诊疗 740.86 万人次，中医门诊部诊疗 98.11 万人次，中医诊所诊疗 118.02 万人次（见图 2-11），中医院收治住院患者 15.22 万人次。深圳的中医服务能力明显提升。

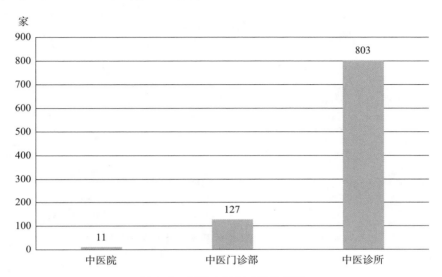

图 2-9 深圳中医医疗机构情况

资料来源：深圳市卫生健康委员会。

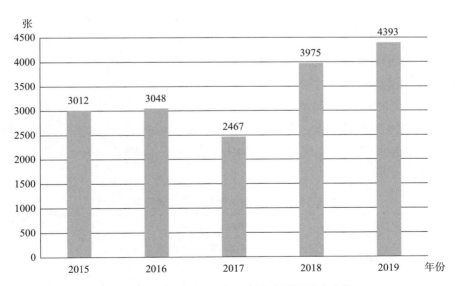

图 2-10 2015—2019 年深圳市中医医院病床数

资料来源：深圳市卫生健康委员会。

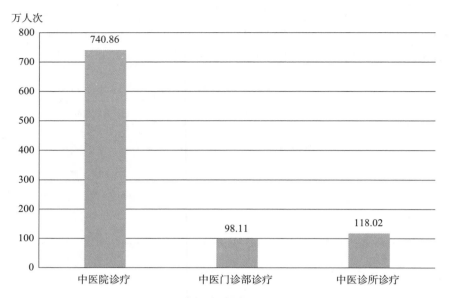

图2-11 2019年深圳中医医疗机构诊疗情况

资料来源：深圳市卫生健康委员会。

一是深圳知名医院建设成效显著。目前，深圳建成深圳平乐骨伤科医院、深圳市中医院、深圳市福田区中医院、深圳市宝安区中医院、龙岗区中医院5家"三甲"中医院。同时，深圳市中医院、深圳市宝安区中医院成为广东省中医名院。另外，宝安区福永人民医院被评为广东省综合医院中医药工作示范单位；深圳市宝安沙井人民医院、南山区人民医院荣获"全国综合医院中医药工作示范单位"。

二是推动中医药学科建设上水平。目前，深圳以5年为一个周期，开展市级医学重点学科的建设，并培养能在学科上突围的"突击队"。深圳现已打造69个市级中医特色专科专病，其中有10个为国家级，40个为省级（见表2-10）。

表2-10 深圳知名中医院及重点学科情况

国家级、省级重点特色专科	8个国家级重点专科
	2个国家级重点中医药研究室
	17个省级中医特色专科
	23个省级中医重点专科

续表

	深圳市中医院
	深圳平乐骨伤科医院
三甲医院	深圳市福田区中医院
	深圳市宝安区中医院
广东省中医名院	深圳市中医院
	深圳市宝安区中医院

资料来源：深圳市卫生健康委员会。

三是大力建设中医医疗机构"治未病"服务体系。2017 年，深圳市卫生健康委员会印发《深圳市中医"治未病"服务体系建设实施方案》，提到要形成以市中医院为龙头、各区中医院为骨干、其他中医"治未病"服务机构为网底的深圳市中医"治未病"技术服务体系；形成管理规范、中医特色明显、技术适宜、形式多样、服务规范的中医"治未病"服务体系。目前，深圳市中医院已经在全市建设 11 个中医药和"治未病"技术指导中心（分中心），为南山、盐田、大鹏、龙华几个尚未建有区属中医院的辖区提供技术指导。

四是运用人工智能助力中医诊疗服务。2018 年，中医人工智能辅助诊疗系统"中医大脑"落地深圳，直击中医行业优质医生短缺、基层诊疗水平弱的痛点和难点。深圳已有多家医疗机构运用"中医大脑"问诊的创新模式，在罗湖区、南山区等多个社区长期开展义诊，摸索人工智能助力医疗服务提升的新路径。

（三）中医养生保健服务以按摩类为主

根据国家中医药管理局对中医养生保健服务的定义标准，深圳符合中医养生保健服务范围的非医疗企业达到 9000 多家，其中按摩行业独占鳌头，占比达到 86.72%。按照国家中医药管理局关于《中医养生保健服务机构基本标准》（试用稿），中医养生保健服务项目分为咨询指导类、按摩类、推拿类、艾灸类、刮痧类、拔罐类、贴敷类和其他（包含各类理疗、药膳等），深圳市中医养生保健行业企业各类别情况如下：推拿类占 4.76%、按摩类占 86.72%、艾灸类占 0.46%、刮痧类占 0.55%、拔罐类占 1.01%、咨询指导类占 3.81%、贴敷类占 0.2%、其他中医养生保健服务占 2.51%（见图 2-12）。不难看出，按摩类企业在中医养生保健服务行业显示了按摩行业的巨大市场需求。

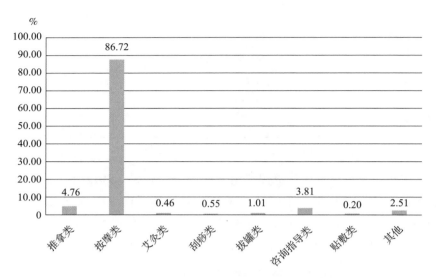

图 2-12　深圳市中医养生保健服务行业的企业数量占比

资料来源：深圳市市场监督管理局。

从企业存续时间来看，深圳中医养生保健行业企业经营相对稳定。调查显示，成立时间 1~3 年的企业最多，占中医养生保健服务行业企业总数的 34.20%。成立时间不满 1 年的企业居第 2 位，占中医养生保健服务行业企业总数的 25.25%，这说明行业的吸引力比较高。成立时间 5~10 年的企业占中医养生保健服务行业企业总数的 22.92%（见图 2-13），这表明该行业具有较好的稳定性。深圳中医养生保健行业企业经营的稳定性与政府政策支持以及行业发展向好有着密切关系。

中医养生保健行业是典型的服务业，其与城市的发展程度密切相关。龙岗区、宝安区的中医养生保健服务企业占总企业的 20% 以上；企业数量相对较少的是光明区、坪山区、大鹏新区以及面积最小的盐田区。总体来看，城市建设起步早、发展比较成熟的龙岗、宝安、南山、福田以及由宝安分出的龙华新区的中医养生保健企业数量较多，而正在迅速开发的大鹏新区、光明新、坪山区以及面积最小的盐田区的中医养生保健企业数量较少。

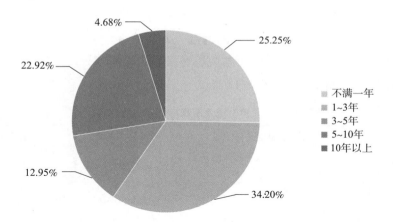

图 2-13　深圳市中医养生保健服务行业企业成立时间

资料来源：深圳市市场监督管理局。

（四）中医药人才教育培养多措并举

深圳为支持中医药事业发展，紧紧围绕中医药专业技术人才队伍建设，多措并举，着力在中医药发展急需的科技创新人才、急紧缺人才和传承创业人才的培养引进上下功夫、促提升，为中医药行业发展提供了强有力的人才支撑和智力保障。

一是深圳于 2010 年制定了《实施中医药强市人才培训工程暨名中医药专家学术经验继承工作实施方案》。根据该方案，深圳在"十一五"末期到"十二五"末期，分三批、每批三年开展中医药专家临床学术经验继承工作，实施中医药强市的人才培训工程。深圳先后开展 16 期共 3697 人次参加的"中医经典"培训、3 期共 346 人次参加的"中医经典与临床高级研修班"、4 期共 239 人次参加的"中药理论与实践提高班"、23 期共 1530 人次接受培训的"中医适宜技术培训班"、3 批共 49 名指导老师参课的中医药专家学术经验传承工作，设置了 56 名继承人；"中医护理技术骨干培训部""中医护理管理骨干培训班"各 2 期，共 490 人次接受培训；2 期共 235 人次参加的"西学中"培训班。深圳市成为全国第一个由政府组织对注册中医师（含中西医结合医师）进行全面经典培训的城市。

二是 2014 年起深圳市委市政府启动实施了以"名医（名科）、名院、名诊所"为重点的"医疗卫生三名工程"。通过引进和培育高层次医学人才和团队，深圳市吸引优质医疗资源独立或合作办医，凝聚名医开设独立门诊部或诊所，营造集聚名医（名科）、名院、名诊所的良好环境，努力缓解深圳居民"看病难"，特别是"看大病难"的问题。2014 年起，深圳市政府大力实施"医疗卫生三名工程"，加强中医名院、名医、名诊所建设，中医三名工程团队增至 24 个（具体内容见表 2-11）。

表 2-11　深圳市引进高层次中医药人才队伍情况

序号	引进团队	依托单位	依托科室
1	陕西中医药大学张学文国医大师中医传承内分泌工作团队	深圳市中医院	内分泌科
2	天津市中医药研究院张大宁国医大师中医药防护肾脏疾病团队	深圳市中医院	肾病科
3	北京光明骨伤医院韦以宗教授中医整脊团队	深圳市中医院	推拿科
4	丹麦胡斯大学 LarsBolund 教授肝脏疾病基因医学—再生医学团队	深圳市中医院	肝脏科
5	河北医科大学附属以岭医院吴以岭院士中医络病研究团队	深圳市中医院	治未病、脑病心理科、心血管科
6	中国医学科学院阜外医院张健教授心血管病团队	深圳市中医院	心血管科
7	中国中医科学院广安门医院姜泉教授风湿病团队	深圳市中医院	风湿病科
8	中国中医科学院刘保延首席研究员中医针灸临床评价方法创新团队	深圳市中医院	针灸科
9	广西中医药大学韦贵康国医大师中医骨伤筋伤病团队	深圳市中医院	骨伤科
10	中日友好医院晁恩祥国医大师中医肺病团队	深圳市中医院	肺病科
11	南京中医药大学汪受传教授中医儿科学团队	深圳市中医院	儿科
12	广州中医药大学许能贵教授针灸康复团队	广州中医药大学深圳医院（福田）	康复科
13	中国中医科学院广安门医院全小林教授中医代谢病团队	广州中医药大学深圳医院（福田）	老年病专科
14	长春中医药大学王之虹教授长白山通经调脏手法流派团队	广州中医药大学深圳医院（福田）	推拿科
15	广州中医药大学周岱翰国医大师中医肿瘤团队	广州中医药大学深圳医院（福田）	内三科
16	北京中医药大学王琦国医大师中医体质学研究团队	北京中医药大学深圳医院	针灸科

序号	引进团队	依托单位	依托科室
17	广州中医药大学针灸学院全国名老中医赖新生教授针灸康复医学团队	北京中医药大学深圳医院	推拿科
18	北京中医药大学温建民教授中医推拿微创疼痛团队	北京中医药大学深圳医院	推拿科
19	广东省中医院符文彬教授针灸学团队	宝安中医院（集团）	针灸科
20	上海中医药大学附属龙华医院王拥军教授中医骨伤科团队	平乐骨伤科医院（坪山区中医院）	骨伤科
21	中国中医科学院西苑医院陈可冀院士中西医结合老年医学团队	深圳市第二人民医院	中西医结合老年医学学科
22	广州中医药大学第一附属医院罗颂平教授中医妇科团队	深圳妇幼保健院	中医科
23	福建中医药大学陈立典教授中西医结合康复团队	宝安区人民医院	中西医结合康复医学科
24	中国中医科学院眼科医院亢泽峰教授中医结合低视力防治团队	深圳市眼科医院	眼科

资料来源：深圳市卫生健康委员会。

三是支持深圳市中医院下属机构，即深圳市国医之窗中医药人才培训中心的建设。深圳市中医院于2014年5月27日成为国家中医药管理局首批中医住院医师规范化培训基地和中医类别全科医生规范化培训基地（临床培训基地，广州中医药大学第一附属医院协同单位）；2017年12月28日成为国家卫生和计划生育委员会、财政部和国家中医药管理局三部门共同遴选的国家住院医师规范化培训基地。深圳市中医院拥有完善的、现代化的临床技能培训中心，该培训中心成立于2011年，建筑面积约2500平方米，2012年成为广东省质量工程大学生校外实践教育基地，2014年成为国家大学生校外实践教育基地建设项目单位。

四是出台《深圳市促进中医药传承创新发展实施方案（2020—2025年）》，加强中医药人才队伍建设。该方案提出发展中医药人才教育体系，支持知名中医药院校来深办医办学，推进深圳高校开设中医药专业，大力发展中医药职业教育；实施鹏城岐黄工程，加强中医药师承标准化建设，建立与职称评审、评优评先等挂钩的高年资中医师带徒制度；建设100个市级名老中医药师承工作室，建立国医大师、全国名中医、省市名中医传承工作室，深度挖掘整理研究名老中医药专家的学术经验；实施中医全科医师倍增计划。

三、深圳中医药行业科技创新能力情况

近年来，深圳市重视中医药的创新发展，推动中医药发展政策机制创新，初步建立以基础研究为引领、以产业及市场化为导向、产学研紧密结合的自主创新体系，并设立产业发展专项资金，发展创新科研团队及高端人才引进，大力支持中医药的发展。

（一）知识创新

近年来，深圳市通过扶持大学、研究机构以及有实力的企业开展科技创新研究，为深圳中医药行业发展储备了创新原动力。从获批的中医药立项项目来看，基础研究类项目最多，达到 55 个，研究内容涉及中药提取、中药防治慢性病（阿尔茨海默病、老年痴呆、风湿关节炎等）、抗肿瘤的应用研究等（见表 2-12）。

表 2-12　2017—2020 年深圳中医药基础研究领域立项情况

研究方向	项目名称
中药提取物研究	基于中药紫红素的新型肿瘤靶向纳米光敏药物的研究
	天花粉蛋白促进颗粒酶 B 杀伤舌癌肿瘤细胞的机理与应用研究
	基于微流控芯片研究罂粟科白屈菜族植物异喹啉类生物碱抗膀胱癌作用及其活性生物碱的虚拟分子靶标验证
	天然新型抗菌药物先导化合物的合成及活性研究
	二萜类化合物抑制 TTK 蛋白激酶及其抗肝癌机制研究
	辣木籽中苷类成分抑制胃癌细胞转移作用及其分子机制研究
	中药功劳木抗乙酰胆碱酯酶活性成分的量效关系及初步作用机理研究
	青藤碱通过 IL-33/ST2 信号通路抑制 T 细胞活化治疗肠道 GVHD 的机制研究
	含葫芦素 E 生物活性支架成骨及成血管活性的研究
	吲哚-2-酮类中药生物碱：多靶点协同对抗帕金森病之分子机制研究
	抗菌环肽天然产物的全合成与生物活性研究
	虫类中药天然活性小分子杂交产物研究
	虎皮楠生物碱 calydaphninone 的不对称全合成研究
	中药生物碱类成分及生物活性研究
	基于丙酮酸脱氢酶激酶调控 Warburg 效应探讨青蒿素衍生物抗糖尿病肾脏肥大的分子代谢基础
	药用植物药效单体的合成生物学制造

续表

研究方向	项目名称
	靶向 PD-1/PD-L1 治疗肝癌的天然药物发现及其作用机理研究
	经济树木银杏中次生代谢物银杏内酯的生物合成探究
	药用植物促进创伤修复活性分子及机理研究
	构建天然 COX-2 抑制剂分离新平台用于靶向筛选中药薯蓣抗炎活性成分的研究
	结构新颖新天然活性成分六环三萜酸 EJ1 成药性研究
	β-乳球蛋白-植物多酚共价复合物的功能特性研究
	枸杞提取物 LBP 在新生鼠缺血缺氧性脑损伤中的神经保护作用及机制研究
中成药开发	基于"尿酸转运体"的经方四妙丸调控高尿酸血症的活性成分及机制研究
	基于关键调控蛋白 GR 的磷酸化改变探讨疏肝解郁方药逍遥散影响慢性应激海马神经可塑性的机制研究
中医药设备研究	中药材光谱法快速检测系统的研究
	利用多光谱分析方法对市售有抗肿瘤作用的中草药皂角刺质量评价研究
中医健康用品	艾灸调控超级增强子相关内体分选基因抗帕金森病的机制研究
智慧中医药技术	建构结合医疗大数据诊断辅助系统与中医药网路自理方剂系统
中医养生保健	基于外泌体传递 miR-21 介导 PTEN/Akt 通路影响心肌再生探讨"气荣生心"理论的生物学实质研究
	运动相关皮层电位驱动神经肌肉骨骼模型的中风康复法研究
中医药学研究	基于代谢组学的补肾健脾法对肾虚、脾虚证衰老作用评价及机制研究
	中药治疗类风湿关节炎的机制研究
	中草药多组学系统生物学资源创建与核心代谢通路研究
	基于 NRF2 介导的铁死亡探究金银花杂合黄酮克服肝癌索拉非尼耐药的作用机制
	从物质代谢和肠道菌群结构探讨天然产物 DDA 抗骨质疏松活性及其作用机理
	基于自噬调控的抗肿瘤海洋天然产物的研究
	中药治疗痛风的疗效及分子机制研究
	抗唐氏综合症中药活性成分发现及其作用机理研究
	基于靶向核仁素的适配子——雷公藤甲素偶合物的制备及其抗乳腺癌的作用研究

研究方向	项目名称
	逆转肿瘤耐药天然产物的筛选及机理研究
	中药成分治疗类风湿性关节炎疗效和机制的研究
	基于 JNK2 信号通路研究豨莶草的长期肺毒性机制
	基于肠道菌群研究中药黄酮类成分异甘草素促进 PD-1 免疫治疗效应的抗黑色素瘤机制
	亲合褪黑色素海藻酸盐大孔支架重建卵巢生殖干细胞微环境在保存女性生育力中的作用
	基于肠道菌群的中药五味子抗阿尔茨海默病作用机制研究
	基于抗神经炎的硒化甘露糖醛酸干预阿尔茨海默病的机制研究
	在 Aβ 诱导损伤的阿尔茨海默病模型中探讨药根碱对 FoxO3a-PGC1α 通路的调控及线粒体的保护作用机制
	特发性肺纤维化凝血活性变化及益气活血中药的干预作用研究
	抗肾脏纤维化新型真菌类中药研发和作用机制研究
	基于肽组学板蓝根寡肽高通量筛选、表征及先导物的发现
	两株海洋真菌中的抗老年痴呆活性成分及化学诱导研究
	辣椒素通过 SerpinB2 调控鼻咽癌细胞顺铂敏感性的作用及机制研究
	昆虫药材中非肽类小分子化学与仿生药物研究
	解毒通络调肝方调控自噬—内质网应激平衡保护胰岛 β 细胞功能的分子机制研究

资料来源：深圳市科技创新委员会。

（二）技术创新

近年来，深圳通过国家和省级计划配套、技术创新、国际合作研究、技术攻关（面上研究）等项目，对中药新药、中药专用生产设备制造、中药保健食品、中药提取物研究、中医药质检、中医药康复辅具等领域进行扶持（见表 2-13）。

表 2-13　2017—2020 年深圳中医药技术创新领域立项情况

研究方向	项目名称
	经典名方标准颗粒的研究
	中药 5 类新药艾心酮片的临床研究
中成药	海洋贝类解酒剂功能产品开发关键技术及产业化
	利用系统生物学加速止咳平喘中药的创新药物研发
	一种抗老年性痴呆中药 6 类创新药物的临床前研究

续表

研究方向	项目名称
	中药新药虎杖苷注射液美国临床研究
	冠心病中药新药艾心酮片的研究开发
	具有抗肿瘤活性的复杂天然产物全合成及创新药物研究
中药专用生产设备制造	一种新型经鼻脑靶向抗 AD 石蒜生物碱纳米载药体系研究
	治疗 AD 的新型多酚类中药纳米粒的制备及靶向穿膜效应的合作研究
中药保健食品	基于壳寡糖及其纳米硒复合物抗神经炎免疫活性干预阿尔茨海默病的新型保健药物开发
	深圳湾高产 DHA 基因工程藻株构建及规模化发酵技术研究
中药提取物研究	天然活性生物碱高效合成关键技术研发
中医药质检技术研究	中药配方颗粒国家标准的制定研究
中医药康复辅具	含中药分子的新型仿生支架促进关节炎中骨软骨再生的研究
中药学研究	基于激发 Th2 细胞免疫网络调控的甘草黄酮 GC4 抗过敏性哮喘的作用机理研究及其应用
	治疗慢性肾衰竭中药关键技术研发

资料来源：深圳市科技创新委员会。

（三）环境创新

1. 科技创新载体情况

科技创新基地是开展科技创新活动的重要载体。深圳市科技创新委员会最新统计结果显示，截至 2019 年底，深圳累计建设与中医药相关的国家级、市级重点实验室、工程实验室、技术中心和公共服务平台等共计 8 家（见表2-14）。

表 2-14　2002—2019 年深圳中医药创新载体类型

载体类型	级别	创新载体名称	依托单位	立项年份	主管部门
重点实验室	市级	深圳创新中药及天然药物研究重点实验室	深圳清华大学研究院	2002	市科创委
重点实验室	市级	深圳市中药药剂、药理毒理重点实验室	香港理工大学深圳研究院	2003	市科创委
重点实验室	市级	深圳市可食用及药用资源研究重点实验室	香港科技大学深圳研究院	2017	市科创委
工程实验室	市级	深圳精品优质中药饮片标准化工程实验室	深圳市和顺堂医药有限公司	2010	市发改委

续表

载体类型	级别	创新载体名称	依托单位	立项年份	主管部门
工程实验室	国家级	中药口服制剂关键技术国家地方联合工程研究中心	华润三九医药股份有限公司	2019	市发改委
技术中心	市级	深圳致君制药有限公司技术中心	国药集团致君（深圳）制药有限公司	2007	市工信局
技术中心	市级	华润三九医药股份有限公司技术中心	华润三九医药股份有限公司	2015	市工信局
公共服务平台	市级	深圳市中医养生治未病公共服务平台	深圳市中医院	2015	市发改委

资料来源：深圳市科技创新委员会。

2. 科技创新能力情况

深圳市中医院、华润三九医药股份有限公司在深圳中医药领域的科技创新能力领先。2011—2020年，深圳各类科研机构及企业共发表中医药相关论文2719篇，仅占全国发文量的0.48%，2019年发文数量为历年最高，也仅为442篇（见图2-14）。其中，深圳市中医院以976篇发文量排名医疗机构类及总排名第1（见表2-15），占总发文数的35.90%；华润三九医药股份有限公司在企业类排名第1，发文37篇，总排名第19；深圳市老年医学研究所在研究机构类以发文19篇排名第1，总排名第22；南方科技大学在院校类以发文11篇排名第1，总排名第25位。

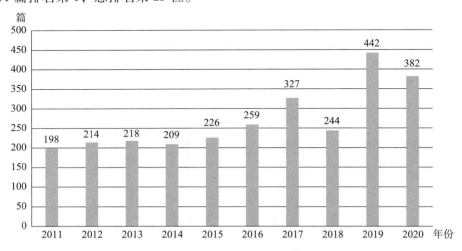

图2-14 2011—2020年深圳市中医药领域论文发表情况

资料来源：中国知网。

表 2-15 **2011—2020 年深圳市中医药科研论文发表机构排名**

序号	发文单位	发文数量（篇）	占比（%）
1	深圳市中医院	976	35.90
2	深圳市宝安区中医院	237	8.72
3	广州中医药大学深圳医院（福田）	163	5.99
4	深圳市福田区中医院	133	4.89
5	深圳市第二人民医院	114	4.19
6	深圳市龙岗区中医院	111	4.08
7	深圳市龙岗区中医院	111	4.08
8	深圳平乐骨伤科医院	107	3.94
9	北京中医药大学深圳医院（龙岗）	97	3.57
10	深圳市第三人民医院	87	3.20

资料来源：中国知网。

2011—2020 年，深圳各类科研机构及企业共申请中医药相关专利 202 件（见图 2-15），仅占全国专利申请量的 0.07%。深圳市中医院和华润三九医药股份有限公司分别以 50 件专利申请量并列第 1，占总量的 24.8%；深圳先进技术研究院专利申请量为 24 件，排名第 3（见表 2-16）。

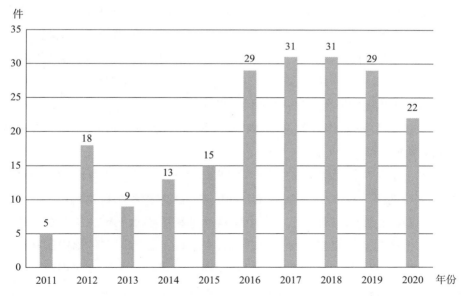

图 2-15 **2011—2020 年深圳市中医药领域专利申请数量**

资料来源：国家知识产权局。

表 2-16　2011—2020 年深圳市中医药专利申请机构排名

排名	项目承担单位	数量（件）
1	深圳市中医院	50
2	华润三九医药股份有限公司	50
3	深圳先进技术研究院	24
4	北京大学深圳医院	12
5	深圳市老年医学研究所	12
6	深圳清华大学研究院	8
7	深圳市人民医院	7
8	深圳市药品检验研究院（深圳市医疗器械检测中心）	7
9	南方科技大学	6
10	深圳市宝安区人民医院	5

资料来源：国家知识产权局。

近年来，深圳市中医院在坚持中医药原创思维的基础上，充分利用现代科学技术和方法，深入挖掘中医药的精华及其作用机理，推进中医药标准化、现代化，在创新中不断形成新特色、新优势。该院围绕中风、2 型糖尿病等 16 个重点病种，创新发展中医诊疗理论，形成临床实际指导意义强的病证辨治方法（体系），研制出若干疗效确切的特色制剂和中药新药，形成并推广一批安全、有效的具有中医特色的临床诊疗技术。作为一家现代化的研究型中医院，深圳市中医院不仅具有传统的"望、闻、问、切"，而且拥有国家中医药管理局中医药科研三级实验室——临床细胞分子生物学实验室、深圳市民生重点实验室——针灸现代应用研究实验室、深圳市中医院中药制剂研究重点实验室等现代化实验室，以及 8 个专业的国家药物临床试验机构，申报并备案了医疗器械临床试验机构。

深圳市中医院依托国家中医药传承创新工程项目成立"粤港澳大湾区中医药传承与创新研究中心"，通过整合和集聚大湾区中医药机构科研力量，建设中医药智能化慢性病管理平台、中医药基础科研创新平台、中医药成果转化平台、中医药合作交流平台、中医药教育培训平台等。在传承中医药传统理论、方法的基础上，深圳市中医院有效利用现代科技手段，在中医药各学科领域进行深入研究和探索，为粤港澳大湾区医疗机构提供国内一流、国际先进的中医科研公共平台，构建粤港澳地区中医药医教研机构的高层次交流与合作平台，推动珠三角地区中医药事业的共同发展。

华润三九医药股份有限公司（以下简称"华润三九"）积极应用先进科学技术成果，促进高新技术产业化发展。2019 年，华润三九参与创建的粤港澳大湾区小分子新药创新中心正式成立；"中药口服制剂关键技术国家地方联合工程中心"国家级平台获得批复并揭牌运营；获得省级科学技术进步奖 3 项，获得政府资助研发项目资金 3379 万元。华润三九在中药经典名方及药材资源的研究方面持续加大投入，积极探索中医药传承和发展之路。目前在研经典名方十余首，其中 2019 年立项 5 首经典名方。在药材资源研究方面，华润三九重点关注道地药材和种子、种苗质量的标准化研究，从源头保障药材质量。

智能制造是华润三九打造的核心优势之一，其通过新技术手段实现质量可视可分析以及产品生产端到端的全程可控可优化。公司多家工厂已经实现"两化"融合。观澜基地采取"工艺先行—设备自动化升级—信息系统打通融合"的方式，自动化与信息化深度融合，生产装备不断优化升级，提升生产效率，保障产品品质的稳定、均一。华润三九（雅安）建立高效一体化的全产业链计划管理体系，并完成包括 GAP 药材种植、中药提取等全产业链生产过程的自动化建设，推进卓越运营 9S 管理可视化。淮北金蟾提取车间自动化控制系统投入使用，使整个提取生产过程实现自动化、可视化、标准化，解决了传统中药提取工艺控制不稳定而导致的批次间产品质量不稳定的难题。枣庄三九颗粒剂生产全产业链自动化与信息化的"两化"融合规划正在实施中，未来将持续提升制造工艺与自动化水平，推动智能制造，提质增效，保障产品品质。

（四）机制创新

深圳出台多项与中医药相关的政策支持中医药的创新发展，进而打造中医药发展的优良政策环境。政策导向扶持、科技创新项目资助、产业基础研究平台建设等都为深圳中医药的发展提供了良好的发展空间和坚实的产业创新发展基础。

2010 年 4 月，深圳市人大常委会公告实施《深圳经济特区中医药条例》，这是我国第一部地方性中医药法规。该条例指出，在深圳市全面有序推进医药卫生体制改革的关键时期颁布实施该条例，对保障和促进中医药事业的发展、完善中医药医疗保健体系、规范中医药行业管理、保障人民群众的切身利益等都具有积极意义。2014 年，深圳市卫计委发布了《深圳市中医药事业发展规划（2013—2020 年）》，指出建设完善与人民群众的中医药服务需求相适应的中医药医疗服务体系，建立和完善中医药预防保健服务体系；完善中医发展管理体制和运行机制，建立中医药发展保障机制，推进中医药科教和文化建设，推进中医药信息化建设，促进中医药的国际交流与合作，全面提升中医药的服务能力和水平。2020年，深圳市政府印发了《深圳市生物医药产业发展行动计划（2020—2025年）》，文件指出，要充分利用粤港澳大湾区科技创新资源和产业集聚配套等政策环境优势，开展中医药应用示范；支持建设名医、名企、名商一体化的国际中药特色诊疗中心，加快制定中药防治重大疾病和疑难疾病临床方案，开发中药健康产品，建设具有国际影响力的中药应用示范区；加快推进粤港澳大湾区产业核心引擎建设，集聚尖端科研团队，建设一批高起点、高质量、高标准的国际化科技创新研发平台，转化一批引领性、突破性的创新成果。2020年2月，深圳市政府发布了《深圳市促进中医药传承创新发展实施方案（2020—2025年）》，文件指出，要坚持中西医并重，遵循中医药发展规律，传承精华、守正创新，以维护和促进人民群众健康为目的，以创建国家中医药综合改革试验区为抓手，以完善中医药发展政策机制为重点，强化人才支撑，创新中医药服务模式，推动中医药产学研用一体化发展，促进中医药事业和产业高质量发展，加快实现"病有良医"，努力打造"健康中国"深圳样板，打造一流的中医药传承创新城市、粤港澳大湾区中医医疗高地。

随着粤港澳大湾区建设进程的加速，为了提升跨境医疗服务保障能力，2021年2月，深圳市正式审议通过《关于加快推动医疗服务跨境衔接的若干措施》，围绕促进医疗资源便捷流动、推动卫生健康规则衔接贯通、扩大优质医疗卫生资源供给3个方面，提出11项具体举措；明确到2022年，要加快形成一批具有较强服务竞争力的港资、澳资医疗机构；到2025年，依托港澳深度接轨国际先进通行规则，使深圳成为全国卫生健康事业创新发展新高地、全国重要的区域医疗中心城市。

深港澳医疗协同发展是深圳围绕粤港澳大湾区和中国特色社会主义先行示范区建设的重要内容，也是深化内地与港澳特区深度合作的实践路径。近年来，深圳市委、市政府坚决贯彻落实党中央、国务院各项决策部署，将深化医药卫生体制改革与推动医疗卫生事业发展紧密结合起来，在药品审评审批机制改革、跨境医疗服务衔接、疫情联防联控等方面，探索粤港澳大湾区卫生健康合作新路径。

围绕中医药传承与创新发展，下一步的发展应结合深圳作为特色社会主义先行示范区的建设需要，加快落实"放宽国际新药准入"，建设中国香港、中国澳门等地区已经上市的中医药的跨境流通，继续推动中医药注册审批制度创新的突破，助力粤港澳大湾区中医药产业创新发展。

（五）面临的挑战

1. 行业基础仍显薄弱

当前，深圳的中医药全产业链各个环节显得比较分散，大多数行业企业规模较小，中医药行业规模以上企业数量仅占健康产业类规模以上企业数量的9%，龙头骨干企业不多，示范带动作用还不够强。同时，数据显示，深圳中医药类1万多家企业中，大部分都是服务类中小微企业，占比达到80%以上。深圳中医药离产业规模化、集约化尚有一定距离。

2. 资金扶持力度亟待加强

中医药要存续和发展，不仅依赖自身优势的发挥，而且需要政府的支持和投入。与港澳地区的中医药扶持力度相比，深圳尚未将中医药列为独立专项资金支持科目，而是隶属生物医药研究扶持领域，存在一定程度的指向不明确性，难以使具备科技创新和发展前景的中小微企业，以及以中医药学术理论研究、院内制剂开发与临床应用、单方或复方成分作用机制等"冷门"作为研究方向的科研机构和创业团队获得资助。如果仅让其依靠自身的原始积累进行研发创新，不予以政策倾斜扶持，那么会在一定程度上阻碍中医药的发展。

3. 中医药评审机制尚需完善

中医药是由各流派代代相传、不断吸收融合先进科学技术和人文思想的医学科学，具有特有的完善理论体系及"望、闻、问、切"的诊治方法，更讲究整体与辨证论治。但在作为科研项目评审时，常常出现用"以西律中"的罗网审视传统中医规律，并未考虑中医药学与西医药学的不同、是否符合中医药理论基础、方剂组成的合理性等，而是以西医药审评要求套用在中医药上，且未形成以中医药学专家为主体的评审机制，这在一定程度上导致"外行评内行"、"不中不西"、辨证论治的理论性研究得分低的评审怪象，中医药类科研项目往往难以立项，使得中医药基础研究与临床应用相脱节、研究成果不能有效向生产应用环节转化，在一定程度上制约中医药的科技创新与传承发展。

4. 院内制剂重视程度有待提升

医疗机构制剂（院内制剂）是对临床用药的重要补充，在继承传统、保持发挥中医药的特色和优势以及临床治疗、老方新用、中药二次开发、名医经验传承方面，具有不可替代的地位，不能仅因为其没有获取批准文号或缺乏相应的质量验收标准而不能配制与使用。目前，深圳市仅有 4 家医疗机构获得医疗机构制剂许可证，占广东省的 5.41%，应用传统工艺配制的中药制剂备案品种仅有 19 个，获得批准文号的制剂品种有 132 个，占广东省的 4.63%，年总产值不足亿元。广东省中医院、广州中医药大学第一附属医院、佛山市中医院等在规模、质量、效益等方面发展态势较好，年产值突破 4 亿元，深圳市的相关发展与之相差悬殊。由此可见，深圳的院内制剂发展潜力并未得到有效释放，尚存在极大的发展空间。

5. 创新载体数量仍需加大供给

近年来，深圳着力推进各类创新载体建设，但与中医药相关的创新载体无法满足行业需求。数据显示，2019 年与健康产业相关的重点实验室、工程中心、工程实验室、公共技术服务平台、技术中心、孵化器等各类型创新载体的数量超过 400 家，但是与中医药相关的仅有 8 家，占载体总数的比例不足 2%。随着粤港澳大湾区的建设，深圳中医药迎来新的发展机遇，亟须各类公共技术平台和第三方技术平台为行业赋能，为企业提供科技服务，尤其要助力中小微企业与初创企业的创新成长，布局以重大技术突破与发展需求为基础的载体供给，从而推动深圳中医药迈向现代化、国际化。

6. 中医药发展创新机制仍需健全

随着国家对中医药的重视，各地正加紧推进中医药的发展，形成各自的竞争优势。毗邻的中国香港、中国澳门地区的中医药产业发展成为当地的特色与优势产业；珠海正以位于横琴的粤澳中医药科技产业园为抓手，加速推进中医药的发展；海南省在 2020 年 12 月出台了《关于促进中医药在海南自由贸易港的传承创新发展的实施意见》，研究部署全面推动中医药在海南自由贸易港传承创新发展工作，谋划高端中医技术创新。当下，区域间正在中医药领域展开竞争，然而深圳的中医药发展尚未形成足够的竞争力，中医药资源未得到充分、有效的资源配置。针对深圳中医药发展现状，深圳应该继续深化中医药领域改革，发挥深圳的区位与政策优势，完善中医药发展创新机制。

第二节　医疗器械行业

近年来，随着医疗改革、分级诊疗、重点扶持自主创新等相关国家政策的实施，以及技术进步和配套产业链条的成熟，医疗器械行业有望迎来黄金发展期。

一、行业发展概况

深圳市市场监督管理局统计数据显示，截至2020年底，深圳市共有取得一类医疗器械产业生产备案及二、三类医疗器械生产许可证的企业1215家，其中获得三类资质的企业有108家，二类资质的企业有670家，仅取得一类产品生产备案的企业有437家。2020年，深圳新增生产企业398家，其中仅取得一类产品生产备案的企业有224家，二类资质的企业有174家。截至2020年底，企业共有一类产品备案3937个，二类产品注册证6413个，三类产品注册证582个。其中，2020年首次注册三类产品84个，首次注册二类产品867个，一类备案1208个。

2020年新冠肺炎疫情防控需求使得深圳医疗器械行业的超速增长。样本生产企业统计数据显示，2020年深圳医疗器械产业生产总值为831.19亿元，较2019年的478.89亿元增长73.57个百分点（见图2-16）。2010—2019年复合增长率为12.72%。在新冠肺炎疫情肆虐之际，深圳凭借先进制造基础、"深圳制造"的良好品质、强大的市场能力以及产业链优良协作能力快速反应，医疗器械行业增速超全国一倍以上。

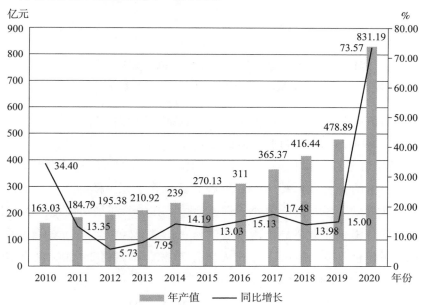

图2-16 2010—2020年深圳市医疗器械行业生产总值及同比增长

资料来源：深圳市医疗器械行业协会。

近五年，深圳调整产业结构，集中发展监护、医学影像、体外诊断等高端医疗器械创新领域。2019年之前，深圳医疗器械行业产值规模全国占比稳定在7%～8%。在2020年新冠肺炎疫情冲击之下，深圳显现医疗器械产业的强大的应变能力，企业数量虽仅占全国的4.59%，但产值规模全国占比跃升至9.71%（见图2-17）。

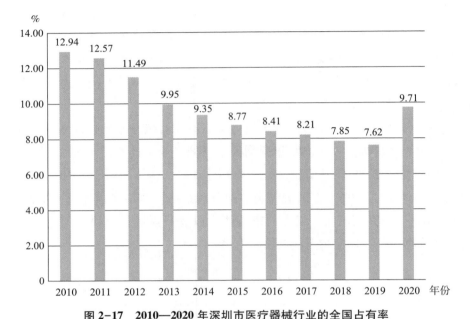

图2-17　2010—2020年深圳市医疗器械行业的全国占有率

资料来源：深圳市医疗器械行业协会、德勤咨询、中国医药物资协会等。

深圳市医疗器械产业集中度高，亿元规模企业产值比重达88.29%。截至2020年底，深圳医疗器械行业产值亿元规模以上的企业有98家，数量较2019年增长75个百分点，其中10亿元规模以上的企业有11家，增长83.33%；50亿元规模以上的企业有3家，增长200%，达到百亿元规模的企业有1家，亿元规模企业数量在各大城市中处于领先地位。其中，深圳市南山区医疗器械行业的亿元规模企业数量稳居深圳各区榜首，宝安区、龙岗区紧随其后。南山区亿元规模企业数量达30家，宝安区有20家，排名第2，龙岗区有17家，排名第3。从产值来看，南山区保持亿元企业总产值最高，龙华区由于稳健医疗在2020年异军突起，亿元企业平均产值最高，超过南山区亿元企业平均产值10.4亿元，达到12.8亿元（见图2-18）。

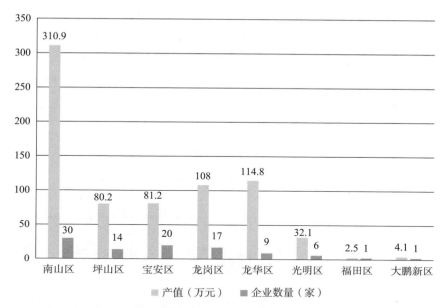

图2-18 2020年深圳市医疗器械行业亿元级企业及产值分布情况

资料来源：深圳市医疗器械行业协会。

深圳市医疗器械行业已形成多中心制度区（带），其中龙华区、龙岗区、宝安区规模增速较快。深圳市各区医疗机械行业产值分布中，南山区一直位居各区产业规模之首，如图2-19所示，2020年产值达330.80亿元，占全市产值比重的39.8%。但由于土地、人工等各项成本高居不下，其近年增速放缓，产值比重较2019年下降15.8个百分点。南山区、坪山区、宝安区、龙岗区、龙华区的产值规模合占全市的93.2%，总体产值比重保持在2019年的水平；福田区、罗湖区、盐田区、大鹏新区体量较小。从各区产值增速来看，龙华区、龙岗区、宝安区分别以243.9%、201.9%、115.4%的增长率位居前3，产值比重分别比上年提高7.5个、6.3个和2.4个百分点，分别达到15.1%、14.7%、12.3%。此外，随着光明区"科学+城市+产业"规划发展建设的推进，光明区医疗器械产业产值增长达87.3%，产业比重达5.3%。大鹏新区由于蓝韵医学影像的加入，产值比重上升了0.5%。

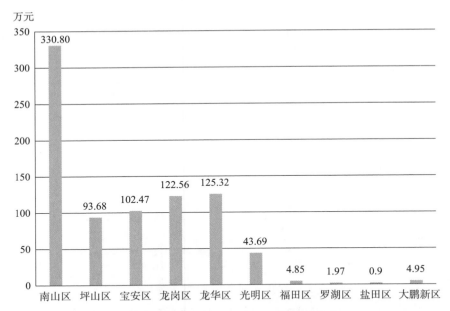

图 2-19　2020 年深圳市各区医疗器械产值

资料来源：深圳市医疗器械行业协会。

二、行业发展特点

（一）高端制造比重增加，防疫类产品增速迅猛

深圳有着深厚的电子和信息产业基础，尤其在有源医疗器械产品方面在全国占有重要地位。近年来，深圳着重发展高端装备和医疗器械先进制造。2020 年，国家高性能医疗器械创新中心落地深圳，深广高端医疗器械集群入选国家工信部先进制造业集群名单，高端装备的比重逐步提升。此外，2020 年受新冠肺炎疫情影响，口罩、防护服等防疫类产品增速异军突起。

1. 体外诊断注册产品增长最快

深圳现有的二、三类产品中，体外诊断试剂增长速度最快，共计 3234 件，占比 46.2%，比重增长 11.8 个百分点；医用成像器械 605 件，占比 8.6%，比重增长 2.7 个百分点；医用软件 210 件，比重增长 1.3 个百分点；诊察和监护类产品数量上均有相当的增长。此外，与疫情相关的注输、防护、循环、患者承载、消毒灭菌等器械 458 件，占比 6.5%，比重增长 0.9 个百分点（见图 2-20）。

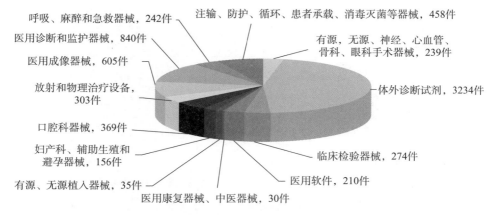

图 2-20 深圳有效注册二、三类医疗器械产品占比情况

2. 生命支持类产品产值比重最高

2020 年受新冠肺炎疫情防控及其他因素影响，深圳市医疗器械产品产值在各细分领域均有不同的波动。本书根据对样本企业中 300 家产值 1000 万元以上的规模以上企业进行跟踪统计后发现，深圳市医疗器械产品中，心电、监护、麻醉等生命支持类产品产值比重最高，达 23.78%；其次是体外诊断产品，占比达 20.47%。2020 年产值增长最快的是口罩、一次性采样拭子、采样管等，产值占比达 15.64%，增长高达 517.43 个百分点；体温、血压、血氧产品产值比重达 9.39%，增长 139.46 个百分点；呼吸机、雾化、通气治疗比重达 6.36%，增长 101.59 个百分点。

受疫情影响，部分手术择期开展，影响了相关医疗器械产品生产。2020年，内镜、机器人、放射治疗设备等产品产值下降 1.55%，义齿、口腔类产值下降 19.59%，植（介）入材料、设备下降 30.77%（见表 2-17）。

表 2-17 2019—2020 年深圳医疗器械产品分类产值增长情况

产品名称	增长率（%）
口罩、一次性采样拭子、采样管等	517.43
体温、血压、血氧产品	139.46
呼吸机、雾化、通气治疗	101.59
心电、监护、麻醉等生命支持	78.11
医院设备及输液泵等医疗耗材	45.63
治疗仪及其他康复、医美等	27.45
体外诊断	26.86

续表

产品名称	增长率（%）
影像	0.54
内镜、机器人、放射治疗设备等	−1.55
义齿、口腔类	−19.59
植（介）入材料、设备	−30.77

资料来源：深圳市医疗器械行业协会。

3. 呼吸机制造能力全国领先

截至2021年4月，深圳市共有202家医疗器械生产企业生产医用口罩、医用防护服、测温仪、呼吸机、新冠病毒检测试剂，其中口罩生产企业80家、呼吸机7家、测温仪108家、新冠病毒检测试剂2家（见图2-21）。

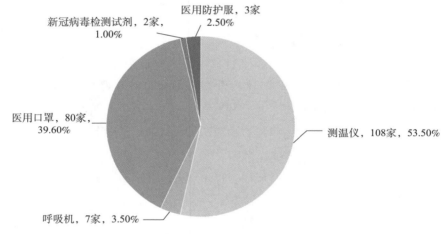

图2-21 深圳防控医疗器械产品生产企业数量及占比情况（截至2021年4月）

资料来源：深圳市市场监督管理局。

其中，呼吸机生产技术壁垒高、涉及技术领域广、研发认证周期长。截至2020年底，全国共有105个医用呼吸机的二、三类注册证，包括59个三类呼吸机产品，46个二类呼吸机产品，深圳有25个相关产品（含16个三类、9个2类），占全国的23.81%。深圳市共有7家呼吸机生产厂家，占全国的13.21%。深圳市呼吸机生产企业代表了国产企业的水平。在新冠肺炎疫情之前，迈瑞医疗和科曼的呼吸机已经在呼吸机国产替代方面取得突破，其分别占据国内市场份额的13.61%和2.71%，在国产呼吸机中处于领先地位。2020年3月，迈瑞医疗的医用呼吸机获得美国FDA的紧急使用授权认证（EUA），并获得新冠肺炎疫情期间在美国销售无创呼吸机的准入资格。

（二）出口金额成倍增长，防疫类产品出口增速最快

本书样本企业统计数据显示，2020年，深圳市医疗器械出口金额为386.87亿元（约合56.07亿美元），同2019年相比增长132.41个百分点。其中南山区出口金额最高，达121.26亿元，占比31.34%；龙岗区、龙华区、宝安区、坪山区分别占比19.47%、18.73%、15.55%、9.94%；光明区占比为3.97%（见图2-22）。

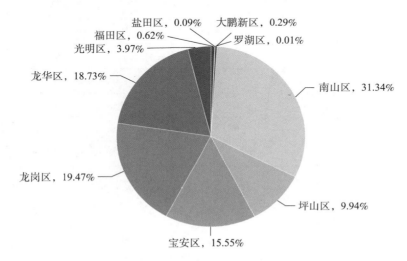

图2-22 2020年深圳市各区医疗器械出口金额占比情况

资料来源：深圳市医疗器械行业协会。

本书规模以上样本企业的跟踪统计显示，2020年，深圳市心电、监护、麻醉等生命支持设备出口占比最高，达24.06%，与2019年相比增长77.88个百分点。口罩、面罩、一次性采样拭子、采样管增长最快，出口占比达22.66%，与2019年相比增长高达739.67个百分点。体温计、血压计、血氧仪占比为14.46%，与2019年相比增长99.22个百分点；呼吸机、雾化、通气治疗产品出口占比8.33%，增长58.85个百分点（见图2-23）。这些产品出口增长和全球疫情防控需求的飙升直接相关，中国作为全球唯一在新冠肺炎疫情期间生产良性运转的国家，承担了大量的防控物资输出责任。

2020年，深圳市医疗器械出口下降的品种有3类：医学影像出口占比10.47%，与2019年相比下降13.39个百分点；义齿、口腔类出口占比1.55%，与2019年相比下降36.82个百分点；植（介）入材料、设备出口占比1.52%，与2019年相比下降10.41个百分点（见图2-23）。义齿、口腔类

和植（介）入材料、设备产品出口下降与新冠肺炎疫情导致的暂时性择期手术减少和延期有关；医学影像类产品出口下降的主要原因是2020年国际供应链阻断。

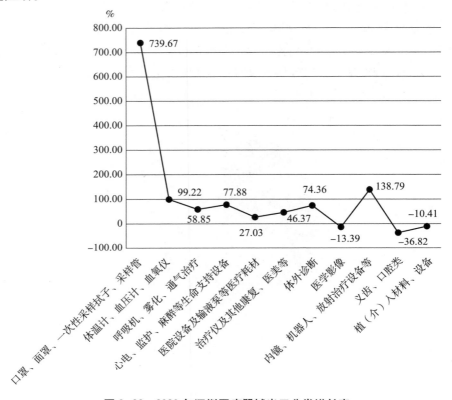

图2-23 2020年深圳医疗器械出口分类增长率

资料来源：深圳市医疗器械行业协会。

2020年，深圳市医疗器械出口前10位企业的出口金额总计248.41亿元，占全市比重的64.21%，集中了全市2/3的出口份额。迈瑞医疗以61.10亿元保持第1，与2019年相比增长21.12个百分点，稳健和比亚迪以医用口罩为主要的产品出口分别排名第2、第3，出口额分别为54.97亿元、53.31亿元，其中稳健出口与2019年相比增长637.58个百分点。理邦和飞利浦金科威的心电和监护产品出口增长分别为149.60%、95.41%。新产业的体外诊断试剂出口增长达139.30%。此外，西门子（深圳）核磁的出口受新冠肺炎疫情初期总公司调整发货生产策略，即减少中国区核磁产量的影响，2020年出口下降17.77个百分点。两大医疗器械代工企业伟创力、伟康由于多元因素影响，

2020 年业务量有所下降，其中伟康出口额下降近 9.52 个百分点。

（三）研发投入大幅增长

在深圳市良好的知识产权创新能力的基础上，2020 年深圳市医疗器械发明专利申请 3725 件，实用新型专利申请 3505 件，发明授权 713 件。据不完全统计，截至 2020 年末，深圳市参与制定医疗器械国际标准共计 17 个，参与制定国家标准 78 个。

1. 企业研发投入持续增长

2020 年，深圳市医疗器械行业研发投入 64.23 亿元，增长 35.31 个百分点，研发销售比为 8.13%，处于较高水平。但各区研发销售比分布各异。2020 年，由于整体产业规模快速增长，6 个生产企业集中区域的研发销售比都有所下滑，尤其是龙岗区，由于比亚迪等企业的大体量加入，其 2018—2019 年保持高于 10% 的研究投入比，但 2020 年被总体拉低。总体来看，光明区一直保持高研发销售比势头，南山区、坪山区保持高于深圳市平均研发销售比的水平。其他各区，如罗湖区 2020 年研发销售比高达 26.58%；大鹏新区虽然产值规模较小，但由于其国际生物谷的定位，轻制造重研发，一直保持在 10% 左右的研发销售比（见图 2-24）。

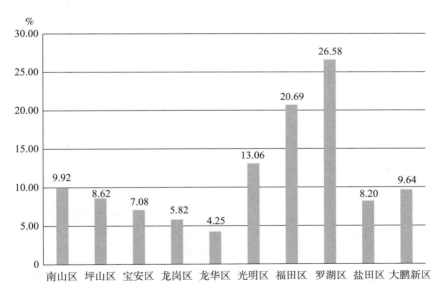

图 2-24　2020 年深圳各区医疗器械研发销售比情况

2. 医疗器械领域科技奖项硕果累累

深圳市医疗器械行业领域一直走在国内创新前沿。中国（深圳）知识产权保护中心发布"2020年深圳企业创新实力百强榜"，4家医疗器械企业上榜，迈瑞排名第9，开立排名第37，先健排名第39，理邦排名第48。截至2019年深圳市医疗器械行业领域累计获得国家科技进步奖、国家技术发明奖一、二等奖共5项。

中国科学院深圳先进技术研究院的"高场磁共振医学影像设备自主研制与产业化"项目2020年度国家技术发明奖一等奖初评通过；深圳迈瑞生物医疗电子股份有限公司的"血液细胞荧光成像染料的创制及应用"项目2020年度国家技术发明奖二等奖初评通过。深圳市第三人民医院、深圳大学、深圳市人民医院、腾讯科技（深圳）有限公司的"新发冠状病毒感染的防控策略与临床诊治"项目获得2020年度广东省科学技术奖科技进步奖特等奖；深圳医疗器械领域2020年获得3项广东省科技奖以及10项市级科技奖项。

此外，深圳迈瑞生物医疗电子股份有限公司的"一种弹性成像中的位移检测方法及装置"项目获得2020年度国家知识产权局第二十一届中国专利奖中国专利金奖，这是全国30家获奖企业中唯一的医疗器械企业；深圳普门科技股份有限公司的"标记免疫分析技术研发及临床应用"项目获2020年度中国分析测试协会科学技术奖CAIA奖特等奖（见表2-18）。

表2-18　2020年深圳医疗器械领域科技奖奖项

级别	序号	获奖项目	获奖机构	奖项
国家级	1	高场磁共振医学影像设备自主研制与产业化	中国科学院深圳先进技术研究院	2020年度国家技术发明奖、药物与生物医学工程组一等奖（初评通过）
	2	血液细胞荧光成像染料的创制及应用	深圳迈瑞生物医疗电子股份有限公司	2020年度国家技术发明奖、药物与生物医学工程组二等奖（初评通过）
	3	一种弹性成像中的位移检测方法及装置	深圳迈瑞生物医疗电子股份有限公司	2020年度国家知识产权局第二十一届中国专利奖中国专利金奖
	4	标记免疫分析技术研发及临床应用	深圳普门科技股份有限公司	2020年度中国分析测试协会科学技术奖CAIA奖特等奖

级别	序号	获奖项目	获奖机构	奖项
省级	5	新发冠状病毒感染的防控策略与临床诊治	深圳市第三人民医院、深圳大学、深圳市人民医院、腾讯科技（深圳）有限公司	2020年度广东省科学技术奖科技进步奖特等奖
	6	肿瘤影像组学创新技术及应用	中国科学院深圳先进技术研究院	2020年度广东省科学技术奖科技进步奖一等奖
	7	高质高效医疗防护制品制造装备关键技术及产业化应用	深圳市银宝山新科技股份有限公司	2020年度广东省科学技术奖科技进步奖一等奖
	8	特定蛋白分析仪产业化	深圳普门科技股份有限公司	2020年度广东省科学技术奖科技进步奖二等奖
市级	9	3D打印骨科器械关键技术与应用	中国科学院深圳先进技术研究院、深圳中科精诚医学科技有限公司	2020年度深圳市科学技术奖技术发明奖
	10	高端重症呼吸机	深圳迈瑞生物医疗电子股份有限公司、深圳迈瑞软件技术有限公司	2020年度深圳市科学技术奖技术发明奖
	11	新型冠状病毒（2019-nCoV）IgG抗体和IgM抗体化学发光免疫分析试剂盒研发及产业化项目	深圳市新产业生物医学工程股份有限公司	2020年度深圳市科学技术奖技术发明奖
	12	智能输注系统的研发与产业化	深圳麦科田生物医疗技术有限公司	2020年度深圳市科学技术奖技术发明奖
	13	新生儿无创呼吸机关键技术创新及临床应用	深圳市科曼医疗设备有限公司、中国人民解放军总医院第七医学中心、深圳市人民医院	2020年度深圳市科学技术奖技术发明奖
	14	尿液无创筛查技术体系构建及转化应用研究	深圳大学中国科学院生物物理研究所、深圳市罗湖区人民医院、深圳市飞点健康管理有限公司	2020年度深圳市科学技术奖技术发明奖

续表

级别	序号	获奖项目	获奖机构	奖项
	15	试剂与反应器的分离装置	深圳市亚辉龙生物科技股份有限公司	2020年度深圳市科学技术奖专利奖
	16	医用气体压力调节器第2部分：汇流排压力调节器和管道压力调节器YY/T 1439.2—2016	深圳迈瑞生物医疗电子股份有限公司	2020年度深圳市科学技术奖标准奖
	17	A型流感病毒荧光微球试纸条快速检测方法SZDB/Z 209—2016	深圳市检验检疫科学研究院	2020年度深圳市科学技术奖标准奖
	18	核酸数据库序列格式规范GB/T 34798—2017	深圳华大生命科学研究院	2020年度深圳市科学技术奖标准奖

3. 创新医疗器械产品数量持续增长

自2014年国家药监局启动创新医疗器械审查程序以来，截至2020年底，全国进入三类创新医疗器械审查通道的产品有297个，其中国产产品有260个。深圳总有35个产品进入审查通道，占比13.46%。35个产品中，先健科技及子公司元心科技、先健心康有13个产品进入审查通道，单个企业进入审查通道三类产品总数居全国第2，仅次于微创系列8家公司的共计17个产品。

在三类创新医疗器械审查程序产品方面，2020年全国共有53个产品进入三类创新医疗器械审查程序，其中国产产品有46个。深圳有5个产品进入审查通道，占国产产品的10.87%。其他进入2020年三类创新医疗器械审查通道的产品中，北京有13个位居第1，苏州有6个位居第2，上海有5个和深圳并列第3。从产品类别来看，深圳进入三类创新医疗器械审查程序的产品中，植（介）入产品有18个，占比51.43%，位居第1，医学影像和体外诊断产品各4个，占比均为11.43%。此外，心电监测、医疗软件、诊断设备、物理治疗、康复器械各有产品进入审查通道。

在二类创新医疗器械审查程序方面，自2016年广东省二类创新医疗器械程序启动以来，共有33个产品进入审查通道，其中深圳有17个，占比51.52%，2020年，深圳新增7个产品进入审查通道。二类创新通道产品中，深圳共有6个康复类器械、4个体外诊断产品，在各类产品中数量分别位居第1、第2。其他领域如心电监测、医学影像、诊断设备、植（介）入、医疗软件、治疗设备等也有产品进入审查通道。

（四）高端装备创新保持高活跃度

深圳 5G 研发和创新能力全国领先，新冠肺炎疫情蔓延加速了数字医疗的研发应用。此外，在其他高端装备领域，深圳的创新也走在全国前列。

1. 数字医疗

（1）5G 医疗

5G 技术的应用在智慧医疗主要体现为移动医疗设备的数据互联，如远程手术示教、超级救护车、高阶远程会诊、远程遥控手术等。5G 技术低时延、高可靠的特点能更好地支持连续监测和感官处理装置，支持医疗物联设备在后台进行不间断而强有力的运行，收集患者实时数据。数据正成为新型的医疗资本，在此基础上医院可以向健康管理服务转型，提供不同的远程服务，如日常健康监控、初步诊断、居家康复监测等。5G 网络下的诊断和治疗将突破地域的限制，健康管理和初步诊断将居家化，医生与患者将实现更高效的分配和对接，进而促使传统医院向健康管理中心转移。

2020 年 2 月，华为用 3 天完成雷神山、火神山医院的 5G 开通，中兴利用 5G 技术实现新冠病毒肺炎远程会诊。同年 3 月，华为助力中国人民解放军总医院，成功完成全国首例基于 5G 的远程人体手术，实现 5G 远程手术操控。CPE 接入 5G 网络，可实现对手术全程近乎无死角地高清传播，完全可以满足远程医疗的要求。同年 4 月，深圳市第三人民医院与华为开展 5G 战略合作，远程会诊中心向上对接北上广的高端医疗资源分级诊疗平台，向下服务偏远贫困地区医院，建立高效率、均质化、广覆盖的结核病防控网络体系和结核病远程诊疗质控中心，并成为深圳首家、全国首家传染病专科医院 5G 智慧医疗示范单位。同月，深圳市宝安人民医院（集团）在华为的技术支持下完成 2 家医院及 28 家社康 5G 网络全覆盖，8 月完成医院审方中心 Wi-Fi 6 布局，9 月药学服务系统上线，12 月获 2020 年中国医院物联网"5G 智慧医疗"应用十大优秀案例奖。

2020 年 8 月，深圳建成超 4.6 万座 5G 基站，实现全市 5G 独立组网全覆盖。同年 12 月，福田区政府发布医联体 5G+MEC（边缘计算）智慧医疗项目，其由中山大学附属第八医院、深圳移动、化外、深圳联新移动医疗合作，建立全球第一个基于信通院 5G 行业虚拟专网标准落地的医疗专网，推出全球第一个 5G 医疗推车、全球第一个基于 5G 专网的院前急救、全球第一个 5G 智能抢救车等一大批创新成果，中山大学附属第八医院成为全国首批参与国家卫健委制定 5G 医疗建网标准的单位之一。

（2）医疗大数据

在医疗大数据方面，深圳的医疗大数据基础坚实。2018—2020 年，深圳平安集团、腾讯数字医疗专利申请数量排名全球前 10，其中平安集团以 1074 件专利位居全球第 1，腾讯以 251 件位居第 8。华为云、腾讯云、深圳超算中心运用大数据帮助开展药物筛选和疫苗研发。腾讯为国家卫健委上线"新冠发热门诊图"，并发布全球抗疫远程协作服务。深圳 47 家企业的 57 个项目进入广东省工业和信息化厅首批支撑疫情防控和复产复工复课数字技术产品和解决方案发布名单。

2. 体外诊断

（1）分子诊断

2020 年 1 月，华大基因的联合探针锚定聚合测序法、荧光 PCR 法新型冠状病毒 2019-nCoV 核酸检测试剂盒及分析软件、旗下华大制造超高通量测序仪 DNBSEQ-T7 首批通过国家应急审批程序。同年 2 月，深圳华大智造研发生产新型冠状病毒快检仪可在 1 小时内完成检测，与武汉共建"火眼"实验室，生产交付 50 台高通量 MGISP-100 及 MGISP-960。截至 2020 年 3 月底，华大基因累计向 26 个国家和地区提供诊断试剂。2020 年内，华大"火眼"实验室在武汉、深圳、天津、北京、上海、长沙、石家庄、重庆、昆明、青岛、哈尔滨、贵阳、无锡落地，助力疫情防控；在全球范围内包括欧洲、中亚、东南亚等多国建立"火眼"实验室。

除应急审批诊断试剂外，2020 年，深圳联合医学科技有限公司新型冠状病毒 2019-nCoV 核酸检测试剂盒（荧光 PCR 法）首次正式通过国家药监局三类注册。

（2）化学发光

化学发光在体外诊断市场占比逐渐增加。一是免疫检测方法的迭代。过去采用手工检测的酶联免疫检测等免疫检测方法将逐步被化学发光检测方法替代。二是样本量的增长。越来越多的项目监测被纳入化学发光检测。新冠肺炎疫情期间，化学发光以检测速度快、效率高等优势快速发展。2020 年，新产业生物新型冠状病毒 2019-nCoV IgG、IgM 抗体检测试剂盒作为全球首个新型冠状病毒 2019-nCoV IgG 化学发光试剂研制成功，最快能够在 25 分钟获得第一份检测结果，每小时可进行 300 个测试，可实现 24 小时全自动连续检测。

2020 年，亚辉龙利用全自主研发的磁微粒吖啶酯直接化学发光免疫诊断技术研制出快速、高通量的新冠病毒 IgM 和 IgG 抗体检测试剂盒，这是国内首批获得化学发光新冠病毒抗体检测试剂盒 CE 认证的企业，上述两个产品均于当年通过国家药监局三类首次注册。

（3）即时诊断（POCT）

理邦仪器 2020 年推出磁敏设备，只需要 9～15 分钟便可完成多项标志物检测，包括心脏标志物、凝血标志物及炎症标志物检测，解决重症临床急需。此外，i15 血气生化分析仪入选 2020 年中国医学装备协会制定的《新冠肺炎疫情防治急需医学装备目录》。i15 床旁干式血气，仅 80uL 微量用血适用于 ICU、NICU、RICU、CCU 等科室重症患者中采血困难的患者，达到国际先进水平。

（4）智慧检测独立实验室

2020 年，迈瑞为武汉火神山医院检测量身定做了一整套标准化实验室应急整体解决方案，在 10 天内完成实验室的布局设计、设备的安装运行和应用培训。同年，迈瑞推出的三维荧光+全自动末梢血+高速 CPR 一体机（BC-7500CPR）实现检验三位一体功能，其检测更加高效快速。同年，推出中国首条可个性化定制的全自动监测模块流水线 M6000。此外，迈瑞在单机和级联仪器如五分类血液细胞+CPR 分析仪、高速生化分析仪、高速化学发光免疫分析仪等基础上推出智检实验室，通过物联网、大数据、人工智能等现代科技手段，试下体外诊断独立实验室信息化管理。

3. 医学影像

2020 年，迈瑞推出 M9 便携式彩色多普勒超声系统，为医生进行早期评估、分级预警与启动治疗排忧解难；新一代 MX7 便携超声基于前沿的域光平台，搭载更多智能工具，设计更轻量、超长续航，将引领便携超声进入移动应用。MobiEye700 移动式 X 射线机操作轻便，可以在拥挤的病房中灵活移动，是第一批驰援武汉一线的关键设备。迈瑞 HyPixel U14K 内窥镜摄像系统，采用先进光学技术与深厚图像算法，升级腔内动态变化显示效果。迈瑞的"瑞影云++"在 2020 年完成相关远程产品的研发及布局并进入推广应用阶段，迈瑞将影像设备和用户的云端生态应用平台连接，已推出远程质控医联体会诊、医联体/连锁医疗机构超声远程质控的医联体会诊、医联体/连锁医疗机构超声远程质控、聚集病例讨论和云端课堂的研讨社区等远程超声解决方案。

开立医疗于 2020 年推出基于极光平台的中高端系列彩超 P50Plus 与

P40Plus，裸机重量仅为84kg，方便移动检查。激光平台图像帧频提升了1.5倍，整机计算速度提升了4倍，响应速率提高了10倍，成像上应用了新一代微米成像、高清无损放大技术和SR Flow高分辨率血流成像技术，提升了临床图像体验。

理邦推出医学超声人工智能完整应用方案，在辅助生育、产前筛查、新生儿健康检查、盆底筛查等方面实现了标准切面及生物参数测量的定量化、自动化与智能化。

安科推出超高端CT ANATOM S800盛景256层CT，其采用安科自主研发、生产8厘米宽体探测器，最快转速为0.256秒，与大螺距高清快扫技术相结合，可实现255mm/s的扫描速度，便于一站式脑卒中检查、一站式胸痛三联征检查、多部位联合三期增强扫描以及全身超大范围CTA检查等方案的实现，有效缩短检查时间、降低辐射剂量并大幅度提高检查成功率和图像质量。同时，系统提供了100幅/秒业内最快的重建速度，可以赢得更多诊断救治时间。

4. 生命信息与支持

2020年，迈瑞推出的ePM系列患者监护仪，极简的工作流易用易装，可以满足防控应急需求。瑞智联IT解决方案融合智能化可提前预警的高端N系列监护仪、自带氧疗功能的SV系列呼吸机、精准高效的BeneFusion系列注射泵，可进行远程监护并有效减少医护人员感染风险，已在浙江省人民医院、十堰市太和医院武当山院区、浙江大学医院附属第一医院之江院区等实现多场景应用。迈瑞2020年推出SV溪流呼吸机的极简交互及定制化功能，在极端环境下为救治患者赢得更多时间。同时，迈瑞NB350新生儿无创呼吸机通过独有的EasySyncTM呼吸同步专利技术和IOC智能控氧技术，提升了新生儿的呼吸体验。

立邦患者监护产品PICU监护整体应用方案运用自主研发的iSEAPTM心电算法，采用自主研发的G2二氧化碳模块，能在PICU可始终有效反映通气状况，针对器官插管位移、肺泡通气不足等提供及时报警。

理邦智ECG网络心电图机实现了基层医生与远程专家"面对面"交流。

5. 高端植介入

先健科技是外周血管病介入治疗的国内龙头，支架植入量排名国内前3。先健自主研发的8301型临时起搏器于2019年和2020年上半年获FDA和CE批准上市，预计2021年获国家药监局认证上市，适用于为心动过缓患者提供单腔体外临时起搏，以及在起搏器和除颤仪植入手术中进行起搏系统分析。先健 Fitaya 滤器三瓣回收钩设计易于抓捕，配备三环抓捕系统，有效提高回收成功率，亦可永久植入。该产品于 2020 年完成上市。可吸收支架 IBS Titan 用于开通狭窄或闭塞的膝下动脉，完全降解后不影响二次干预，是膝下部位全球唯一接入器械解决方案，目前正在欧洲的多中心临床准备过程中，在中国已启动验证性人体临床。Absnow 可吸收 ASD 封堵器已完成临床入组，预计 2022 年上市。此外，先健铁基可吸收血管支架项目于 2006 年启动，是全球最薄的心脏支架之一，支架杆总厚度仅有 70 微米，降解速度可控制在 2 年左右，实现了支架壁厚和降解速度的平衡，项目已持续发展逾 13 年，2014 年进入绿色通道，目前由先健科技控股子公司元心科技负责研发，完成 FIM 临床试验入组，预计于 2023—2025 年上市。

6. 医疗机器人

2020 年，桑谷医疗推出的配药机器人采用配药深度神经网络学习算法、药品自动识别、运算控制算法以及配药误差补偿技术，其传感器可以自动计算西林瓶内容积，可调整压强，从而完成定量抽取药液；采用自旋体机械手技术，实现针筒自转，机械爪纠偏枕头，可实现精准抽吸。

精峰医疗实现了单孔手术机器人的核心技术突破，设计手术机器人的四大部分，即医生控制台、从机器人、内窥镜系统、多自由度器械，已迭代 4 代以上，达到性能稳定。单孔手术机器人将多个切口变为单个切口，进一步减少患者手术创伤和术中出血量，降低了患者感染概率和恢复成本，使其术后恢复期更短。精锋医疗单孔手术机器人 3D 图像处理技术的整个图像系统延时已降到 50ms 以内，比达芬奇性能更优，性能参数达到国际领先水平。

优必选科技在机器人底盘、SLAM 导航、AI 计算、运动控制、机器视觉等人工智能核心技术领域有着技术优势，优必选紫外线消毒机器人 ADIBOT 净巡士，可实现对环境物表和空气的智能精确消毒。2020 年初，优必选科技在 20 天内研发了三款防疫机器人并制订智慧防疫解决方案，在 12 个国家提供无接触服务，助力疫情防控。

达闼科技是全球首家云端机器人运营商，其云端服务类机器人在新冠肺炎疫情期间提高了医院的运行维护水平；2020 年 1 月被美国政府禁止与中国共享源自美国的技术；同年 11 月，中标中国移动子公司中移系统集成有限公司"5G 多功能机器人快速实施服务项目"，计划为中国移动提供上千台室内型与室外型机器人用于机器人服务，采购总金额约 2.7 亿元。

坎德拉科技是智能服务机器人供应商，拥有 L4 级自动驾驶技术研发能力，在市政、医院、楼宇等细分场景占有率和客户数量在全国领先。2020 年 1 月烛光机器人支援武汉火神山、雷神山、金银潭、南方医科大学深圳医院、孝感市中心医院、安陆市人民医院、咸宁市第一人民医院抗疫。阳光无人车、烛光配送机器人和烛光消毒机器人进入深圳、北京社区、办公区执行多点任务；公司获 2020 年高交会优秀展示奖，烛光消毒机器人荣获优秀产品奖。

普渡科技采用激光雷达、视觉、UWB、编码器、IMU 的多传感器融合方案，整体的定位、导航、避障精度可达厘米级。新冠肺炎疫情期间，普渡除在深圳、杭州两个主要城市部署服务机器人外，还支援了浙江、广东、湖北、湖南、四川、重庆、陕西、河南、山东、北京等多个地区。普渡配送机器人"贝拉"获得 2020 国际消费电子展 CES 科技创新奖。

三、行业发展趋势

2020 年新冠肺炎疫情期间，智慧医疗和医疗大数据成为疫情防控的有效手段，也使加速产业数字升级和应用智能制造成为必然。同时，由于疫情，让人们再次认清医疗器械核心技术自主可控和掌握高端医疗器械先进制造能力的重要性和迫切性。因此，深圳市医疗器械行业只有内修产业韧性、外联协同创新，完成国际化产业大集群升级，才能冲破资源和地域的束缚，建立国际国内双循环的新格局，真正实现产业自主可控。

（一）产业加速数字升级，智能制造应用广泛

随着新冠肺炎疫情的持续，5G、人工智能、大数据中心、物联网等新基建的加快推进，医疗服务领域、医疗器械产品的设计制造越来越多地被数字赋能，医疗器械企业进行数字化转型、提升智能制造水平也是其发展的必然选择。

1. 智慧医疗和医疗大数据全面应用

智慧医疗必然成为医疗器械下阶段发展的主要方向。"十四五"时期，深圳将继续大力发展新基建，推动互联网、大数据、人工智能等深度融合，加快深圳市人口健康信息化项目（12361 工程）建设进度。12361 工程由深圳市政府投资近 4 亿元建设，重点建设一个区域全民健康信息平台、两大保障体系（标准和安全）、三大健康核心库、六大业务应用系统、一项健康惠民云服务。2020 年实现"四个一"发展目标，即一个共享平台、一码服务一生、一

网协同运行、一体协同监管。截至 2020 年底，深圳共有 25 家互联网医院正式上线运行；8 家医院进入电子病历系统功能应用水平分级评价高级别医院名单；深圳市卫生健康委、龙岗区卫生健康局以及 12 家医院高级别通过国家医疗健康信息互联互通标准化成熟度测评。

数据服务进入医疗领域及医疗器械智能互联。一方面，电子信息巨头企业加入医疗健康大数据领域。如腾讯开放人工智能、大数据、云计算等技术和服务，推动医疗大数据升级。依托腾讯云技术能力、大数据和人工智能分析能力，腾讯觅影将医疗影像数据搬上云端，实现医学数据安全管理、应用和互通，腾讯医疗健康通过 AI 临床助手、肿瘤助手、医疗数据中台等多种产品与形式拓展智慧化医疗服务。另一方面，医疗器械制造龙头企业将医疗器械产品进行数字互联。如迈瑞的"瑞智联"医疗解决方案将医疗设备进行智能互联。智慧医疗和医疗大数据的全面应用成为必然。

2. 先进制造跨界合作及智能制造升级

医疗器械企业进行数字化转型、升级进入智能制造领域，是深圳医疗器械先进制造业发展和提升的必然选择，因此应在制造过程中挖掘数据的价值和规律，对医疗器械制造业的技术研发、质量提升、效率提升和成本控制的作用重大。2020 年新冠肺炎疫情带来医疗器械产业大变革，如比亚迪智能制造跨界快速援产口罩，成为全球医疗器械智能制造的示范案例。2020 年 1 月，比亚迪从零起步制造口罩机，依托自身智能制造能力转型医疗器械生产，3 天出图纸，7 天在 8 个基地快速建成 5000 多个信息网络终端，建成数字化、自动化智能制造生产线，实行口罩产品全生命周期管理，10 天完成量产，20 天做到全球第 1，最高日产量达 1 亿只口罩。

（二）医疗器械高端化趋势及核心技术自主可控

1. 国产优质、高端医疗器械替代加速

后疫情时代，深圳市医疗器械行业将加速国产替代和产品"出海"。2020年新冠肺炎疫情导致全球试剂、口罩、呼吸机等产品需求飙升，同时促进了深圳制造优质医疗器械产品走向全球。尽管目前国外疫情尚未得到有效控制，但遭遇疫情重创后，国内和国际各地政府都会加强对整个医疗健康和医疗器械行业的建设与投入，如新建医院，更新升级现有疾控中心、医院 ICU、手术室等的器械设施，这为深圳优质医疗器械的国产替代和出海带来发展良机。

医疗器械"集采"和"国谈"将提升优势产品市场份额以及加速产品迭

代。深圳市医疗器械多个领域的市场占有率在国内领先，已有一批企业成为具有国际竞争力的国产替代先锋。2020年，国产高值耗材的支架类产品率先进入"集采"和"国谈"，后续将有更多医疗器械产品逐步进入。虽然"集采"和"国谈"会降低医疗器械产品的利润空间，但也可以提高国产产品的国内市场占有率，以及帮助国产医疗器械产品的迭代更新。深圳医疗器械包括监护、影像、体外诊断等在内的以技术驱动的优势产品，受到的利润空间挤压影响较小，其未来将继续扩大市场份额，缩短产品迭代进程。

医疗服务端医保改革创新举措加速国产创新产品替代。2021年发布的《上海市人民政府办公厅关于促进本市生物医药产业高质量发展的若干意见》为深圳医疗器械创新产品国产替代在医疗服务端提出了创新措施借鉴，明确优化国产创新产品入院流程。该意见指出，对纳入国家或本市创新医疗器械特别审查程序、确定可另行收费的医疗器械注册上市产品，可直接获得当地收费编码，并在指定平台挂网采购；将符合条件的诊疗项目、医用耗材纳入医保目录，从政府指导层面大幅缩短国产创新医疗器械的替代进程。

2. 创新链供应链自主可控，推动高端转型

一是深圳市医疗器械走在从跟随创新到原创创新的道路上。医疗器械产品创新应是原创医工交叉创新的结果而不仅是跟随创新。医工交叉创新是医学与工程思维的交叉、融合与渗透，是医疗器械前沿多学科基础研究、高端人才培养、产业发展的基础。原创创新是指医疗器械企业推出原创临床应用技术和器械产品，根据治疗的理论和科学研究，结合临床需求、材料、技术等各方面整合出新型医疗器械，进而在临床应用中达到预期的效果。

二是科技基础设施建设加快，基础研究创新源头开启。大湾区将建设世界领先的重大科技基础设施集群，并集聚一批实验室、研发机构、科研院所等，有望打造重大原始创新的重要策源地，并加快科技成果转化。深圳光明科学城以世界级重大科技基础设施集群为核心，以应用基础研究和前沿交叉研究为主攻方向，2020年综合粒子设施一期工程开工建设，材料基因组大科学装置平台、合成生物研究设施和脑解析与脑模拟设施完成可行性研究，精准医学影像大设施、特殊环境材料科学与应用研究设施、超算E级机完成登记赋码。围绕重大科技基础设施布局，依托合成生物研究设施、脑解析与脑模拟设施，光明科学城正在同步规划布局光明工程生物产业创新中心和光明脑科学产业创新中心。

三是医院建设加快，临床应用途径丰富。"十三五"时期，位于南山区的

深圳大学总医院，位于光明区的中山大学附属第七医院（一期）、新明医院等市属三级医院建设完成。深圳市卫生健康委员会发布的《深圳市 2021 年卫生健康工作要点》提出，要推进高水平医院建设，实施三甲医院倍增计划，新增三甲医院 2 家以上；引进"医疗卫生三名工程"高层次医学团队 20 个以上。2020 年，国家高性能医疗器械创新中心的落地、深广高端医疗器械产业集群建设进入工信部优胜名单，这些都是深圳医疗器械产业进行原创创新的基础和动力。随着重大科技基础设施的逐步建成、高校研究机构及人才集聚形成、医院及临床中心的规模化，深圳医疗器械产业将逐步走向医工交叉原创创新方向。

四是高端制造落地，推动核心供应链本土化。深圳已有的一批深圳优秀民族品牌的产品达到世界领先水平，如迈瑞高端彩超产品 Resona7、开立高端彩超的 S50/60 系列、高端内窥镜的 HD500/D550 系列打破进口垄断；新产业超高速化学发光免疫分析仪 MAGLUMI X8 单机测速高达 600T/H，全球领跑；科曼高端麻醉机 AX-900/700 采用全球领先气动电控技术高精度的潮气量控制高密闭的呼吸回路以及最全的通气模式组合，潮气量最低可达 15mL；理邦高端微流控 POCT 应用磁敏生物芯片、微流控器件两大核心组成和纳米材料技术，突破了传统光学法检测平台中各种影响因素对检测结果的干扰，在实现产品快速检测的同时，可达到大型化学发光设备的高灵敏、宽线性的精准检测结果。

此外，深圳市医疗器械行业的高端转型不仅表现在本土企业的高端创新方面，同时表现在国际品牌高端医疗器械的深圳制造方面。西门子医疗的磁共振和血管造影承担西门子全球近一半市场的产品制造。美敦力和先健合作的起搏器于 2017 年 12 月上市，2018 年 8 月完成首例植入。借助美敦力的技术和渠道优势，先健目前已在近 20 个省、直辖市参标，包括植入量巨大的上海市。越来越多高端产能落地深圳，将带动核心零部件的国产化率的不断提升。如西门子深圳工厂的供应链 90% 以上实现本土化。高端制造推动产业链的升级，同时带动更多深圳国产医疗器械的高端转型。

3. 核心技术关键可控，实现产业链自主化

增强核心技术关键可控，实现产业链自主化是深圳医疗器械产业发展的必然之路。根据本书的样本企业统计，2020 年，深圳市 63.68% 的医疗器械生产企业遇到上游零部件断货问题。其中，39.89% 的企业芯片断货，20.40% 的企业电子辅料断货，16.61% 的企业集成电路断货。此外，遇到光学器件、机

电器件、封测材料断货的企业分别占比 10.29%、8.84%、4.15%。体外诊断企业中，25.29%的企业遇到核心抗体/抗原断货问题。

2020 年，深圳市医疗器械企业材料国产化、本地化存在问题的企业占比 63.45%。上述企业中，31.61%的企业有信心解决问题，其中 7.13%的企业有信心全部解决问题，24.48%的企业有信心逐步解决问题。

深圳市医疗器械企业中，有 55.40%的企业积极寻找替代供应商，33.56%的企业提升库存储备，29.31%的企业加强产业链上下游合作，17.82%的企业准备发展替代技术路线。越来越多的企业意识到，及时掌握底层核心技术、加速国产替代、深耕自主创新才是根本之道。

（三）持续提升行业韧性，应对多变外部环境

深圳市医疗器械行业要从过度依赖全球化的旧有模式，转变为更有韧性的自适应及正循环产业生态。据统计，2020 年新冠肺炎疫情期间，全球供应链受阻，深圳市医疗器械企业中有 55.52%的企业受到供应商涨价的影响，46.21%的企业遇到供应商缺货的问题，20%的企业被境外物流延误，15.98%的企业被海关延误，15.98%的企业被境内物流延误。深圳医疗器械产业拥有优质的营商环境、活跃的创新能力、高比例的规模以上企业、智能制造及产业链协作较强的国际竞争力，产业韧性基础优良。下一步，深圳需要继续打破关键技术及核心零部件限制，提升先进技术储备，推动医疗器械产业智能制造升级，不断加强深圳医疗器械的产业韧性，以应对多变的产业环境。

（四）跨地域协同创新，行业集群化发展

1. 区域产业流动倾向

随着医疗器械注册人制度的推进，医疗器械生产企业对生产场地所在区域有了一定的选择能力。2020 年，深圳市医疗器械生产企业中，8.48%的企业的生产场地面积不能满足现有需求，27%的企业三年内需要扩充生产面积，总面积需求达到 106 万平方米。

深圳的土地、人才成本逐步挤压医疗器械行业转移低端部分，留下高端和核心部分。深圳市辖区内，南山区作为医疗器械产业龙头，发展速度在放缓，坪山区继续保持高速发展，龙岗区、龙华区、光明区近年医疗器械制造业发展迅速；约有 3.54%的企业明确表示需要将扩大的生产基地设在深圳市外。

2. 协同创新实现集群化发展

《粤港澳大湾区药品医疗器械监管创新发展工作方案》，让深圳市医疗器械产业链缺失环节有了进一步完善的机会，进而实现大湾区医疗器械行业协同创新。随着河套深港科技创新特别合作区、大湾区医药健康综合试验区、前海深港现代服务业合作区建设的推进，药品审评检查大湾区分中心和医疗器械技术审评检查大湾区分中心的正式运营，深圳作为大湾区医疗器械产业的引擎，将重点发展产业链的中高端环节，通过试验区医疗器械产业，尤其是医疗器械先进制造业创新链、产业链的延伸和结合，相关产业链的生产制造、加工等环节可延伸、拓展至大湾区、全国乃至全球，以国内大循环为主体，促进国内国际双循环，建立大湾区融合产业链。

随着粤港澳大湾区一小时交通圈建设的推进，大湾区通过多城优势资源互补，聚集优势企业和医疗、科研、检测、认证、金融等机构，打通产业链与服务资源网络，打造产业生态，形成完善的集群服务架构和网络、形成大湾区医疗器械产业大集群并影响辐射全国。

第三节　基因行业

基因行业是一个动态的、不断扩展的行业，其随着底层技术迭代、产品设计和应用范畴的变化而变化。一方面，基因行业作为战略资源，与公共卫生、生物安全等息息相关，对政策的敏感度较高；另一方面，得益于"生命健康大数据"的属性，基因行业覆盖从精准医学到全周期生命健康管理，其产品和应用范围不断扩展并快速响应市场需求。

一、行业概况

当前，我国基因行业正处于高速发展期，各类技术创新持续取得新的突破，应用范围领域不断拓展，行业竞争力显著增强，我国基因检测服务能力已经跃居世界前列。近年来，在政策法规逐步完善和资本市场的推动下，我国基因领域的市场规模迅速扩大，发展成就举世瞩目，基因产业成为我国战略性新兴产业领域发展的重要新增长点和实现经济高质量发展的重要推动力量。

（一）宏观环境

2020年新冠肺炎疫情引发了社会对生命科学和医学领域，尤其对基因科技的基础和转化研究空前重视。以基因测序、荧光定量 PCR 技术为基础的病毒全基因组序列破译、溯源和核酸检测试剂盒研发等工作，形成突发公共卫生事件的快速、合理的应对体系，这意味着，以基因科技为代表的生物技术上升到新的战略高度。

1. 政策环境

基因行业的发展目前仍由技术驱动，同时受限于行业特殊性和技术及应用的快速迭代，全球相关法规相对滞后，并随着应用层面的发展逐步完善。

在基因检测和伴随诊断方面，2020 年，FDA 批准了两款基于 NGS 的大基因组合的液态活检伴随诊断产品。我国这方面获批的应用和产品尚处于个别癌种（主要是非小细胞肺癌）的小基因组合阶段，这是除无创产前基因检测（NIPT）外，相对广泛被使用的临床基因检测体外诊断（IVD）产品。2020年底，国家卫生健康委员会连续印发《抗肿瘤药物临床应用管理办法（试行）》及《新型肿瘤药物临床应用指导原则（2020 年版）》等文件，文件明确指出，由国家卫生健康委员会发布的诊疗规范、临床诊疗指南、临床路径或药品说明书中规定需进行基因靶点检测的靶向药物，使用前需经靶点基因检测，确认患者适用后方可开具。

在基因治疗方面，FDA 发布了多款基因治疗产品和指南，紧急批准了 mRNA 新冠疫苗的上市。我国正加速制定相关政策进行引导。2020 年 9 月，国家药品监督管理局药品审评中心（CDE）在借鉴国内外基因治疗产品监管标准的基础上，形成《基因治疗产品药学研究与评价技术指导原则（征求意见稿）》。同月，国家药品监督管理局正式发布全球首个高通量基因测序仪标准，并规范了上游数据生产的基本标准。

我国深入实施创新驱动发展战略，大力支持基础研究，全国科研与试验发展经费投入强度达 2.19%，科技进步贡献率（指广义技术进步对经济增长的贡献份额，即扣除了资本和劳动外的其他因素对经济增长的贡献）提高至59.5%。以基因产业为代表的生物医药技术成为我国"十四五"规划建议再度强调的九大战略性新兴产业之一，基因大数据作为"生命健康的新基建"，成为出生缺陷防控、肿瘤防治、公共卫生、科技兴农、生态保护等方面重要的技术基础。2020 年 11 月，《求是》杂志发表了习近平主席署名的重要文章《国家中长期经济社会发展战略若干重大问题》，文章提到要更加重视遗传学、基因学、病毒学等生命科学的基础研究，加快相关药物疫苗的研发和技术创新，高度重视信息和大数据技术在这些领域的应用。

2. 经济环境

新冠肺炎疫情、全球政治格局及经济周期等多种因素导致 2020 年经济萎靡和不确定性因素的增加。国际货币基金组织（IMF）2020 年 10 月发布的对全球经济增长的预期显示，2020 年全球 GDP 增速下降 4.4 个百分点，这是 IMF 自 20 世纪大萧条以来对全球经济增长做出的最悲观预测。在众多经济体中，中国是 IMF 认为 2020 年唯一能实现经济增长的主要经济体，预计增长 1.9%。2020 年我国经济的发展在很大程度上依赖货币政策和财政政策的支持，以及在举国体制下对疫情的控制和复工复产。其中，基因产业在响应市场需求中获得发展空间。

我国实行"构建以国内大循环为主体、国内国际双循环相互促进的新发展格局"的发展战略，基因产业成为促内需和出口的载体。在"一带一路"倡议的基础上，2020 年 11 月，东盟 10 国及中国、日本、韩国、澳大利亚、新西兰 15 个国家签署了《区域全面经济伙伴关系协定》（RCEP）；12 月，中欧投资协定谈判完成。基因产业作为贯穿全生命周期健康管理的服务产业，除带动内需外，还作为新兴技术出口海外。例如，华大基因生产的新冠检测产品已经覆盖全球 180 多个国家和地区，其中新冠核酸检测试剂盒累计发货超过 3500 万人份。诺唯赞累计为新冠核酸检测试剂生产企业提供超过 2 亿人份的核酸检测试剂关键原料，相关试剂出口南美洲和欧洲等 30 多个国家和地区，助力全球疫情防控。

2020 年，资本市场聚焦以基因科技为代表的生物技术领域，催熟生物技术转化应用。YourMap© 数据库显示，中国国内基因行业 2020 年融资事件共有 127 起，总金额达 386.64 亿元，同 2019 年相比增长超过 100%；国外基因行业 2020 年融资事件共有 115 起，总融资金额 78.64 亿美元。自 2018 年港交所上市新规的出台，开启了生物科技在二级市场发展的新时代。2019 年 7 月科创板开市，2020 年 10 月国务院宣布 A 股将全面放开注册制，均进一步推动以基因为代表的生物技术企业登陆资本市场。港股生物科技板块（由 41 家生物科技股组成）2020 年股价涨跌幅为 1.9%，远高于同期恒生指数涨跌幅的 -3.40%。截至 2020 年 12 月 31 日收盘，港股生物科技板块市值高达 17955 亿港元。2020 年 6 月，我国头部肿瘤基因企业泛生子、燃石医学在美国纳斯达克上市。资本市场的活跃给基因产业的研发及产业扩大化提供了有力的支持。

3. 社会环境

新冠肺炎疫情增强了我国对传染病防控体系的建设投入，也给基因检测企业带来业务增量和出海机遇。2018 年，中国公共卫生领域的财政支出为1.6 万亿元，仅占 GDP 的 1.7%，我国现有医疗及公共卫生系统"提质投资"的空间巨大。国务院办公厅印发的《深化医药卫生体制改革 2020 年下半年重点工作任务》中，"加强公共卫生体系建设"被列为第一条。为此，2020 年卫生领域中央预算内投资安排 456.6 亿元，要求确保秋冬季前实现全国三级综合医院、传染病医院、各级疾控机构及县域内 1 家县级医院具备核检测能力。疫病防控和公共卫生应急体系是国家战略体系的重要组成部分，新冠肺炎疫情带动短期和中长期的设备采购和检测需求的增加，给上游设备和试剂耗材厂商、第三方医学检验中心和测序服务商等相关方带来重大发展机遇。

（二）基础研究

2020 年一系列新的理论基础被发现，包括基因组、转录组、蛋白质组、代谢组学在内的多组学研究加速发展。2020 年 2 月，*Nature* 发布了当时最全面的癌症基因组图谱研究——泛癌种全基因组研究项目（Pan-Cancer Project, PCAWG），其涵盖 38 种癌症类型，构建巨大的癌症数据资源库。同年 10 月，人类蛋白质组计划（HPP）报告了首个高质量人类蛋白质组草图，覆盖 90%的预测蛋白质，为疾病预防和个体化医学提供了重要见解。

单细胞测序技术作为近年的研究热点，可以深入研究细胞和组织的异质性，为生命科学和医学提供全新的研究视角，随着技术的发展和成本的下降其迎来成果转化的爆发期。2020 年 3 月，*Nature* 报道了浙江大学郭国骥团队绘制的首个单细胞水平人类细胞图谱的里程碑式成果，涵盖所有主要人体器官细胞类型。学界多个团队首次解析了包括神经母细胞瘤、鼻咽癌、成年人心脏等多种组织的单细胞图谱。此外，单细胞多组学分析技术进展显著，从单一转录组到基因组+转录组、转录组+染色质转座酶可及性、转录组+靶向膜蛋白组的平行分析，从单一细胞测序到可预测细胞原本的空间关系等，均取得可喜的突破。

宏基因组等技术的发展使得微生物组研究得以快速发展。2020 年 11 月，*Nature Biotechnology* 发布了地球微生物组（GEM）基因组图谱，将已知细菌和古细菌的系统发育多样性扩展了 44%，使科学界对微生物组多样性有了更进一步的全面了解。2020 年 5 月，发表于 *Science* 的一项研究成果显示，人类肿瘤中发现了大量细菌，而且可能具有肿瘤特异性，将来可能通过调节细菌来增强癌症的治疗效果。*Nature* 报道，2010—2020 年，人类微生物组研究方面的花费超过 17 亿美元，如投资在人类微生物组计划（HMP）等。然而微生物组对人体的影响和作用机制研究还有很多未解之谜，未来的研究，还需要促进不同领域的合作，如进化学、生态学、微生物学、生物医学和计算生物学等的合作，建立数据标准、促进分享。

人口级队列研究为群体基因组研究提供基础数据，成为精准医学时代建立人群或疾病分层基线的核心方法。2020 年 4 月，宁光院士团队领衔中国代谢解析计划 ChinaMAP，发布了当时最大规模的中国人群高深度全基因组测序和表型研究成果，为疾病机制研究、预防、遗传咨询和公共卫生管理提供了重要依据。此外，针对各个疾病的群体基因组的研究，为疾病治疗和预防提供了不少潜在靶点和标志物，尤其是中国人群研究队列的建立可更有针对性地鉴别国内外不同的疾病机理，从而建立我国人群特有的疾病数据库并助力精准医疗。

得益于高通量测序技术的发展，古 DNA 研究发展迅速，并帮助科学破译人类演化之谜。我国以中科院古脊椎所为代表的科研机构开展了广泛领先的古人类及其伴生物种的基因测序工作。2020 年 5 月，中科院和国家文物局联合在 *Science* 首次正式发表东亚、中国南北方人群规模性、系统性的史前基因组研究，为探源华夏族群及其文化和修正东亚南方人群演化模式做出重大贡献。同年 10 月，中国考古界重大成果再次刊登在 *Science*，指出丹尼索瓦人在距今约 10 万年到 6 万年前，甚至可能到 4.5 万年前，曾长期生活在青藏高原。同年 11 月，国际研究团队在 Cell 刊登一项古基因组研究，填补了东亚草原古人群遗传结构的空白。该研究通过分析古人类全基因组数据，深入探讨了六千年来匈奴及蒙古等游牧帝国的崛起前及崛起后草原人群在遗传学、考古学上祖源及文化的变迁史。

（三）科技突破

基因行业处于快速增长期，并基于创新技术驱动，取得了较大的突破。基因数据的生产基于基因测序、基因芯片、数字和定量 PCR、光学图谱、核酸质谱等技术。其中，测序技术的成熟和工具的快速发展加速了基因数据的生产、研究和应用。新冠肺炎疫情需求催生了核酸检测的整体解决方案，长读长测序 ONT 平台在临床应用和推广方面取得飞跃式进展。华大智造 DNBSEQ-T7 成为全球首个并获得欧盟 CE-IVD 证及中国医疗器械注册证的超高通量基因测序平台。MGISEQ-200 在 2020 年完成升级，在保留原有的小巧灵活、专注高效特点的基础上，升级了载片及读长，测序质量更高，适配应用更广。武汉大学联合团队基于ONT平台开发出纳米孔靶向测序法，首次实现测序后4小时内高灵敏度和准确性地同时检测COVID-19和其他10大类、40余种呼吸道病毒，最低检测限优于目前广泛使用的qPCR100倍。

基因数据的分析流程可以分为对基因数据的预处理、比对数据库、突变检测等分析、功能注释、疾病—基因关系分析等。通过对基因、核酸等生物原始数据进行获取、管理、存储、检索、注释与分析，使其成为具有明确生物学意义的生物信息，进而达到揭示生物学意义的目的。英国NHS团队发表了首个全国性罕见病全基因组检测研究结果，鉴定了多个导致转录异常的非编码区致病变异；ACMG和ClinGen联合发布了首个CNV解读指南，为大片段变异的致病性判定建立初期证据框架；以HPO为代表的标准化表型条目架构和基于NLP的医学文本处理技术发展迅速，分析范围向表型组解析转变，显著提升了疾病表型与基因型关联的分析效率；组织特异性表达数据库GTEx最新数据的发表和一系列研究结果的发布，进一步阐述了基因转录的时空调控和与基因组序列的关系及与疾病发生发展进程的潜在关联。

在应用维度方面，从生命科学和医学基础研究、临床基因诊断、健康筛查、DNA司法鉴定、农业分子育种到新药研发，这些研究同时向基因行业生态的多样性、分子生物学和诊断专用酶的定向进化、新型数据存储材料及智能化等方向拓展。在基于高通量测序的遗传检测方面，全外显子组测序与全基因组测序应用的趋势越来越明显。2020年9月，全国首个高通量测序技术在产前诊断领域的团体标准《产前外显子组测序遗传咨询和报告规范》出台，推进我国产前外显子组测序技术的临床应用。2020年的诺贝尔化学奖颁给了在基因编辑技术上做出突出贡献的两位女科学家，这意味着基因编辑在治疗遗传病、癌症、器官移植等领域具有广泛的临床应用前景。2020年7月*Nature*发表了刘如谦教授及合作者开发的第一款实现线粒体DNA精确编辑的分子工具。同月，*Nature Biotechnology*刊文科学家通过改造现有的单碱基编辑工具CBE，构建的哺乳动物细胞适用的介导C-G碱基颠换的新工具GBE/CG-BE，使单碱基编辑跨入新阶段。目前，大多数基因编辑疗法专注于单基因罕见病和肿瘤免疫方面的治疗应用，实现在临床上治疗部分遗传病患者，包括遗传性红细胞疾病（镰状细胞病和β-地中海贫血）、Ⅱ型黏多糖贮积病、Leber先天性黑蒙症10型等罕见疾病，这些突破为后续的基础研究和临床转化提供了新的驱动力。

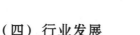

（四）行业发展

得益于政策窗口期、稳定的市场需求增长、技术迭代及资本"回暖"，基因行业的格局已经初具生态，整体处于初始化后的高速成长期，不同细分领域的技术、产品和应用发展阶段具有很大差异。

1. 行业发展阶段

基因行业的发展阶段由萌芽期开始，依次经历期望膨胀期、低谷期、稳步成长期和生产成熟期几个阶段。

萌芽期：相对新兴技术领域。其按照成熟度依次包括基因合成、DEL（DNA 编码化合物库技术）、DNA 存储等。

期望膨胀期：部分市场热点领域。其按照成熟度依次包括传染病核酸检测、肿瘤早筛、基因治疗等。由于政策及市场热点获得非理性投资或押注，其即将迎来同质化洗牌。

低谷期：部分在期望膨胀期后的领域。其按照成熟度依次包括 DTC 基因检测、肿瘤液体活检、微生物组检测等。其在产品重塑和市场成熟后基本具备第二曲线的潜力。

稳步成长期：面向医学服务的基因诊断。其按照成熟度依次包括无创产前基因检测（NIPT）、肿瘤、伴随诊断（用药指导）、遗传病辅助诊断、PGT、新生儿筛查（NBS）等。

生产成熟期：面向科研和科技服务的基因检测。其细分应用成熟度依次为 PCR、以测序为主的数据生产服务和以生物信息为主的数据分析服务，二者均具有成长空间。相关设备需要更具高性能、便携式、低成本、短周期和检测类型全覆盖的新品，而生物信息向一体机、基因云以及硬件固化方向发展仍需产品化。

2. 重要细分领域

（1）生育健康

生育健康基因检测的重要细分市场包括无创产前基因检测（NIPT）和胚胎植入前遗传学检测（PGT）。NIPT 作为基因检测行业里首个成功的商业项目，是华大基因和贝瑞基因的主要利润来源，二者占 NIPT 约七成的市场份额，累计检测量破千万例，NIPT 扩展检测范围后的 NIPT Plus 将是下一个利润增长点。不孕率和遗传缺陷等问题导致 PGT 需求日益增长，辅助生殖基因检测企业贝康医疗赴港上市，2021 年 1 月通过上市聆讯。

（2）肿瘤精准医疗

燃石（BNR. US，约26亿美元市值）、泛生子（GTH. US，约10亿美元市值）上市，头部效应加剧，刺激了资本加码投资，不乏国家队资本。2020年，肿瘤精准医疗细分赛道融资集中在B轮、C轮及以后，其中臻和科技、思路迪诊断等完成超10亿元大额融资。YourMap©数据库显示，2020年我国肿瘤赛道一级市场融资约63.6亿元，资本聚集有望催生数个市企业。

海外市场肿瘤精准医疗产品化走在前列，早在2017年FDA就批准了首个NGS癌症大Panel基因检测产品，2020年8月FDA再度具有前瞻性地接连批准两款基于NGS的癌症液体活检产品，分别来自两家肿瘤精准医疗龙头企业，即Guardant Health和Foundation Medicine，将NGS和液体活检技术结合，指导治疗决策的诊断检测。另外，在早期筛查领域可见龙头企业拓宽业务横向发展的趋势，Grail申请纳斯达克上市，而后Illumina发布收购消息拟将其纳入麾下，ExactSciences达成收购Thrive的协议，这有助于拓宽癌种。

我国肿瘤大Panel有望面世。2020年6月，TMB首次获FDA批准伴随诊断；同年11月我国发布首个TMB专家共识。2020年初，世和基因"非小细胞肺癌组织TMB检测试剂盒（可逆末端终止测序法）"被国家药品监督管理局（NMPA）公示进入创新医疗器械特别审查绿色通道，这是中国首个通过国家药监局创新审查的NGS大Panel肿瘤基因检测试剂盒，并有望成为首个上市产品。

（3）微生物组/宏基因组测序

在科技服务领域，宏基因组测序经常用于研究土壤、水体等环境微生物以及人体肠道微生物等，早年在临床应用推广较慢，自新冠肺炎疫情暴发以来获得较大发展。国家卫生健康委员会数据显示，截至2021年2月1日，我国每天单管核酸检测能力达到1600万份，比2020年3月的126万份/天提高了11倍多。全国医疗卫生机构进行核酸检测累计超过1.6亿人份。基因慧统计，国内微生物组检测相关企业，包括金匙医学、锐翌生物、华大因源、杰毅生物、予果生物、微远基因、迅敏康等代表机构在2020年累计获得超过6亿元融资。

（4）智能制造

上游智能制造作为基因产业"卡脖子"的核心技术领域，备受资本关注。2020年5月，华大智造宣布完成超10亿美元的B轮融资。同年10月，华大智造科创板IPO获受理。测序上游存在细分产业机会，瞄准小型仪器和长读长测序仪的窗口，催生不少创业企业融资，如真迈生物、齐碳科技、赛纳生物等收获了上亿元融资，其中齐碳科技（纳米孔单分子测序仪）和真迈生物（高通量测序平台 GenoLab）在 2020 年发布了自主研发的国产基因测序仪。仪器设备更趋向智能化、自动化、一体化，不少厂家推出自动化建库设备和小型桌面型设备，如诺禾致源发布了智能交付平台 Falcon，提高了测序流程的自动化、智能化，将产品周期压至原来的 60%。

3. 前沿研发方向

（1）单细胞

单细胞科研服务属于相对成熟的市场，2019 年我国自然基金批准 113 个相关项目，经费合计 6609 万元，近年来的中标数量呈指数增长态势。该领域的主要竞争仍然在临床应用端，临床市场随着传统测序行业的孵化，生殖等领域处于成熟上升期，肿瘤、免疫、神经、干细胞等领域均处于市场萌芽期，具有高成长潜力。此外，将单细胞技术用于制药市场，进行药物靶标筛选和验证、药效和动力学评估、适应症和伴随诊断开发等亦处于早期阶段，拥有巨大潜力。

临床应用是未来重点突破场景，此外，技术角度的单细胞重点发展包括高通量单细胞分选、单细胞基因组扩增、空间基因组学、单细胞多组学等技术及大数据的挖掘分析能力等，如 2020 年 10x Genomics 收购两家空间基因组公司，继续加码空间基因组学；国内代表企业如新格元（高通量单细胞多组学）、百奥智汇（单细胞大数据），融资集中在 A 轮及以前。

（2）基因编辑/基因治疗

彭博社（Bloomberg）数据显示，细胞和基因治疗（CGT）市场规模达到 119.6 亿美元。欧美基因编辑已产业化，科研转化落地的效率高，拥有多家基因编辑上市公司如 CRISPR、Sangamo、Intellia、Editas 等。2003—2020 年，超过 10 款基因疗法产品在全球获批上市，FDA 收到 900 款 IND 申请。

中国国内的基因编辑技术在科研场景应用比较成熟，在基因治疗产业化上还有很大空间，起步不晚但是后劲乏力。中国很早开始基因治疗研究，首个临床试验可追溯到 1991 年。2003 年，中国率先批准世界上首个基因治疗产品 Gendicine，用于治疗晚期头颈，但在细胞基因编辑产业化上还有着广阔的前景，和发达国家相比存在较大差距。博雅辑因作为代表企业，在 2020 年完成上亿元融资，10 月底其国内首个基因编辑疗法临床申请获 CDE 受理，最快有望 60 天内获许可。未来基因编辑技术的成熟应用还需突破的难点包括可控地靶向递送、基因编辑的精准表达、规模化稳定生产等。

（3）蛋白代谢组学

质谱技术随着发展步入后基因组学时代，蛋白代谢组学研究深入且广泛地应用于药物研发、分子生理病理学以及环境卫生等多个领域。随着技术日益成熟，质谱逐渐从科研走向临床，被视为下一个临床检测的百亿"蓝海"。美国临床质谱检测占医学检测市场的15%，而中国目前只占1%～2%，按国内达到10%的市场估算，有200多亿元市场空间。当前上游的质谱设备类似于基因测序仪等高端检测设备，主要被国外厂家垄断，国产化率不足2%，仅有部分国内企业取得进展如安图生物。我国企业主要集中于科研和临床服务，代表企业有科新生命、景杰生物、迈维代谢等，以及专注于临床质谱一体化解决方案的英盛生物，均在2020年获得上亿元融资。

二、行业生态

基因行业的增长潜力，不在于自身常规增长，而在于打破边界进行跨界融合，即"基因+"，其主要体现在数字化生命健康（与医学影像、免疫诊疗等）、数字农业（分子育种、合成食品等）、环境保护（生物能源、合成生物等）、司法及公共安全（DNA司法鉴定、基因身份证等）。"基因+"将把千亿级的基因市场推向万亿级，尤其是将跨界进场的新兴力量投入以技术为主导的基因产业，进而带来更丰富的产品模式。无论是基因行业本身，还是跨界融合的"基因+"领域，其核心资源都离不开数据库和知识库，这将成为机构及行业的核心资产，是市场差异化以及技术转化的核心抓手。受限于监管的保守和产业周期的早期阶段，目前这方面处于原始积累状态，且信息"孤岛"明显，尚没有一家形成完全成熟的商业化产品或方案。

（一）基础设施

基因行业的基础设施主要包括用于样本采集、样本处理、序列读取、基因编辑、基因合成、DNA储存等方面的生物技术（Biotechnology，BT）基础设施和应用于数据中心、数据储存传输与加密、数据计算挖掘及加速等领域的信息技术（Information Technology，IT）基础设施。

1. BT基础设施

BT基础设施主要包括检测设备和检测流程中所需的材料。检测设备包括测序仪、PCR仪、光学图谱、基因芯片阅读仪等；所需材料包括样品采集、处理、建库、检测等过程所需的配套试剂耗材。

目前，市场规模较大的平台是测序仪和 PCR 仪。测序平台伴随着测序技术的发展而发展。当前，测序技术经历了 Sanger 测序技术、NGS 测序技术和单分子测序技术的变革。基因测序仪的技术壁垒比较高，国内量产企业只有华大智造一家，其他厂商主要和 Illumina、Thermo Fisher 以及华大智造进行联合开发。从产品成熟度、市场占有率以及转化应用来看，NGS 是目前市场的主流测序平台。

单分子测序平台的前景可观，基于长读长优势，应用场景包括复杂基因组组装、临床上结构变异（SV）检测、超高分辨率 HLA 分型、快速宏基因组病原体检测等。目前，纳米孔单分子测序平台由 Oxford Nanopore Technologies（ONT）垄断，相关研究从科研向临床和公共卫生扩展应用。国内其他厂家的单分子测序平台正在研发中。

PCR 供应商主要包括 Bio-Rad（2017 年收购核心竞争对手 Raindance）、Thermo Fisher 等。PCR 技术的国产化较早。截至 2020 年 8 月，获 NPMA 批准注册的 PCR 国产医疗器械产品超过 700 款（多数为试剂盒），基于测序法的国产医疗器械产品获批的数量仅有 48 款。2017 年，诺禾致源及泛生子的 dPCR 芯片阅读仪分别获批上市；其他国产 PCR 研发企业主要包括锐讯生物、博日科技、宏石医疗、永诺生物、天隆科技、雅睿生物等。设备配套的试剂耗材，中国国内产品和海外产品仍有一定差距，但目前部分企业的产品已具备国产化优势。

所需材料包括样品采集、处理、建库、检测等过程所需的配套试剂耗材。配套试剂耗材主要包括试剂或试剂盒，以及检测过程中所需的耗材（如采集管）。试剂或试剂盒的国产化程度正逐步提高，尤其是 PCR 试剂盒。试剂盒的业务模式主要有 IVD 模式或 LDT 模式。IVD 模式需要在 NMPA 注册。如诺禾致源基于半导体测序法的人 EGFR、KRAS、BRAF、PIK3CA、ALK、ROS1 基因突变检测试剂盒在 2018 年获批。LDT 属于医学实验室自建项目，仅能在研发的实验室使用；可使用购买或自制的试剂，不能销售给其他实验室、医院或医生。肿瘤精准医疗企业泛生子在诊断和监测领域的业务主要以 LDT 为主，占比 70% 左右，IVD 占比 30% 左右。

目前，基因行业试剂耗材的商业模式以"仪器+试剂耗材"配套模式为主，同时部分试剂耗材（酶、芯片捕获探针、精细化学品等）和设备（建库仪、样本和文库质控设备等）独立销售。长期来看，常规检测流程所需的设备和配套试剂耗材集成一体化和自动化将成为趋势，但在特殊流程和场景下仍需要试剂耗材和设备的补充。

2. IT 基础设施

IT 基础设施主要包括基因大数据平台、数据库和分析软件，以及基因数据计算、存储、传输、管理的新型网络基础设施。

基因大数据平台的服务包括数据存储、计算、分析、解读和可视化等服务。产品形式包括云平台、一体机等方式。一体机针对的是中小规模数据的本地化整体解决方案，主要服务医生、科研单位或大学等，其可以最大限度地确保数据基于本地的存储安全，但对于平台功能扩展、数据管理及可控共享增加了阻力。目前该领域主要的交付产品为结合 GPU、FPGA 等生物信息分析流程的一体机，主要模式有基因企业自主开发或者信息技术企业提供解决方案两种模式。

基因云平台是云端提供基因大数据分析整体解决方案，其商业探索已有十年之久。基因数据生产进入 EB 级，传统的数据存储和计算服务器无法同时满足峰值资源、成本以及开发环境、数据挖掘、安全共享、容灾备份、软件兼容等要求。基因云通过在云端部署的基因大数据平台，包括基于云平台的高性能弹性计算和存储、多类型存储、分析流程模块、API、数据管理等功能，提供解决方案。与传统的解决方案相比，基因云平台服务在可拓展性、协作管理、成本控制等方面有着明显的优势。特别是当下为满足建立数据中心等需求，需借助基因云平台进行工具和数据的集成和协作来实现这些需求。目前主要有两种类型的企业在该领域布局：一是 Google、亚马逊、苹果、IBM、阿里巴巴、华为等互联网及 IT 巨头基于技术优势横向拓展基因云服务；二是诺禾致源、华大基因、Illumina 等基因领域龙头企业基于其原有业务进行的纵向延伸。目前国内的基因云平台主要用于改善客户交付，尚没有完全公开、成熟的基因云服务。基因慧认为，基因云平台服务是行业发展所需和业态演化趋势。

生物信息分析的主要过程包括生物大分子数据的获取、检索、注释、挖掘、存储等。输入是计算机可识别的 DNA 序列等生物数据文件，输出是包含生物学意义的生物信息文件。生物信息分析的核心工具是软件和数据库。其中，软件主要基于特定的分析需求实现完整功能的算法代码包；数据库是为特定功能分析建立的参考数据集。根据原国家食品药品监督管理总局颁布的《国家食品药品监督管理总局办公厅关于基因分析仪等 3 个产品分类界定的通知》（食药监办械管〔2014〕8 号）的规定，软件如果仅使用通用函数计算，则不按照医疗器械对其进行管理；如果使用企业特有算法，则作为 Ⅱ 类医疗器械对其进行管理。在临床、公共卫生等特定场景的生信分析需要的特有分析软件，需要在 NMPA 注册。目前，获批的 Ⅱ 类医疗器械软件主要顺应市场需求，多为非小细胞肺癌突变基因分析软件，也有企业的生信分析软件是配套其试剂盒或设备的，如诺禾致源于 2018 年 8 月获批的人 EGFR、KRAS、BRAF、PIK3CA、ALK、ROS1 基因突变检测试剂盒分析软件与其相应的试剂盒配套。

由于应用场景广、算法复杂度高以及免费开源软件依赖性等原因，中国国内的生物信息软件公司的商业化进程较慢，主要以数据分析服务或数据管理平台为主。包含以上功能及其他完整方案的基因大数据平台虽有市场需求，但相关企业或成熟解决方案极少。

基因数据的处理和分析的复杂度决定其对空间、时间、成本的需求高，除了云平台按需提供计算、存储和开发环境外，基因数据在计算、传输方面的加速、数据挖掘、加密等方面需要人工智能、异构计算加速、区块链、5G 为代表的新一代网络基础设施以及其有基因领域特点的知识图谱等技术和解决方案。目前企业参与领域的主要模式有以下几种：

一是由半导体及 IT 公司基于技术优势针对基因行业进行个性化设计。目前，华为在该领的业务覆盖度比较广。在硬件加速层面，华为基于多年的芯片研发经验，推出的针对 AI 运算特征设计的达芬奇架构 AI 芯片以高性能 3D Cube 计算引擎为基础，实现了算力和能耗比的大幅提升。除了华为，目前业内许多公司，如寒武纪、地平线、阿里巴巴等都推出了自己的 AI 计算芯片。在软件加速层面，华为云的基因组分析平台将单细胞 RNA 测序分析软件 Cell Ranger 的分析流程在云端实现，利用云端丰富的资源对流程进行加速，可以将原来需要 23 小时完成的流程加速到 2.5 小时。此外，华为云结合 5G 和人工智能技术为基因企业提供基因测序解决方案，在降本增效的同时实现行业的智能化升级。

二是基因行业企业在原有业务的基础上提供增值服务。如华大智造的 MegaBOLT 生物信息分析加速器（含高阶版 MegaBOLT-Pro），主要采用 FPGA 硬件异构计算，结合算法优化加速，对数据预处理质控分析、比对及变异分析、后处理分析等分析流程进行加速。诺禾致源的自动化生信分析平台，采用"Cromwell+WDL+消息队列+Mongo/MySQL 数据库+API+诺禾云"交付系统，代替传统的"人工+一键化流程"的生物信息处理方式，实现从数据下机到交付的全过程无人化处理，包括常见的项目异常情况，可按设定逻辑自动处理，并做到全过程留痕，减少分析过程的人为干预，进而提升交付效率。

三是专注于基因数据的细分领域公司。由于该领域技术门槛较高，目前专注于该领域的企业较少，代表企业有 Sentieon、Illumina 收购的 Edico Genomics 等。

（二）核心应用

伴随突如其来的新冠肺炎疫情，基因行业核心应用市场的重心从科研级基因分析技术转换到临床核酸检测和基因诊断赛道；得益于基因编辑的热点，基因治疗获得研发及投资关注，成为发展"第二曲线"。

1. 基因检测

基因检测是指通过基因检测设备获取生物样本（组织、细胞、血液样本等）的基因组信息，并进一步用于科学研究或临床诊断。基因检测技术逐渐成为生命科学研究的基础方法之一，主要应用于基础研究和临床科研，并逐渐开始应用于临床诊断、环境污染治理、生物多样性保护、农牧业育种、司法鉴定等多个领域。基因检测可以为基础研究提供动物、植物、微生物等物种的核酸序列检测，从而获得物种的基因图谱，继而辅助生物分类、良种选育、遗传进化及基因性状功能的鉴别等。在临床科研中，基因检测为转化研究、临床应用、药物研发等提供服务，对与人体健康相关的基因状态或人体微生物群落进行研究。临床科研为疾病的诊断、治疗、预防等提供科学发现和理论依据、技术手段和工具等，近年来的相关研究主要体现在疾病相关基因发现、治疗药物靶点发现、人群队列研究以及病原微生物的检测等。

中国国内提供基础科研基因检测服务的企业主要有诺禾致源、华大基因、贝瑞基因、安诺优达等。2019 年，诺禾致源科研领域（生命科学基础科研服务、医学研究与技术服务、建库测序平台服务）的营业收入总计约 13.7 亿元，占总收入的近 90%；华大基因多组学大数据服务与合成业务总金额为 6.8 亿元，占总收入的 24%；贝瑞基因基础科研服务收入为 3.6 亿元，占总收入的 22%。以三者科研收入占整体科研市场的 85% 计算，国内基因检测科研市场的规模在 30 亿元左右。

目前，中国国内基因检测科研市场相对饱和，新药研发市场或将成为科技服务新的增长点。国内药企的新药研发处于起步阶段，在生物药研发热潮下，药企和基因检测企业合作或将成为趋势。国外药企于 2010 年开始和头部企业合作，从新药靶点研发、临床试验入组、伴随诊断产品研发等多方面开展合作。例如，阿斯利康、默克、安进、辉瑞、BMS 等药企与国内超过 10 家基因企业展开伴随诊断合作。国内药企，包括微芯生物、君实生物、信达生物等和基因企业开展了类似合作。如 2019 年 10 月，诺禾致源与微芯生物合作，为后者开发抗肿瘤新药西奥罗尼针对小细胞肺癌患者的伴随诊断检测方法，并为其提供临床试验样本的检测服务。

2. 基因诊断

除了面向科技服务的基因检测，基因行业的另一核心应用是临床基因诊断，其具体是指基于相应资质的基因检测，出具具有临床意义的基因检测报告，为疾病的诊断、治疗和预防提供依据。

（1）出生缺陷防控

基因检测技术从根本上改变了遗传病的诊断思路和流程，并为出生缺陷防控提供了方向。围绕着三级预防体系，基因诊断应用于出生缺陷防控领域，覆盖孕前、产前和出生后各阶段，主要产品和服务包括无创产前基因检测（NIPT）、胚胎植入前遗传学检测（PGT）和新生儿遗传基因检测。

无创产前基因检测（NIPT）的检测原理是采集孕妇外周血、提取胎儿游离 DNA 进行高通量测序，并通过生物信息分析技术来检测胎儿是否患有染色体异常的疾病，主要用于 3 种染色体数目异常遗传疾病，包括 21-三体综合征（唐氏综合征）、18-三体综合征（爱德华氏综合征）、13-三体综合征（帕陶氏综合征）。国家统计局数据显示，2019 年全国出生人口有 1465 万人，全国 NIPT 检测样本量达到 400 万份，NIPT 渗透率为 27%。近五年人口增长率和出生率都在下降，以平均人口增长率 3‰、人口出生率 10‰估算，到 2025 年我国出生人口将在 1421 万人。随着技术的成熟，预计 NIPT 相关产品渗透率能够达到 60%，到 2025 年 NIPT 国内市场规模将达 103 亿元。

胚胎植入前遗传学检测（PGT）主要用于辅助生殖领域，其主要分析卵母细胞（极体）或胚胎（卵裂期或胚泡）中的 DNA，以进行 HLA 分型或确定遗传异常的测试。国家药监局在 2019 年发布的第 60 号公告显示，胚胎植入前染色体非整倍体检测试剂盒（测序法），即"PGT-A 试剂盒"首次纳入国家强制性医疗器械行业标准，于 2020 年 8 月 1 日起实施。目前，我国获批的 PGT-A 产品只有贝康医疗胚胎植入前染色体非整倍体检测试剂盒（半导体测序法）。国家统计局数据显示，2018 年我国不孕不育率高达 16%，超过发达国家平均水平，预计2023年将达到18.2%。目前我国不孕不育患者超过5000万人，约有30%的患者需要进行辅助生殖治疗，但目前我国辅助生殖就诊率仅为7%，远低于美国60%的水平。由于国内试管婴儿平均成功率不足30%，平均每对夫妇需要进行2~3次试管婴儿手术，按平均每周期PGT收费2500元计算，我国PGT潜在市场空间为175亿~262亿元。未来该领域的主要增长点是技术普及带来的渗透率的提升。

新生儿遗传基因检测主要包括听力筛查、遗传代谢筛查等。目前NMPA批准的耳聋基因检测试剂盒有8个，其中6个基于PCR，1个基于微阵列芯片，1个基于测序法。2018年国家卫健委发布的《关于印发全国出生缺陷综合防治方案的通知》指出：到2022年，新生儿遗传代谢性疾病筛查率达到98%，新生儿听力筛查率达到90%，确诊病例治疗率达到80%。国家统计局数据显示，2019年全国出生人口1465万人，以目前基因检测产品的平均渗透率3%以及3000~5000元/次的价格估算，我国新生儿基因检测的市场规模在18亿元左右，未来的增长空间主要在于渗透率的提升。

（2）肿瘤基因诊断和肿瘤早筛

与影像学、血清学、病理学等传统诊断方式相比，基因诊断基于分子生物标记物，有较高的分辨率、较早的观测时间窗口和复发转移监测的便捷性，可用于早筛、早诊、辅助诊断、伴随诊断等全周期管理。肿瘤早期筛查是从健康人群中筛选极少数肿瘤高危群体，属于肿瘤早期发现环节。肿瘤早期诊断可帮助肿瘤患者尽早发现病情从而大幅提高肿瘤患者的生存率。由于肿瘤常规诊断手段的局限性，基于NGS技术的肿瘤液体活检和伴随诊断，为肿瘤患者提供了更加精确的用药指导和肿瘤治疗方案，以及肿瘤愈后监控评估患者复发肿瘤的危险程度。2020年美国FDA先后批准了Guardant Health和Foundation Medicine的两款基于NGS大Panel的液态活检伴随诊断产品。

目前，肿瘤基因检测仍在发展早期，仍是辅助手段。相对于FDA批准了数款泛癌种伴随诊断大Panel，我国仅批准了9款NGS伴随诊断试剂盒，其中的8款是针对非小细胞肺癌的伴随诊断小Panel，需要针对不同人群进行大样本验证，且主要应用于靶向药的用药指导，而针对液体活检（辅助诊断）在2020年刚刚起步。对于产业热点的肿瘤早筛，仅有个别特定类型的产品获批，其在特异性和敏感性上均有待提高。

我国肿瘤基因检测产业化发展还处于早期阶段，业务主要集中在伴随诊断方面。相同的治疗方案对于不同肿瘤患者的疗效可能存在差异。肿瘤的靶向治疗是以肿瘤原癌基因产物或其信号传导通路为治疗靶点，抑制肿瘤生长。肿瘤靶向药物特异性高、副作用低，是精准医疗的基础。靶向药物主要包括小分子靶向药物和大分子单克隆抗体类药物。目前，我国市场上肿瘤基因检测的价格从数千元到数万元不等，基因测序成本的下降和业态体系的成熟会带来产品价格的下降，目前的价格相对偏高，有望进一步下降。世界卫生组织国际癌症研究机构（IARC）发布了2020年全球最新癌症负担数据，2020年中国新发癌症病例457万例，检测频率为每年2次，以渗透率30%估算，目前我国肿瘤基因检测市场规模在229亿元左右。

肿瘤基因检测的发展方向是伴随诊断和早筛早诊领域，技术布局方向主要是液体活检技术和NGS技术。在伴随诊断方面，基因检测公司会加速和药厂合作研发伴随诊断产品。如ExactSciences与药企Pfizer合作共同推动Cologuard检测产品的推广销售等。基于液体活检技术，Guardant Health与40多个生物制药类客户建立合作关系，包括阿斯利康、默沙东、辉瑞和BMS等，主要合作方向包括共同进行液体活检类的伴随诊断产品的研发、加速药物研发。

（3）感染及传染病诊断

在公共卫生传染病类领域，近几年，以基因检测为代表的分子诊断技术逐渐凸显其在微生物检测中的作用。新冠肺炎疫情暴发以来，以核酸检测技术为主的新冠病毒检测试剂盒被应用于病例诊断、与其他流感样疾病的区分、病例解除隔离出院等方面。分子诊断技术在传染病方面的主要技术是mNGS和PCR技术，即先采用mNGS鉴定病原体，后用PCR进行诊断。

mNGS技术检测范围广、无须预先培养样本、检测通量高，它可以用来检测未知微生物，确定未知病原体。如在新冠肺炎疫情暴发初期，mNGS技术从临床样本中鉴定新冠病毒的核酸序列，破译了新冠病毒的基因组。mNGS技术路线涉及样本采集、核酸提取、文库制备、质控、测序、生物信息分析等环节。目前，mNGS技术的临床应用主要包括对各种综合征和样本类型的传染病诊断、微生物组分析，通过转录组学鉴定人类宿主对感染的反应，以及肿瘤相关病毒及其基因组整合位点的鉴定等。

mNGS检测可一次性完成细菌、真菌、病毒和寄生虫等未知病原体检测，且无须特异性扩增，尤其适用于急危重症和疑难感染的诊断，不仅有助于医疗决策和优化抗感染治疗方案，而且在诊断混合感染时更具优势。但由于费用和周期原因，在大规模检测中，临床上偏向于用PCR。截至2021年1月，NMPA共批准50个新冠核酸检测试剂盒，其中27个为抗体检测产品，23个为核酸检测产品，在 23 个核酸检测产品中，实时荧光 PCR 法的试剂盒共有 16 个，占比达 70%。

随着新冠肺炎疫情防控效果的加强，核酸检验领域的市场规模会呈下降趋势，未来其新增长点在于新的基因位点、病原微生物检测、技术突破以及分级诊疗体系带来的渗透率的增加。其供给端的业务模式由单一的产品供应商发展为一体化服务提供商，产品自动化、封闭化程度将进一步提升。

3. 基因治疗

针对小分子化学药在干扰蛋白—蛋白间相互作用方面的效果并不理想、大分子生物药不能作用于细胞内靶点等局限，同时基于基因编辑以及 CAR-T 等技术的进展，细胞和基因治疗产品在近几年得以快速发展，其有望治疗传统药物不能解决的疾病或者改善疾病治疗的方式，并有可能从源头（基因变异）治愈疾病。目前，国内外基因治疗领域研发火热，全球基因治疗相关产品临床试验数量达 4651 起，我国有 619 起，占比 13%。

基因治疗企业的研发方向主要包括载体类基因治疗和基因编辑类基因治疗。目前布局载体类的中国国内企业有复星凯特生物、药明巨诺、赛百诺等；国外企业有 Juno、Novartis、Kite、Spark Therapeutics 等。在基因编辑领域，中国国内企业有邦耀生物、赛贝生物、吉凯基因等；国外布局 ZFN 技术的企业目前仅为 Sangamo（由于专利垄断的原因）1 家，布局 TALEN 技术的企业主要有 Cellectis、Editas Medicine 等，布局 CRISPR 技术的基因治疗公司主要有 Editas Medicine、Caribou Biosciences 和 Intellia Therapeutics。国际大型生物制药公司也在通过并购或合作的方式布局基因治疗领域。

对于药企而言，基因治疗就是生物创新药。因为其技术发展尚处在早期，类似 DEL 技术，企业目前主要通过和生物技术公司合作、投资/并购（生物技术公司及其临床试验阶段的产品）或专利转让的方式来进入该领域。Grand View Research 的资料显示，全球地中海贫血、镰刀型细胞贫血、血友病的市场规模分别在 10 亿美元、30 亿美元、125 亿美元左右。以产品 10 年的发展周期计算，基因治疗应用于遗传病治疗的比例约为 12%，估计全球基因治疗市场容量在 1000 亿美元左右，按国内占比 10% 估算，中国国内的市场容量在 100 亿美元左右。

未来，基因治疗的发展趋势和重难点主要表现在以下方面：一是从癌种扩展到罕见病、免疫性疾病及更多类型的疾病。单基因遗传病和罕见病的基因治疗开发市场空间巨大，基因治疗为罕见病患者带来治疗希望，同时积累更多大数据为常见病的治疗提供线索。二是成本的降低。目前批准的基因治疗产品价格在数十万美元量级，患者负担较大，且未来相关产品纳入医疗保险的难度较大。因此需要优化研发及生产成本，探讨更灵活的付费及医保报销体系。三是新型载体的设计和优化。如降低脱靶性（传递系统的特异性）、提高包装能力（比当前4.7KB更长的片段）等。四是供应链的整合。在血液制品、物流运输、载体生产、细胞转导、冷冻保存、输液等环节，基因治疗的供应链复杂和环节多，在产业拓展过程中，强有力的供应链整合是关键。五是生命伦理的重视程度和严谨的实验设计。尽管基因编辑目前集中在成年人或成年动物，但仍需加强生命伦理的培训和宣导。除合规外，应确保技术的公平、公开、合理研发及转化，杜绝歧视，避免"精准医疗"发展为"精英治疗"，同时密切关注由基因编辑带来遗传改变而导致的生物安全、生命伦理、数据隐私和道德问题。

（三）新兴市场

近年来，在政策和资本的助推下，基因行业进入良性发展期，技术工具快速迭代，政策窗口期延长，资本对企业硬实力的考量，成为行业快速发展的保障。

1. 分子育种

种业分为育种、制种、销售三个环节。传统的产业链分工模式是科研机构负责育种、种子企业负责制种、种子站进行销售。随着育繁推一体化的发展，公益性育种和商业化育种，以及品种审定绿色通道的推广，其产业结构正在发生改变，但整个链条的核心竞争力依然是育种，育种的关键环节是发现/创制基因变异和选择/利用变异基因。

育种技术从最初的自然突变演化到如杂交育种、诱变育种等经验育种技术。随着分子生物学的发展，育种技术已发展到分子层面，未来随着基础数据、资源的积累，大数据育种将成为育种技术的趋势。分子育种主要包括分子标记辅助育种、转基因育种和基因编辑育种。

分子标记辅助育种是在农作物上寻找与重要农艺性状显著关联的DNA分子标记，从基因型水平上实现对目标性状的直接选择。随着测序技术的发展，分子标记辅助选择已经发展到全基因组选择。

转基因育种技术是指人为将某一物种的已知功能基因转移到另一个物种体内形成基因重组，从而得到具有新性状的种子。转基因育种技术在农作物中的应用主要有抗生物及非生物逆境、提高产量、改良品质以及提高养分利用效率等。2020 年，我国批准的转基因作物品种有转 cry1Ab/cry1Ac 基因抗虫棉、转 epsps 和 pat 基因耐除草剂玉米、转 g2-epsps 和 gat 基因耐除草剂大豆。其中，自主培育的转基因耐除草剂玉米、耐除草剂大豆被列入"十三五"农业科技十大标志性成果。

基因编辑育种技术是指在不转入外源基因的情况下，对作物内部存在的基因进行修饰，从而获得具有目标性状的新品种。如美国杜邦公司通过 CRISPR/Cas9 技术敲除控制直链淀粉合成的 Waxy1 基因获得了糯玉米新品种。

中国是农作物种子资源大国，共保存 340 种作物的 44 万份资源，总量排名世界第 2。国家统计局数据显示，2019 年，玉米、稻谷、小麦播种面积分别为 4128 万公顷、2969 万公顷、2373 万公顷，以每亩作物生产成本为 1100 元/亩、种子占总成本 5% 左右估算，我国玉米、稻谷和小麦种子的市场规模分别为 341 亿元、245 亿元、196 亿元。以玉米、稻谷、小麦占种业市场规模的 75%、分子育种的渗透率为 10% 估算，我国农作物分子育种的市场规模在 104 亿元左右。

从全球范围来看，传统种业完成了头部整合。如 2017 年中国化工收购先正达、陶氏与杜邦合并；2018 年 Bayer 收购 Monsanto，并把其种子业务出售给 BASF。我国种粮技术比发达国家低、种子同质化严重且种业库存过剩。同时，我国种业市场集中度不高，育种研发与成果转化存在脱节，形成传统巨头垄断的局面，使得分子育种的新兴技术市场壁垒高，利润空间小，转化效率低，这是一定程度上的科技资源浪费。基因慧预计，中国国内市场未来会出现一系列行业整合，未来的增长点主要是育种技术带来的种子差异化以及育繁推一体化产生的协同效应。

2. DNA 司法鉴定

随着 DNA 检测技术的发展，法医 DNA 检测成为司法领域重要的鉴定工具，其应用范围包括法医 DNA 建库、法医现场物证、亲缘鉴定等。需要说明的是，DNA 鉴定除了 DNA 司法鉴定外，还包括 DNA 动植物鉴定等。

法医 DNA 检测的核心是检测 DNA 的多态性，主要有序列长度多态性和碱基序列多态性。根据 DNA 所处位置，有常染色体和性染色体检测。其检测流程是通过从干血片、血液、发根、上皮细胞等样本中提取 DNA，通过片段长度分析或直接序列测定对 DNA 进行分析，再进行比对得到结果。目前，法医 DNA 检测技术主要包括 STR 检测技术、SNP 检测技术和 mtDNA 检测技术。

STR 检测技术主要有常染色体 STR 检测技术、miniSTR 检测技术、性染色体 STR 检测技术。常染色体 STR 检测技术主要用于亲缘鉴定；miniSTR 检测技术可用于由于高温、潮湿、微生物酶解等多种环境因素导致的 DNA 破坏降解的灾难性事件的鉴定；性染色体 STR 检测技术主要用于性别鉴定和法医学精斑及混合斑检验。

SNP 检测技术有常染色体 SNP 检测技术和 Y 染色体 SNP 检测。常染色体 SNP 检测技术主要用于个人识别鉴定和法医物证鉴定；Y 染色体 SNP 检测主要用于父系亲缘鉴定和混合斑男性成分的个人识别等法医学鉴定。

mtDNA 检测技术，即线粒体基因组检测技术主要对细胞质中的线粒体 DNA 进行多态性检测。mtDNA 是闭合环状结构，具有抵抗降解的能力，mtDNA 拷贝数高于核基因拷贝数，mtDNA 遵循母系遗传，不发生重组，因此可用于母子亲缘鉴定、细胞核 DNA 量不足的情况下的鉴定以及古老材料、腐败材料、角化细胞如毛发和指甲等大部分核 DNA 已降解材料的分析。

目前，在 DNA 司法鉴定领域的业务包括 DNA 检测仪和配套试剂耗材以及检测服务。国外相关服务企业的业务主要集中在仪器和试剂的开发，代表企业有 ABI、Illumina 和 Promega。中国国内相关企业主要布局于检测服务，同时向上游延伸。如华大基因依托其基因检测技术平台，在北京注册成立华大方瑞司法物证鉴定中心，并在全国布局了多家司法鉴定中心，于 2016 年利用其 BGI-SEQ500 二代测序平台注册了二代法医遗传鉴定仪（FGI5500）。

DNA 司法鉴定服务的业务增量在于协同公共卫生领域、司法、公安等部门建设相关人口 DNA 数据库和新生儿基因库。我国公安机关 DNA 数据库的样本总量与总人口的比率为 3.17%，与英美等发达国家相比还有很大的差距。新生儿基因库主要用于新生儿健康防控和"打拐"，重庆、广西等多地已开始试点新生儿基因库的建设，加上生育政策的影响，新生儿基因库建设将带来巨大的市场空间。

3. 基因合成

合成生物学是综合复杂的生物系统科学、工程设计的交叉学科，自 2020 年首次亮相以来，成为各国基础研究和战略性新兴产业。其中，基因合成是近年来合成生物学的前沿领域和重要组成部分。随着高通量测序技术、DNA 合成、基因组装、基因组编辑等技术的发展，基因合成高速发展，推动基因行业从"读"到"写"的深入探索，基因合成进入基因 2.0 时代。

基因合成作为合成生物学的底层技术，利用化学、生物学、自动化和计算机科学等交叉科学及前沿技术合成生物的基因或整个基因组。其中，DNA序列设计是关键。靶序列通常需要通过软件从头设计，包括密码子优化、DNA二级结构调整以及其他可能影响系统功能（如蛋白表达）的一系列理性设计。

DNA合成技术从20世纪80年代开始，经历了从第一代柱式合成到第二代高通量芯片合成的两个关键性时期。第二代芯片DNA合成仪从2000年开始研发，高密度、并行化的集成工作模式有望解决DNA合成领域超高效、低成本的迫切需求。第二代DNA合成仪包括光刻掩膜、喷墨打印、电化学阵列三种主要技术平台，代表企业有Affymetrix、Roche NimbleGen、联川生物、CustomArray、Agilent以及Twist BioScience等。由于技术和仪器受限，中国的基因合成仍处于一代合成水平，仅凭借中国国内人力成本低的优势拓展市场。高通量DNA原位合成仪的商品化在中国国内尚属空白，基于高通量寡核苷酸合成提供大规模基因合成的服务为数不多。产生这种现象的主要原因是仪器研制存在核心专利、关键零部件依赖进口等关键问题，需要生物、化学、材料、信息、自动化、半导体等多种技术的集成，对人才及技术的要求极高；基因合成存在自动化水平低、过程烦琐、试剂消耗仍需大幅度压缩的关键问题，这导致无法大规模推广仪器及高质量、低成本服务。

基因合成技术及转化应用，以Twist和Ginkgo Bioworks的战略合作为典型案例，这将在疾病治疗、环境治理、新药物、新材料、新能源以及许多其他领域如DNA存储产生重大影响。DNA合成技术（寡核苷酸合成和基因合成）正以更高通量和更低的成本带给下游应用更多的可能性，并进一步推动上游技术的发展。

基因合成的成本与寡核苷酸的合成成本直接相关，这些成本主要来自寡核苷酸合成的试剂消耗，通常合成规模、寡核苷酸的长度和供应商的不同，导致每个碱基合成成本的不同。传统的供应商进行基因合成的成本为每碱基0.10~0.30美元。此外，DNA合成过程是一个劳动密集型的过程。只有减少合成试剂消耗、提高通量、提高基因装配过程的自动化和准确性，才能显著降低基因合成的综合成本。基因慧认为，未来基因合成成本的下降主要在于微阵列的寡核苷酸合成技术以及对应的下游DNA片段组装技术的发展。中国国产基因合成仪的发展有望推动相关成本下降进而加速技术普惠。

4. DNA储存

DNA存储的本质是将存储信息形式的0和1映射到体内或体外合成的

DNA 的四种碱基中（编码），然后通过 DNA 测序读取碱基序列，基于映射规则获得原始信息（解码）。

DNA 存储的概念源于 1965 年，基于 Sanger、Illumina、ONT 测序等技术，分别在生物体内和体外开展 DNA 数据存储研究。经过 20 多年的发展，DNA 存储的概念得以实现；2011 年前后掀起实验室学术研发热潮；得益于 DNA 测序和合成技术的发展，2015 年开始 DNA 存储得到工业界较大的研发投入；2019 年北卡罗来纳州立大学的化学与分子生物工程系的 Albert Keung 教授团队发布了不依赖 PCR 的 DNA 数据存储系统 DORIS，这显著提高信息密度，并可以在室温下操作且易于扩展。

DNA 存储的工业化生产包括 DNA 合成、编码软件和 DNA 测序三部分。测序技术的发展使 DNA 测序成本以超摩尔定律下降。目前，DNA 存储的核心成本是 DNA 合成。相对 DNA 测序而言，DNA 合成成本降幅并不显著，但随着合成生物学的新兴技术发展，其在 2015 年后得到显著改善。除了 DNA 测序和 DNA 合成，从结构上讲，DNA 分子不能仅仅应用于现有的芯片架构，而是必须通过软件和物理互联来优化和解决硅到 DNA 的接口，同时标准化 DNA 数据格式和简化工作流程，以实现跨平台存储和对现有数据架构兼容的端对端解决方案。DNA 存储解决方案代表企业包括 DNA Script、Catalog（2020 年宣称使用 DNA 存储了 16GB 的维基百科的所有内容，每秒存储 4MB）、Evonetix 等。

风险投资界对 DNA 存储的关注程度从 2010 年起缓慢提高，基本集中在 A 轮及 A 轮以前的投资。统计数据显示，2019 年该领域整体融资总额约 13 亿美元，主要集中在 DNA 测序、分析和软件，DNA 合成的产品化和投资热度有望在 2021 年抬头，相关投资主要包括微软、华大、华为在此领域的产业投资。DNA 存储获得 IT 以及基因头部机构的关注，未来将催生众多学术研究和创业型公司和研发投入及投资。创新的路径包括但不只限于应对以下重大挑战：一是信息不失真。DNA 存储通常需要依靠序列的多拷贝提供的冗余信息来校正。二是快速读取。目前 DNA 存储技术的数据读取不及传统硬盘存储。三是全自动化。需要完成从合成、存储到测序的端对端全自动化，提高时效性。四是成本控制。超过 95% 的成本用于合成 DNA，合成生物学技术的提升有待改善。

我国高度重视 DNA 合成领域的研发，2018 年累计总投入接近 8 亿元用于资助 36 项国家重点研发专项。其中专门设置了 DNA 存储技术相关研发专项，军事科学研究院医学研究院牵头的"高通量脱氧核糖核酸（DNA）合成创新技术及仪器研发"专注于开发化学法 DNA 合成新技术、复杂结构序列的高效合成技术和大片段 DNA 高效组装技术，研制基于高通量芯片的原位组装控制系统及仪器。南方科技大学牵头的"使用合成 DNA 进行数据存储的技术研发"项目，拟开发利用合成 DNA 高效快速、高密度数据加密编码转码，随机读取，无损解读新方法；开发多类型数据存储 DNA 介质；通过合成 DNA 开发快速编码，存储及读取数据的集成型软件系统。中国科学院深圳先进技术研究院获批了合成生物学重点项目"多方协同合成基因信息安全存取方法研究"，其主要针对 DNA 存储过程中多方协同操作和安全性问题提出混合加密方法和增量编码技术，并进一步探究如何保障合成基因信息多方安全协同与提高 DNA 存储信息高效管理能力，实现合成基因在复杂信息存储需求场景中的存储与可靠读取。

五年之内，DNA 存储有望在硬件产品方面有所突破。基因慧预计，这方面应用的市场前景将大于 DNA 检测本身，特别是 DNA 存储与物联网、POCT 测序设备、数字家居结合，有望通过数字技术进一步打破人与物之间的物理隔阂，构建数字生命健康网络。

（四）交叉融合

近年来，在政策和资本的助推下，基因行业经过快速扩张期，技术工具快速迭代，政策窗口期延长，资本对企业软实力的考量，成为行业发展的缓冲。

1. "基因+大数据"

基因作为生物遗传和功能的基本单元，理论研究经历了 160 多年，在近 10 年得以加速应用和规模产业化的本质原因是基于两个领域的深度融合，即高通量基因测序技术以及大数据技术，其分别代表 BT 和 IT 的前沿方向。大数据技术中具有代表性的是用于数据存储的云计算（模式）、数据挖掘的机器学习（算法）和数据传输及共享的区块链（数据库）等。"基因+大数据"的技术融合的必要性一方面是源于基因的数据规模、复杂性以及敏感性；另一方面是大数据技术基于基因测序数据等类似的结构性数据以发挥更大的应用价值。

基因数据的储存和计算的基础是高性能存储（硬件存储）、计算硬件加速（硬件加速）、分布式处理（软件加速）。基因数据的生物信息分析过程数据量巨大，对系统吞吐能力要求极高，在不同应用场景中需要不同性能的存储，尤其是当前研究对数据共享和安全均有高要求的情况下，高性能存储是大型基因中心的必备条件。基因序列比对到基因组的过程是数据分析相对耗时和耗资源的环节，在算法基本稳定的情况下，需要高效的硬件加速，在短时间内完成大量基因序列比对分析。除了硬件加速、成本等问题外，软件加速也是目前基因大数据优化的路径之一。传统的分布式处理是将多台计算机通过通信网络连接，在统一的控制系统下协调完成大规模信息处理任务。基因数据的分布式处理是基于服务器资源，将计算数据划分成不同部分或者将计算任务过程进行分布式处理。

基因数据挖掘和数据建模主要涉及数据挖掘（算法）、多组学数据与临床信息及表型关联及整合（输入信息）、知识图谱和知识库（工具）。在基因数据应用方面，数据挖掘目前还处在早期发展阶段，没有大规模开展，目前相对发展较快的应用场景包括在消费级基因检测领域进行疾病诊疗和风险评估预测，如通过多基因风险打分进行预测疾病及发现高危人群。人口级队列研究的多组学数据整合和数据挖掘可以帮助筛选确定致病性变异，提升疾病早期诊断和筛查的效率。多组学数据、临床信息及表型关联及整合，是建立组学和疾病数据库、知识库、病例注册系统、临床决策支持系统的关键，有较高的技术和资源门槛，目前没有成熟的解决方案。知识图谱（Knowledge Graph，KG）是对知识的一种有效表达方式，能够反映实体之间的逻辑关系，并据此进行关联和推理。知识图谱的发展尚处在非常早期阶段，尤其表现在包括基因在内的医疗健康大数据应用方面。尚没有公认的、广泛使用的成熟产品，当前相关应用仅限于临床知识库及辅助决策及数据驱动的药物发现等。

基因数据协作和共享依赖数据中心、数据压缩和传输、数据确权及共享、标准化开发环境。数据中心是大规模基因数据协作和共享的载体和目标之一，其通过数据汇聚建立数据仓库（Data Warehouse），通过数据治理形成可以提供标准化服务的数据集合及关联资源和工具。国际有代表的基因数据中心包括 NCBI（美国）、EMBL（欧洲）和 DDBJ（日本）等。包括基因数据在内的医疗健康数据中心，偏向于存储和分析系统，而非传统的业务系统，包括从数据汇聚、数据处理、数据融合到数据仓库等流程，同时需要从数据确权与合规、数据资产化与转化角度进行数据治理。在数据汇聚建立数据中心的过程中，面临的一个棘手问题是大规模数据的传输。为加快运输，基因数据传输前一般需要无损压缩，生产成本降低和市场需求陡增，导致基因数据大幅增长。因此基因数据压缩方法近年来也受到关注，目前业内尚无广泛接受的标准。基因数据携带信息的敏感性，要求在使用、传递和应用过程中依法合规，严格遵循生物安全相关规范；同时基因数据在大样本集的规模程度，能影响有效建立分析及解读的基线，并对疾病风险预测建模提供输入，以及对未来进一步的数据治理和数据资产化产生影响。为解决快速搭建基因数据分析环境，以Docker为代表的容器技术，有效地解决了传统生物信息分析存在的软件依赖关系复杂的问题，提高了软件部署和使用的效率，尤其提高了分析结果的可重现性。

基于基因数据的大规模数据存储、数据整合、数据挖掘、数据安全以及标准化开发环境等需求，存在一个高性能、可扩展、经济的平台模式，这就是云计算平台（简称云平台）。云平台在基因领域的应用称作基因云。当前，基因云的主要应用场景包括人群队列基因数据管理和分析、数据交付系统和临床基因辅助诊断系统等。其未来发展趋势是整合基因数据与表型信息、医院信息系统（Hospital Information System，HIS），构建生命组学数据，接入知识图谱，并结合机器学习工具，打造真正的数据挖掘系统，创造更广阔的应用空间。除了医疗健康，基因云未来将进一步应用于数字农业和工业等场景。

2. "基因+单细胞"

继"人类基因组计划"之后，高通量测序技术结合大数据技术，使群体基因组和个体基因组得到前所未有的发展。但在细胞层面，拥有相同基因组的细胞类型分化发育差异、肿瘤细胞的异质性和肿瘤微环境等科学问题仍然无法解答。

单细胞测序是在单个细胞水平对细胞的基因表达等信息进行检测。与传统测序不同，单细胞测序需要先将实体组织或体液中的细胞群进行解分选，形成细胞悬液，再通过对单细胞水平的DNA或RNA进行扩增并添加没有细胞特有的分子标签制作成单细胞文库，最终使用NGS测序仪对该文库进行上机测序。目前单细胞测序主要应用于基因组、转录组及基因组甲基化等组学序列的检测，分析细胞的异质性等关键信息。目前单细胞测序主要用于科研服务市场，从基础的单细胞测序发展到时空组学，逐渐扩展至临床诊断、用药控制、公共卫生等医学服务，并与基因编辑等技术相结合。

2019年，NIH成立"人类生物分子图谱计划"（HuBMAP），未来计划开发一个可广泛获取的框架，以通过支持技术开发、数据采集和详细的空间制图，以单细胞分辨率全面地绘制人体图谱。我国在单细胞领域起步较晚，

2016 年，国家重点研发项目"精准医学研究"明确提出单细胞组学技术的研发以及其在重大及罕见疾病临床研究和治疗中的应用。2019 年，国家自然科学基金会批准 113 个单细胞相关项目，经费合计 6606 万元。在产业方面，目前相关设备依赖性大，头部企业主要包括 Fluidigm、10xGenomics、Mission Bio 和 BD BioSciences 等在内的生产平台企业。百奥智汇等企业在生物信息分析方面加速发展，包括浚惠生物在内的企业也在积极开发相应试剂盒，推动单细胞在肿瘤早筛方面的应用。

单细胞测序的业务模式包括传统的设备销售和分析服务两种模式。其市场逐渐从科研端走向临床应用，其中生殖健康处于成熟上升期，肿瘤、免疫、神经、干细胞等均处于市场萌芽期，具有高成长潜力。此外，将单细胞技术用于制药市场，进行药物靶标筛选和验证、药效和动力学评估、适应症和伴随诊断开发等亦处于早期阶段，拥有巨大的发展潜力。

目前，单细胞测序的重难点主要在于技术突破和成本控制两个方面。在技术上，目前大多数的单细胞高通量转录组平台只能实现 3'或者 5'端测序，无法获取更丰富的全长转录本信息。将单细胞的多组学信息与其细胞表型和功能结合起来是生物信息分析的难点，对于结合时空维度的单细胞测序数据分析解读工具仍亟待开发。在成本控制上，目前单细胞测序的部分人工操作环节已被自动化工作站所取代，但整体成本仍然较高，还不适用于大规模的临床应用，急需研发人才并降低成本、优化流程，开发更多工具，推动转化其应用。解决以上问题的路径包括提高单细胞分选的效率和通量、实现高通量的多组学研究，开发更多自动化的单细胞技术平台，将单细胞多组学研究和组织的 3D 解剖相结合。

3. "基因+智能制造"

从基因产业链来看，智能制造主要集中在上游，是核心生产资料，主要包括以测序仪、PCR 仪、建库设备为主的基因数据生产系统。生产系统通过光学、化学或纳米等手段读取核酸信号转化为碱基排列的序列，即生产的基因序列数据，是下游所有应用的基础。由于基因数据分析的环节烦琐，高复杂度项目需要多方协作，传统的基因数据生产方式对人工依赖度较高，既无法避免人工误差和污染对数据产出质量的影响，又无法解决人效带来的数据生产成本及时间限制，因此，生产系统的自动化和智能化对数据进行全程质量控制、成本控制及数据中心建设非常关键。

在基因技术快速转化和应用于市场的进程中，特别是在民生普惠工程

（例如无创产前筛查、宫颈癌筛查、新冠病毒核酸筛查等）大力发展的过程中，成本对公共服务控费以及市场规模扩大至关重要。其中设备成本控制是切入点。一方面，成本是影响扩大市场覆盖率的重要因素。以深圳无创产前基因检测为例，由生育保险基金可以支付400元，个人无须支付费用，目前无创产前基因检测覆盖了70%的孕妇，使得唐氏综合征的活产率从最高0.349‰下降到0.076‰。无创产前基因检测产生的社会效益和经济效益，带动了2019年河北省超过52万例的出生缺陷免费筛查。市场渗透率的提升反过来加速上游研发和成本的降低。另一方面，成本控制的可行性取决于多元化竞争及市场渗透率的持续提升。在新冠病毒核酸检测方面，RT-PCR的优势不只是周期短，更重要的是成本可控。测序技术虽然既可以作为金标准进行筛查，也可以发现新发突变，以及基于高通量优势进行大规模病原微生物溯源，但目前成本相对于RT-PCR仍有劣势。整体上，高通量NGS测序的发展持续降低测序成本，其从2007年的10000美元（人全基因组测序）下降到2010年的1000美元；但2011—2014年的测序成本基本持平，直到2015年华大发布国产测序仪后，这个现状得到显著改善，华大智造也成为全球可以量产测序仪的三大生产厂商之一。

当前智能制造拥抱基因行业以及关联的医疗器械领域，是契合宏观政策及市场需求的双重机遇。由于国产医疗器械在品牌认知等方面与国外相关产品存在差距，"首台（套）"进入市场是最大难题。为解决这一难题，2018年，国家发展改革委等8部委联合发布《关于促进首台（套）重大技术装备示范应用的意见》，其中纳入工信部《首台（套）重大技术装备推广应用指导目录》中的32种医疗设备产品中包括高通量基因测序仪，这一系列宏观政策，在很大程度上加速了国产测序仪的发展，同时促进上游有序竞争和成本控制。2020年5月开始，我国逐渐明确国内大循环为主体、国内国际双循环相互促进的新发展格局。同时强调将坚定不移扩大对外开放，新发展格局不是封闭的国内循环，而是开放的国内国际双循环。"基因+智能制造"的融合在宏观政策调控下，具备灵活发展的市场空间。一方面，2020年8月，多部委调整发布《中国禁止出口限制出口技术目录》，其中限制国产新一代基因检测仪、第三代单分子测序仪等出口。另一方面，优秀外资企业的先进技术和产品被大力引进中国，获得地方大力支持，并加大研发、投资和合作力度。例如，2019年，安捷伦获得中国首个PD-L1伴随诊断产品，与燃石医学合作共同研发首款可支持探针捕获法的NGS自动文库制备系统，并在天津、南京、贵州等地合作建立食品检测实验室；赛默飞亚太最大的临床试验工厂（苏州）完成扩建，并与多家本土基因企业签署战略合作协议，共建精准医疗生态系统。

4. "基因+新药研发"

新药创制是目前的政策和产业热点，特别是生物药。生物药研发面临两大挑战，即研发成本（包括费用和时间成本）过高和政策监管的敏感性。2020 年 3 月，学术期刊 JAMA 的数据显示，美国生物制药公司平均研发一种新药并推向市场的成本约为 10 亿美元，而肿瘤学和免疫调节药物的开发成本最高，中位数为 28 亿美元。新药研发主要影响因素是临床试验的失败。在肿瘤新药临床试验中纳入正确的生物标志物，其未来临床试验的投入预计可减少 8%，试验成功率可提升 27%。去除临床试验失败的支出，新药研发的核心影响因素是研发周期（效率）未得到明显改善，需要 10~20 年。最新的 DNA 编码化合物库技术（DEL），可以将先导化合物筛选过程缩短 1/3。在分子靶向药、免疫治疗药物等热点新药研发方面，基于下一代高通量测序技术筛选特定基因型的患者入组临床试验、用药指导和预后评估，极大地提高临床试验效率，缩短临床试验的周期。

基因检测赋能新药研发主要表现在四个方面：新药发现的基础研究和临床研究（发现新靶点、临床试验入组）、用药前的伴随诊断、肿瘤免疫治疗等药物疗效、识别耐药机制监测开发新一代药物。

生物标志物在药物研发中至关重要，可以大大降低传统药物靶点筛选成本，通过筛选特定基因型患者以及预后评估提高临床试验成功率，包括基于高通量测序的靶点发现、药物基因组数据分析、细胞药敏检测、肿瘤原代细胞培养、肿瘤移植小鼠模型（PDX）等。除了面向基础研究的靶点发现，还有面向临床研究的药物基因组服务，其主要是研究基因组在药物反应的作用，即借助包含基因等生物标志物在内的相关信息，描述药物暴露量和临床反应、药物不良反应的风险、基因型特异性给药、药物作用机制、药物靶标的基因多态性等。较常见的场景是"旧药新用"的临床研究、临床试验入组，通过基因检测识别药物的耐药机制来有效选择研发路径等。

相关机构基于生物标志物和药物基因组，提供的服务包括药物靶点发现、新药临床前研究和临床研究。由于涉及的技术门槛高、周期长和环节烦琐，目前的市场以基因检测机构为药企或药企研发机构提供科技服务为主，也出现二者战略合作的趋势，同时出现药企或基因企业独立拓展业务线，形成诊疗一体化的趋势。整体上，面向药企的科技服务在基因企业的业务占比不高，但仍成为营销热点。除了科技服务的业务合作，近年来不少药企和国内外基因企业达成战略合作，合作范畴主要围绕基因治疗及伴随诊断，针对分子靶向药物基础研究（新药发现）和新药研发及上市，尤其是伴随诊断战略合作互相赋能政策及技术资源。基因企业将基因诊断作为数据入口，新药研发为终端扩大价值，业务形态的本质不同加大资源增值和研发投入的差距；制药企业面临人类遗传资源、生物安全等监管政策与多组学数据共享利用的问题。对于市场以及行业而言，实现产业链条的整合是发展的必然性。同时，随着市场的规模扩大以及业务需求的增多，部分药企和基因企业正独立发展诊疗一体化模式，即药企通过投资、自营、收购等方式开展基因检测业务，基因企业通过重组分拆拓展新药研发业务。

随着药物研发成本的提升以及人类遗传资源监管的收紧，药企为新药研发的效率提升以及本土新药的发现积极寻找新的高效路径，其中新药研发结合伴随诊断试剂研发是近年的主流方式之一。其主要应用于肿瘤靶向药领域，并逐渐向其他疾病治疗领域拓展，包括囊性纤维化、人类免疫缺陷病毒（HIV）相关疾病等。相关业务模式包括基因企业和药企合作，开发伴随诊断产品，加快新药研发和上市进程。基因企业的产业形态从服务阶段发展到产品阶段，而伴随诊断试剂是较为成熟的产品形式之一。特别是肿瘤伴随诊断试剂，是基因行业继无创前基因检测之后的第二大研发及投资产品。2018年，国家药监局陆续批准了9款基因检测Panel，均是伴随诊断试剂产品。未来市场空间将不断扩大，如从小Panel到大Panel，从单一生物标记物到更多、更新的生物标记物，从单癌种到多癌种再到泛癌种等。如华大基因在肿瘤基因突变Panel获批后，研发PARP抑制剂伴随诊断相关的BRCA1/2基因突变检测试剂盒，注册申请已受理；推出同源重组修复（HRR）基因检测和同源重组缺陷（HRD）评分检测，推动药厂与临床试验合作。对药企而言，基于伴随诊断试剂盒产品的研发和合作，其核心目的是加速新药商业化。在高通量基因测序等技术发展的推动下，基于患者精准医疗（个性化治疗），生物药成为目前新药研发和投资的热点。在合规前提下控费降本，是药企参与伴随诊断试剂研发与合作的基础逻辑，其具体包括：在临床试验中入组合适的受试者、药物疗效监测、与伴随诊断试剂组合报证，加速药物上市审批、上市后推动药物入院销售。

为实现上述目标，药企往往更重视促进药物销售的伴随诊断，因此往往以服务费或固定里程碑付款的形式和伴随诊断研发机构合作，通过一次筛选快速确定适用人群；关键要素是标准流程和长周期的治疗（如慢性病）。因此药企在伴随诊断领域的常见合作模式包括：内部研发伴随诊断试剂、与伴随诊断研发机构合作、收购伴随诊断公司。但是，伴随诊断研发机构往往通过一个患者一次或少数几次检测服务收费，与药企一次检测后长期治疗（用药）的消费模式有本质的不同，其在单业务的合作中充满不确定性。因此，目前的基因公司开发伴随诊断试剂，往往将其作为众多产品线之一；肿瘤基因公司往往同时开展筛查、检测、伴随诊断（用药及预后和复发监测，其中不乏肿瘤基因公司将业务线延伸到制药领域）。尽管有以上的不成熟之处，但在伴随诊断试剂研发的初期阶段（国内仅 9 款 NGS 伴随诊断试剂获批），药企和基因公司积极加强合作。而在未来的产业发展中，生态建设仍是核心主题，特别是新兴技术加速迭代。如 Mission Bio 推出单细胞多组学平台，可以同时检测同一细胞的 DNA 和蛋白质，这对研发和未来产品化都提出更高的要求。从整体来看，只有建立好细分领域分工和充分的价值协同，才能同时推动伴随诊断和新药研发的技术转化和市场规模的扩大。

DNA 编码化合物库（DNA-Encoded Library，DEL，曾用名 ELT、DELT 等）是一种新兴的小分子药物筛选技术。最早由 2002 年诺贝尔生理学或医学奖获得者 Sney Breener 和 Richard Lerner 于 1992 年提出。DEL 技术通过将组合化学、亲和筛选、DNA 编码和 DNA 测序技术相结合，快速、高效地完成上亿级别的分子库构建和筛选，可以将先导化合物筛选时间从一年缩短至四周，极大地加速了新药发现的进程，相对于其他技术具有显著的时间优势和成本优势。目前 DEL 技术的工业机构主要以向学术机构和医药企业提供科研服务为主，目前国内外的"头部效应"严重。在 DEL 领域较知名的学术机构包括哈佛大学、苏黎世联邦理工学院、上海科技大学免疫化学研究所等；工业机构包括 Ensemble therapeutics、Vipergen、DiCE Molecules、Philochem、WuXi AppTec（药明康德）、Pharmaron（康龙化成）等。我国 DEL 领域的头部公司包括成都先导、药明康德和康龙化成等。头部机构持续加大相关资金及研发投入，采取积极或低价竞争策略，或将快速加剧 DEL 技术服务市场的竞争。相关产业方需在建库技术、分子库规模及 DEL 库质量上加大研发投入力度，并持续建立成本控制，获得研发资金的支持。DEL 技术尽管具有相应的优势，但也存在一定局限和优化空间，包括需扩大靶向蛋白质靶标的范围、提高蛋白质与标准选择程序的兼容性以及进一步增加可测序的 DNA 标签的数量等。

5. "基因+大健康"

"基因+大健康"是基于基因科技、大数据等技术，为健康个体和群体进行精准的健康管理，即基于基因等分子生物标记物，通过高通量测序、PCR等技术对个体或群体进行精准的健康量化和预测，并结合多组学数据和表型数据等将预防端口前移，精准地指导生活方式。目前"基因+大健康"的应用处于早期，但从市场营销角度来看，这是相对容易切入的领域，由于宣导不足及利益相关，市场上出现了不少概念混淆、低门槛的产品及过度包装的现象，由于影响到市场秩序，未来极可能带来群体事件风险，亟须行业规范和政策引导。事实上，"基因+大健康"的技术门槛和产品设计门槛非常高，相关研发远难于无创产前基因检测、肿瘤伴随诊断等成熟产品，其影响及覆盖范围远远大于其他产品，因此亟须加大市场宣导、研发投入、产品设计以及市场规范管理。

从产品来看，"基因+大健康"具有明显特色：普惠性，基于低成本、易操作、有价值的技术方案普惠于民；高分辨率，基于基因等多组学分子生物标记来量化、预测和管理生命健康；高通量，在短时间内同时对数以万级甚至人口级样本进行检测、分析和数据挖掘；大数据，基因序列数据与其他多组学数据、临床信息、表型信息等结合构建生命健康大数据，可以为新药研发、保险精算、公共卫生等建立新的数据基线。

从应用场景来看，"基因+大健康"产品分为消费级基因检测、常规基因体检、肿瘤早诊早筛、精准健康、携带者筛查。目前全基因组测序成为部分企业面向个人基因组大健康的产品，同时由于解读数据库及知识库的局限性，目前以基因 Panel 为主。随着测序成本的降低和解读速度的提升，未来全基因组测序将成为主流产品形式。商业模式方面，目前有三种类型：一是直接面向消费者（Direct to Customer，DTC）。主要通过自有平台或第三方电商进行直销，采样多为唾液，也有口腔拭子、宫颈拭子等。二是体检中心等健康管理机构采购。如爱康国宾与南方基因合作，美年大健康早期采购华大基因的服务，后期投资建立美因基因（2020 年 11 月，美因基因完成超 5.4 亿元股权转让，拟独立上市）。三是与临床研究机构合作。目前处于临床科研或基础研究过程，如微基因和复旦大学、天坛医院、西南医院等合作，有望通过医院建立的健康中心形成第三方检测类似的合作模式。

从行业来看，应用发展和资本投入均取决于政策监管、基础研发及产品设计。理论上，政策窗口期在 2019—2020 年打开，但恰逢人类遗传资源管理、基因编辑及生物安全相关法规出台，需要一定周期的规范化和市场教育。在基础研发方面，受益于国产测序仪的推动，全基因组测序的个人基因组产品上市，并与表型组数据、机器学习算法和大数据算力相融合，逐步完善；核心问题是产品设计，即打造类似 NIPT 的成熟应用场景需要产业创新创业独立思考本土化战略和模式。2015 年前后，"基因+保险" 和基因体检获得一定的关注后，由于产品设计以及商业模式的不成熟，基因产品被概念化成为获客工具，大大降低了投资者的预期。

从产品模式来看，最初切入市场的"基因+大健康"产品形式是祖源分析然后发展到以疾病健康风险预测到医疗研究及临床级健康管理。从定价来看，通常的价格在数百元量级（一度因为竞争低至 299 元），对于单个疾病的数个 SNP 位点的分析产品价格为数十元，而全基因组分析从数千元到数万元不等（根据测序深度、解读深度有较大差异）。目前由于缺乏规范管理及科普，市场上的差异极大，一般消费者、投资者较难识别。"基因+大健康" 的产品化和产业化视野需要进一步放大到跨界技术及产品的融合，包括癌症早筛、运动、营养、医美、保险等。"基因+大健康" 的融合经历"波浪式"发展，目前处于新一轮波峰之前的爬坡期。

面向未来 3~5 年，区块链、隐私计算和生物安全逐渐规范后，将出现广阔的市场空间。例如，家用个人基因组产品。基于区块链技术解决合规等问题，基于收样模式创新或者掌上测序仪/POCT 设备解决便捷问题，同时打造类似于 NIPT 的单品爆款应用场景，这对于研发者存在非常大的挑战，同时前景乐观，核心问题是长期资金投入和产品创新。例如，基因与微生态数据的结合。基因大数据与生殖系统菌群、肠道菌群、皮肤菌群等微生态数据结合，打造生殖系统产品、精准营养和精准医美等方面的产品。如包括健康餐定制、菌群移植瘦身、数字定制护肤、发掘罕见突变作为常见病的药物靶点等。例如，发展医院健康管理中心的渠道和表型数据融合。随着综合性医院开展健康管理服务的逐步深入，医疗信息管理系统重新革新，此应用体系深度融合基因数据与临床信息和表型信息，保留与可穿戴设备数据的 API 接口，或可作为合规化产品设计优化的切入口。

（五）要素集聚

随着经济的快速发展，作为人口大国，中国基因行业发展迅速，市场潜力巨大，集聚化发展显著。北京、广东、上海三地的基因行业发展领先全国，除了当地具有人才和资本资源优势外，地方制定的产业政策也发挥着至关重要的作用。无论是顶层的产业规划还是在细分领域的发展规范，当地政府均制定了相关文件，有效促进了基因行业健康快速发展。

1. 基因行业聚集

2021年是国民经济和社会发展第十四个五年规划（简称"十四五"）的开局之年。"十四五"规划提出，以国内大循环为主体、国内国际双循环相互促进的新发展格局是核心战略之一。战略的实施重点之一是需求侧管理。自2015年中央提出供给侧结构性改革以来，2020年末，中央经济工作会议首次提出需求侧管理。需求侧管理的本质是合理地扩大内需，寻找内生动力，推动消费、投资和出口。从空间区位角度来看，发展城市圈和都市圈群，如环渤海、长三角、粤港澳大湾区、成渝经济圈等就是呼应这一战略，其中发展战略性新兴产业是基本共识。通过优势互补的区域，优化和稳定产业链，中国构建以国内大循环为主体、国内国际双循环相互促进的新发展格局。以基因技术为代表的生物技术是各大城市圈和都市圈群的发展产业重点之一。

基因慧统计数据显示，2020年，国内127起基因企业融资事件中，北京、上海两地的融资企业占比接近一半，北京、上海、深圳、杭州和广州占比超过3/4，可以看出中心城市的集聚性。YourMap数据库显示，中国国内基因超过60%的企业聚集在北京、上海、广东和江苏。我国基因行业各生物技术细分领域的龙头企业也主要集中在以上区域。区域发展独角兽企业或准上市企业，借助区域政府、资本、资源和应用端等多方推动整合的产业链，形成产业合力，加快构建产业集群。

中国国内基因技术领域的头部企业均布局在全国经济发达地区的一线城市/省会，各区域发展中心把基因行业作为重点招商培育的产业之一。基因行业从萌芽期发展到成长期，围绕头部企业打造产业链，并形成以基因行业为主体的产业园，逐步形成产业集群，主要得益于以下要素：一是稳定的政策窗口和市场稳定增长。在"健康中国"和"科技创新驱动"的政策窗口期，如新药创制带动的靶点发现、DEL、伴随诊断等间接或直接关联产业的发展，以全生命周期健康管理带动的基因体检、肿瘤早筛、DTC等基因大数据基础设施建设，以基因治疗、基因合成、DNA存储等新兴技术带来的第二曲线发展动力。二是技术发展和资本回暖的双轮驱动。从临床Panel、WES（全外显子组测序）到WGS（全基因组测序），从常规测序到单细胞测序、时空转录组测序，从寡核苷酸合成到染色体合成，从基因编辑到单碱基、双碱基基因编辑，从 NGS 到纳米孔单分子测序应用临床等，技术的持续发展带来新的产品孵化和上市，扩大基因科技应用范围。同时，科创板的推出激发了一级资本市场对生物技术类企业的投资热情。"技术+资本"的双轮驱动带来预计未来 5~10 年的产业持续波浪式增长动力（伴随约每三年一次的波动周期）。三是行业生态初步形成。得益于以上两点，基因行业生态初步形成面向科技服务的基因检测、面向医学的基因诊断和基因治疗、面向工业基因合成的广阔的产业格局；从上游测序设备（特别是国产化加速良性竞争秩序的形成）和试剂耗材、中游检测服务到下游产品孵化逐步形成完整的产业链。与国外相比，我国基因治疗、基因合成的技术仍落后，云计算基础设施仍有成本优化的空间。但基于国情发展的无创产前基因检测、新冠核酸检测与国际水平齐平甚至领先。整体上，我国的基因行业生态已初步形成，接下来将进入稳定发展时期。

2. 基因产业园区

基因行业进入高速发展时期，基于规模扩大和优化资源配置的需求，产业集群是下一阶段的发展形态，其载体之一便是产业园区。

从区域发展角度来看，由于基因技术的先进性和广阔的转化应用前景，基因行业是各地政府重点发展的新兴产业之一。各地以产业园方式集聚产业供应链、培育头部企业的方式实现产业的集群发展。产业园区是指政府或企业为实现产业发展目标而创立的特殊区位环境。一般由政府选择地理位置优越的地区，统一规划聚集相关领域，通过上下游企业的叠加，串联政府、大学/科研机构和企业等，转化、转移技术以及整合产业链，打造价值链和推动产业生态。产业园区属于产业地产范畴，可以追溯到 20 世纪 20 年代的英国和美国，1945 年后，产业地产的开发成为不少国家的经济发展战略。20 世纪50 年代中期后的城市郊区产业地产开发，与疏解中心城市压力、信息技术和高速公路的发展相伴而生。在发展中国家，20 世纪末开始的出口加工区随着新国际分工的深入、产业转移而设立。在我国，"园区"是一个集合概念，目前朝着集合新兴产业链企业方向发展，以资本或地方政府为主导，吸引头部企业和优秀创新企业入驻，培育新兴产业集群。

在国内，除了少部分独立发展基因产业的园区外，大部分基因产业集群被划分到生物医药产业园，主要分布在长三角城市群、环渤海经济圈、粤港澳大湾区、成渝经济圈等成熟的生物医药产业集群区域。国家科技部生物技术发展中心发布的《2019 中国生物医药产业园区竞争力评价及分析报告》显示，2018年我国园区生物医药产业总产值约1.82万亿元，增长速度为16.95%，生物医药产业集聚明显，主要体现为环渤海经济圈、粤港澳大湾区、长三角城市群三大区域集聚化发展，东、中、西部区域发展不平衡。

由于人才、创新企业及金融环境等产业基础发展的差异，加上各地政策扶持、产业规划、园区服务等要素的差异，全国各区域中心生物医药产业相关园区发展呈现梯队差异。以发展时间起点为主线，本书把国内基因产业的园区区域分成三大梯队：第一梯队为北京、上海、广州。代表产业园（产业聚集地）包括中关村生命科学园、张江生物医药基地、广州生物岛等。在已有的规模体量和品牌基础上，为寻找新的增长点，各园区通过投资组合的方式实行纵向整合资源。例如，将基因检测企业与基因药物研发结合实现诊疗一体化。同时，作为老牌产业园，其规模性和组织惯性使其在新一轮创新竞赛（"抢人才""抢项目"）中人处于领先地位。第二梯队为深圳、南京、成都、武汉、苏州等。在新一轮创新竞赛中，深圳光明区、坪山区，南京江北新区，成都高新区、温江区，武汉光谷等提供极具优势的政策和天使母基金等，快速引进"准独角兽"企业。但相对先进的硬件设置配套、产业创新服务等软件配套还需继续优化升级，以加速创新项目的落地转化。尤其是苏州及周边城市对专业孵化器、投资、园区规划综合解决方案的重视，吸引研发中心和专业人才落地，有望在基因治疗、基因合成、免疫药物等最新领域占得先机和开辟新的高地。第三梯队为石家庄、重庆、长沙、泰州、福州等。在最新的园区版图中，部分二、三线城市拥有相对完善的产业规划和创新服务。

第四节　人工智能医疗行业

近年来，人工智能（AI）成为推动社会经济发展的新动力之一，在提高社会生产效率、实现社会发展和经济转型等方面发挥重要作用。作为主导新一代产业变革的核心力量，人工智能在医疗方面展示了新的应用方式，在深度融合中又催生了新业态。

一、人工智能医疗发展现状

从全球范围来看，目前人工智能医疗产业仍处于发展早期阶段，相比于传媒、零售、教育等领域来说，商业化程度偏低。但随着市场需求不断扩大，人工智能向专业化细分领域深化发展，加之各国宏观政策支持和技术进步等，人工智能医疗发展前景广阔。中国作为新兴市场国家的领头羊，其人工智能医疗始终保持高速发展态势。目前，我国人工智能医疗发展经历了计算智能阶段，正处于从感知智能向认知智能过渡的发展阶段，不同细分领域的技术发展情况和落地应用成熟度有所不同。

（一）国内外行业总体概况

美国依靠早期的政策拉动医疗信息化和人工智能辅助医院管理，积累了大量数据，具备先发优势，属于领先梯队，目前已在药物研发、医疗机器人、医学影像、辅助诊断等方面全方位布局。其他国家如英国、德国、加拿大、日本等国紧随其后，各有侧重、各有所长。AI医学影像是人工智能在我国医疗领域应用最为广泛的场景，率先落地、率先应用、率先实现商业化。手术机器人、药物研发、精准医疗等领域已有部分落地应用，但出于成本或技术原因，尚未实现规模化普及，未来增长空间较大。受2020年初新冠肺炎疫情影响，人工智能在公共卫生领域特别是传染病的预防与控制方面发挥重要作用，传染病大数据分析预警系统、疫情排查系统、智能测温机器人、消毒机器人、语音服务机器人等在战"疫"一线被广泛应用。

1. 全球人工智能医疗发展概况

近年来，人工智能成为推动社会经济发展的新动力之一，在提高社会生产效率、实现社会发展和经济转型等方面发挥重要作用。作为主导新一代产业变革的核心力量，人工智能在医疗方面展示出了新的应用方式，在深度融合中又催生出新业态。人工智能医疗的迅速发展和普及，提高了医疗质量，降低了医疗成本，能够帮助医疗行业解决资源短缺、分配不均等众多民生问题。

全球的人工智能医疗相对于制造业、通信传媒、零售、教育等人工智能应用领域来说，还处于早期阶段，商业化程度相对偏低，行业渗透率较低。人工智能医疗具有广泛的市场需求和多元业务趋向，拥有广阔的发展空间。目前，市场规模高速增长，大量初创公司不断涌现。预计到2025年，人工智能应用市场总值将达到1270亿美元。其中，医疗行业将占市场规模的1/5。

从具体应用层面来看，医疗信息化应用早，智能诊疗、医疗健康管理落地广，药物研发市场规模大，医学影像增速快。

医疗信息化作为应用较早的领域，近几年在数字医疗和互联网医疗的基础上得到了大力发展，人工智能在医院大数据处理系统建设方面起到重要作用。美国在智能化电子病历管理、智能化药品服务管理、智能手术室管理等方面重点发力。美国顶级医院通常选择与头部医疗技术供应商展开合作，打通数据壁垒，构建标准化数据集，确保机器学习拥有高质量的数据基础。欧洲国家的医疗信息化基础完善，医疗保障体系较为健全，数据在完整性和延续性等方面具有优势，人工智能在医疗成本控制、系统化药械管理、智能化电子病历管理、远程医疗等方面应用较为广泛。

此外，智能诊疗和医疗健康管理是人工智能医疗产品落地较为广泛的领域。日本将医疗健康管理和护理作为结合人工智能的突破口，旨在缓解本国严重的老龄化问题带来的压力。中国的人工智能健康管理事业起步较晚，但随着各种检测技术（如可穿戴设备、基因检测等）的发展，伴随着物联网大环境的促进作用，预计在 2020 年后，市场将进入高速发展阶段。

药物研发结合人工智能起步稍晚，但市场规模较大，增速较快，目前占据人工智能医疗市场 35% 以上的份额。我国目前的药物研发以仿制药和改良药为主，国外药物研发则以创新药为主。由于存在算法技术优势和大量药物数据积累等诸多先发优势，目前美国 AI 药物研发的发展速度较快，已有基于人工智能技术进行药物研发的多种新药上市，市场逐渐成熟。

医学影像与人工智能的结合是人工智能医疗的另一个重要应用领域，也是近年来增速较快的领域。这一领域的发展在中美两国呈现不同特征。美国需要借助人工智能弥补其国内明显短缺的放射师数量，中国则对跨平台影像云技术支持的需求更加迫切。除中美外，以色列在人工智能医疗影像分析方面也处于世界领先水平。此外，人工智能医疗在手术机器人、精准医疗等领域也逐步落地应用，发展前景较好。

从全球格局来看，中美两国人工智能医疗发展双足鼎立，日本、英国和以色列等国家紧随其后。在全球人工智能医疗市场上，美国依靠早期的政策拉动医疗信息化和人工智能辅助医院管理，积累了大量数据，具备先发优势，属于领先梯队。目前已在药物研发、医疗机器人、医学影像、辅助诊断等方面全方位布局。随着以深度学习为代表的人工智能技术带来技术和产品重大突破的不断涌现，美国出现了人工智能技术与医疗健康领域深度结合的迹象。这种深度结合主要靠医疗与科技界的巨头公司的推动。如 IBM 推出 Watson，通过合作扩展医疗使用场景、输出生态能力；谷歌通过旗下的多家生物科技和医疗公司，尝试形成规模效应。总体来看，科技巨头主导了美国人工智能在医疗领域的前沿应用发展。

相比于美国在人工智能医疗各个应用领域广泛且相对平衡的布局，其他国家则各有侧重，各有所长。加拿大和英国在医药研发上具备原有积累与技术优势，深度结合人工智能后依然表现亮眼。欧洲的医疗信息化和医院管理水平较高，健康管理、医院管理、智能问诊等领域较为成熟，如 Babylon Health 通过人工智能，为用户提供远程医疗问诊服务，全球用户达到 430 万人，每天可提供 4000 个临床咨询，已完成 120 多万次的数字咨询。亚洲医疗保健缺口较大，即使是在经济相对发达的韩国和日本，每 10000 人拥有的医生也低于 25 人，这一比例低于其他发达国家。因此，亚洲的人工智能与医疗的结合需求重点在于辅助诊断、患者虚拟助手、医学影像分析等方面，医药开发相对落后。中国在影像识别和辅助诊断领域的应用较为广泛，其他场景也在快速发展，展现出多元发展态势，在多个层面都取得显著成果。从本质上来看，中国巨头及创业者对当下的医疗体系的窘境有着深度认知，因此人工智能作为帮助中国医疗体系革新、给医生及患者带来便利的技术手段，受到了很大程度的重视和利用。以色列在医疗影像分析上也可与中美一较高下。目前，中美两国人工智能医疗发展双足鼎立；日本、英国和以色列等国家紧随其后，构成第二梯队。

2. 我国人工智能医疗发展概况

人工智能医疗在一定程度上缓解了资源供给不足、分布不均的问题。医疗行业作为关系我国国计民生的重要行业，长期以来存在医疗资源供给不足和分布不均等问题。《2019 年我国卫生健康事业发展统计公报》数据显示，2019 年，我国共有三级医院 2749 个，在我国一至三级医院总量中占比为 11.60%，但三级医院医疗服务工作量占比为 56.75%，且我国三级医院主要集中在北京、上海、广州等大城市，中小城市医疗资源相对不足。截至 2019 年末，我国共有卫生技术人员 1010 万人，其中执业医师和执业助理医师 382 万人，注册护士 443 万人，2019 年全年总诊疗 85.2 亿人次，医疗供给存在较大压力。在此背景下，人工智能凭借其智能化、自动化的特点，在医学影像、药物研发、医院管理等多个医疗场景落地应用，能够辅助提高医院诊疗效率和运营管理水平，在一定程度上解决我国医疗资源不足的问题。

人工智能医疗正从感知智能向认知智能过渡。从整体来看，我国人工智能医疗发展经历计算智能阶段，目前处于从感知智能向认知智能过渡的发展阶段，不同细分领域的技术发展情况和落地应用成熟度有所不同。AI 医学影像是人工智能在医疗领域应用最为广泛的场景，率先落地、率先应用、率先实现商业化。手术机器人、药物研发、精准医疗等领域已有部分落地应用，但出于成本或技术原因，尚未实现规模化普及，未来增长空间较大。

人工智能医疗的商业化路径通常沿着"学术研究—商业应用"的模式进行。与实验室产品不同，人工智能医疗的商业化需要利用人工智能技术解决医疗领域的实际问题，通过满足一定规模的市场需求来实现商业变现。其本质是商业行为，以营利为目的，因此国家对人工智能医疗的技术成熟度、销售方式、盈利模式都要有明确的规定，以实现对于人工智能医疗领域的商业化规范管理。2018 年，国家卫健委出台《国家健康医疗大数据标准、安全和服务管理办法（试行）》（国卫规划发〔2018〕23 号），提出健康医疗大数据标准管理工作原则，明确规定医疗大数据的使用标准和安全原则，体现了国家对医疗行业数字化转型和商业发展的高度重视。人工智能医疗的发展同样如此，人工智能作为新兴技术在医疗行业的融合和商业化应用中需要经过实验室研发、临床试验、注册审批、市场准入、市场定价、市场流通等环节。从我国人工智能医疗的发展进程来看，安德医智旗下 BioMind"天医智"的颅内肿瘤磁共振影像辅助诊断软件于 2020 年 6 月通过了 NMPA 三类医疗器械审批，该产品是通过国家药监局审批后获得的以"影像辅助诊断"命名的 AI 医疗软件，在美国等国家已有多款同类产品上市。

（二）国内外行业政策分析

随着人工智能技术的发展，其在医疗健康领域的研究及应用速度也随之加快，各种人工智能医疗应用出现，并成为重要的医疗资源，有效缓解了医疗资源压力。各国政府也出台了一系列政策、战略规划等文件支持人工智能医疗的发展。

1. 国际人工智能医疗发展政策分析

医疗资源的缺乏和就医效率低是很多国家面临的难题，人工智能医疗的发展不仅能够辅助医生提高诊疗效率，还能够促进医疗科技的发展，为复杂病症的治愈提供可能。

人工智能医疗作为人工智能赋能医疗行业下的重要领域，在国外的发展相对较早，美国、英国、欧盟、日本都出台相关文件，对人工智能技术在医疗领域的应用提出指导。美国在 2016 年 10 月发布《为人工智能的未来做好准备》《美国人工智能倡议》《国家人工智能研究和发展战略计划（更新版）》等，重点布局诊断辅助和疾病预防，积极将人工智能应用于可穿戴设备、记忆辅助系统和医疗诊断等领域。此外，还为联邦政府在人工智能研发方面的投资确定了优先领域。2017 年 4 月，日本政府发布《人工智能的研究开发目标和产业化路线图》并指出，日本政策在医疗健康领域重点关注的是临床机器人、医疗辅助系统和医疗健康数据的监管等，希望借助人工智能改善人口极度老龄化的社会现状。同年 10 月，英国政府发布《在英国发展人工智能》蓝皮书，确定了目前医疗保健行业最具发展人工智能潜力的三个方向，即病情诊断、影像辅助诊断和潜在流行病的早期发现和发病率追踪。英国政府发布的人工智能政策较多，但提及医疗健康领域的政策屈指可数，并且报告中相关描述的篇幅也不多。2020 年 2 月，欧盟发布了《人工智能时代：确立以人为本的欧洲战略》和《人工智能白皮书》，重点关注人工智能在健康分析和精准医疗等领域的应用，对医疗设备等在数据安全方面"高风险"行业的人工智能企业提出监管及审核要求。

2. 我国人工智能医疗发展政策分析

近年来，在数字经济不断推进的大背景下，中国的人工智能发展迅速，并与多种应用场景深度融合，逐渐成为推动经济创新发展的重要技术。医疗作为社会经济和人民生活最密切的场景之一，人工智能与医疗应用场景之间的联系越发紧密，人工智能医疗越来越受重视。国务院于 2017 年 7 月出台《新一代人工智能发展规划》（国发〔2017〕35 号），提出发展便捷高效的智能服务，推广应用人工智能治疗新模式、新手段，建立快速精准的智能医疗体系。具体地，在智慧医院建设方面，加强手术机器人、智能诊疗助手，柔性可穿戴、生物兼容的生理监测系统等设备的研发；在药物领域，基于人工智能开展大规模基因组识别、蛋白组学、代谢组学等研究和新药研发，推进医药监管智能化，通过人工智能的应用，加强流行病智能监测和防控。受新冠肺炎疫情影响，人工智能医疗领域技术发展和商业化进程全面提速，并取得长足进步。2018 年 4 月，国务院办公厅发布的《关于促进"互联网+医疗健康"发展的意见》（国办发〔2018〕26 号）指出，要进一步完善"互联网+医疗健康"体系。2019 年，国务院发布了《国家新一代人工智能开放创新平台建设工作指引》，鼓励人工智能细分领域领军企业搭建开源、开放平台，面向公众开放人工智能技术研发资源，向社会输出人工智能技术服务，推动人工智能技术的行业应用，培育行业领军企业，助力中小微企业成长。

我国人工智能医疗政策的发展呈现由上到下的特点，即从国家宏观层面出台指导性文件和发展规划，为人工智能研发和应用提出指导路线，各地政府根据中央指导意见出台相关执行文件。工信部印发的《促进新一代人工智能产业发展三年行动计划（2018—2020年）》提出在医疗影像、智能服务机器人等细分行业的发展目标，明确发展方向。由于人工智能发展水平的限制，目前我国人工智能医疗的重点发展方向与国外基本一致，主要集中于诊断辅助和疾病预防等方面。

（三）行业现状分析

1. 人工智能医疗企业现状分析

人工智能医疗产业链条发展的主要环节有基础层、技术层、应用层（见表2-19）。

基础层主要为人工智能医疗的发展提供基础设备，实现对顶层的算力支持，即海量数据处理和存储设备。企业类型主要为设备供应商和数据平台服务商，如腾讯、百度、阿里等互联网巨头多在基础层发挥技术研发优势，通过自主研发产品和并购等方式参与人工智能医疗的发展。

技术层主要为人工智能医疗提供认知、感知、机器学习等方面的技术服务，即对语音、图像等信息的识别和处理，通过计算机对数据进行分析和预测。企业类型主要为专门的语音或图像人工智能技术服务商，以及人工智能技术公司，如科大讯飞、依图科技等企业利用人工智能技术优势，深入医疗细分场景，辅助医生诊断，进行健康管理。

应用层是人工智能在医疗领域的具体应用，如药物研发、智能诊疗、医疗机器人等。应用层企业的服务领域更加细致，针对具体化的场景提供解决方案。基础层和技术层技术壁垒较高，前期技术研发资金需求量大，且需要具备一定的技术基础，因此该领域一般由研发能力和资金实力较强的大公司为主；应用层的技术壁垒相对较低，且创收能力强，因此应用层的企业数量最多，如中小型企业或创业公司通常聚焦应用层面。

表 2-19　人工智能医疗产业链

产业层级	主要领域	企业类型	行业壁垒	代表企业
基础层	芯片研发及制造、云计算、硬件设备	硬件设备供应商、数字平台服务商	技术难度高、研发投入大	腾讯、阿里、百度
技术层	语音识别、图像识别、机器学习	技术服务商	技术难度较高、研发投入大	依图科技、科大讯飞
应用层	药物研发、医学影像、可穿戴设备等	医疗设备制造商、医疗系统服务商	技术难度相对较低	平安好医生、数坤科技、连心医疗

资料来源：36 氪研究院。

海外的互联网巨头和传统医疗巨头加快对人工智能医疗领域的布局。美国是人工智能医疗领域布局最早的国家，各大巨头纷纷下场，创业企业不断涌现，在医疗大数据和辅助诊断等方面取得了率先突破。美国政府十分看重人工智能的发展，引导政府向企业投资进行人工智能研究。随着政策引导与扶持，中国企业迎头追赶，在医疗影像、辅助医疗等方面实现"弯道超车"。全球上百家人工智能+医疗创业公司分布在医疗影像、辅助医疗、药物发掘、健康管理等应用领域。

互联网巨头更倾向于在底层切入，布局智慧医疗基础设施。如 IBM、Google、微软、Facebook、Amazon、阿里、百度等。Google 的人工智能技术发展较早且布局较广，对人工智能医疗的研发和投资处于相对领先的地位，对药物研发、远程医疗、健康管理等方面均有涉及。

传统医疗企业在人工智能领域的发展更注重产品的数字化转型。2019 年9 月，FDA 批准 GE 的重症监护套件，这是 GE 医疗首次将人工智能算法嵌入移动 X 射线设备。另外，Philips、Siemens 等在医疗影像领域均有系统解决方案推出。

2. 人工智能医疗投融资分析

人工智能医疗行业处于成长期，市场规模增长快、资本热度高。近年来，我国人工智能医疗领域投融资项目数量增长较快，热度提升明显，且大部分企业融资轮次较为靠前，整个行业处于成长期。鲸准数据库截至 2020 年 6 月30 日，共收录 349 个人工智能医疗相关项目。其中，A 轮项目有 126 个，天使轮项目有 103 个，B 轮和 C 轮项目共有 50 个，E 轮及以后的项目共有 2 个，其具体占比见图 2-25。

从投资案例数量来看，2012—2020 年，我国人工智能医疗领域股权投资

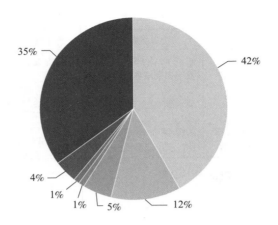

■ A轮 ■ B轮 ■ C轮 ■ D轮 ■ E轮以后 ■ 种子轮 ■ 天使轮

图 2-25 中国人工智能医疗项目融资轮次占比

资料来源：36 氪研究院。

热度呈现先增后降的趋势，其中股权投资热度较高的年份为 2016 年、2017 年和 2018 年。2012—2015 年，我国人工智能医疗领域每年的股权投资案例数量均不超过 30 起，处于低位。2016 年，人工智能医疗领域股权投资案例数增加 57 起，较 2015 年增长 97 个百分点。2017 年，人工智能医疗领域股权投资案例数快速增长至 74 起，2018 年股权投资案例数量最多，共 91 起。2019 年，受到资本"寒冬"影响，人工智能医疗领域投资热度有所回落，投资案例数量下滑至 52 起。2020 年，受新冠肺炎疫情影响，投资案例数量依然处于低位，未有明显回升。

从投资金额来看，2015 年以前，人工智能医疗领域股权投资热度较低，而 2016—2018 年，该领域的股权投资热度快速提升。2012—2015 年，人工智能医疗领域的股权投资规模较小，各年份均不超过 7 亿元。2016—2018 年，人工智能医疗领域股权投资规模增长较快，其中 2016 年股权投资规模增长幅度最大，较 2015 年同比增长 533 个百分点，2017 年较 2016 年增长了 55 个百分点。2018 年，人工智能医疗领域股权投资规模达到最高，为 47.61 亿元。2019 年股权投资规模下降明显，2020 年上半年股权投资规模依然处于低位。

在海外人工智能医疗领域，鲸准数据库共收录美国、加拿大、新加坡、印度等国的人工智能医疗领域的股权投资案例 19 起，投资金额达到 1.56 亿美元，涉及的应用领域包括药物研发、医疗咨询、卫生防疫、辅助治疗、电子档案。其中药物研发领域股权投资案例数最多，案例数量占比47%，股权投资金额占比57%。美国人工智能医疗领域股权热度相对较高，共有12起股权投资案例，占比达63%。

3. 人工智能医疗技术趋势分析

人工智能医疗技术的发展水平与人工智能技术的发展程度息息相关，其中人工智能技术的发展分为计算智能、感知智能、认知智能，需要依托算力、算法、通信等多方面的支持。

计算智能技术的核心在于计算能力，而计算能力的提升离不开基础设施和硬件设备的支持。人工智能在计算海量医疗数据资源时，需要依托强大的数据处理系统和数据储存设备。目前我国医疗大数据的发展速度较快，尤其受到新冠肺炎疫情的影响，医疗领域的数字化进程提速，医疗大数据产业在政府引导下通过市场运作方式为医疗的发展提供动能。作为新基建的重要组成部分，我国大力推动大数据产业的发展，目前已规划建设多座国家数据中心助力大数据产业。在医疗数据领域，2019年我国将福建、江苏、山东、安徽、贵州、宁夏的国家健康医疗大数据中心与产业园建设为国家试点，为医疗大数据的发展提供基础设施保障。

感知智能的技术发展体现在语音识别、影像识别、语言处理等方面。目前，我国人工智能医疗在医学影像领域发展较快，其根本动力在于医疗资源缺乏，现有的医生数量无法满足患者的医学影像诊断需求。人工智能技术对影像识别能力较强，能够帮助医生提高诊疗效率，市场需求量大、发展场景广阔。在肺结核领域，我国已有依图科技、图玛深维等多家企业提供智能CT影像筛查服务，相关设备可自动生成病例报告，帮助医生快速检测，提高诊疗效率。

认知智能技术的关键在于机器学习能力。但由于机器的深度学习依托于概率分析，而对于疾病的诊治和治疗需要结合复杂的影响因素，这是一个动态的决策过程。因此，人工智能技术多被应用于疾病筛查，帮助医生进行初步诊断，我国人工智能医疗在认知智能方面仍存在较大探索空间。

以美国为代表的欧美发达国家的人工智能医疗技术发展相对成熟，尤其在底层技术方面相对领先。美国、英国等国家掌握人工智能芯片研发领域核心技术，人工智能芯片市场份额被英特尔、AMD、ARM等公司占据。在应用方面，欧美等国的人工智能医疗应用场景相对丰富，人工智能技术与医疗领域的融合度更高，在健康管理、药物研发、疾病诊断、辅助治疗、医疗机器人等多领域均有应用。

二、人工智能医疗行业细分领域

立足产业发展基本面，本书结合当前人工智能医疗的最新发展与应用趋势，对主要细分领域进行深入研究与分析。

（一）人工智能+公共卫生

随着我国医疗卫生数据壁垒被进一步消除，语音识别、自然语言处理、深度学习等人工智能技术进一步成熟，受新冠肺炎疫情影响，人工智能在公共卫生领域的应用加速落地。

1. 应用概述

人工智能+公共卫生，即将人工智能技术应用于公共卫生领域。公共卫生是关系一个国家的稳定、大众健康和人民福祉的公共事业，是针对社区或全社会的医疗措施，是区别于医疗机构提供的个体性医疗服务。公共卫生主要包括重大疾病特别是传染病的预防与控制、健康宣教、卫生监督、疫苗接种等场景。

（1）传染病防控

传染病防控是目前人工智能在公共卫生领域最大的应用场景，人工智能主要在传染病暴发预测、传播与溯源路径排查、发展趋势预测等方面发挥作用。①对传染病暴发做出可能性预测。人工智能利用网络爬虫技术、自然语言处理及其他人工智能技术，持续收集并分析全球范围内关于疾病和重大公共卫生事件的新闻、报告、评论和搜索引擎指数，从海量数据中过滤并提取有效信息，对关键信息进行智能化分析，对传染病暴发做出可能性预测。在传染病传播与溯源排查方面，人工智能利用深度学习技术，根据出行轨迹流动信息、社交信息、消费信息、暴露接触史等大量数据进行科学建模，结合感染者确诊时间及其密切接触者的空间位置信息确定可能存在交叉感染的时间点与具体传播路径，为传染病溯源分析提供可靠依据。②对传染病发展趋势进行预测。基于高危人群感染数据，结合新增确诊病例、疑似病例、死亡病例与治愈病例数等，借助传播动力学模型、动态感染模型、回归模型等大数据分析模型，人工智能技术可以对发病热力分布与密切接触者的热力分布进行分析与展示，并对疫情峰值与拐点等重要趋势进行研判。

随着新冠肺炎疫情在全球蔓延，基于人工智能技术的创新防疫应用在各地相继落地。在韩国，基于地理位置和行动轨迹的大数据信息平台成为控制病毒传播的重要工具，人们靠近疫情危险区时，会自动收到危险报警。在美国，科学家正在研发针对易感者的健康预警系统，其能够远程监控包括独居老人在内的易感人群的身体健康状况，起到传染病预警作用。在我国，人工智能在无接触式体温检测、社区居民健康快速筛查、疫情宣教、流行病学数据采集与应用、智慧化管理平台建设等方面展开应用，对扼制疫情蔓延起到重要作用。此外，人工智能可应用于智能测温、智能语音服务机器人、智能应急调度平台、智能防疫控制系统等方面。

（2）健康宣教

人工智能构建医学科普知识图谱，高效传播权威医学知识。当前人们对于医疗健康知识的科普需求日益增加，却难以对海量信息进行去伪存真，获得权威可靠的医学健康知识。而借助人工智能技术能构建更为智能、全面、高效的医学科普知识图谱，生产权威医学科普内容将有效解决上述问题。此外，随着互联网逐渐成为健康科普的重要载体，每天有数以万计的健康问题及自查搜索标签生成，人工智能利用算法将这些数据进行清理与分类处理，提炼关键词，可以为使用者带来更大价值。

（3）卫生监督

人工智能、物联网等创新技术，打造"智慧卫监"综合监管平台，有效提升卫监人员工作效率，确保执法流程的公正。监管平台能够实时监测集中式供水单位的水质状况，医疗机构 CT 室、X 光室及重点公共场所的空气质量，对医疗机构的废弃物处置及消毒过程进行实时视频监控等。如遇异常信息，人工智能系统可以自动报警识别，给予处置操作提示，并将该信息与执法人员的手持终端设备进行对接，实现卫生监督执法过程中的信息互通互联。由此，实现监管规程与执法流程的无缝对接，有效提高卫生监督执法人员的工作效率，保证流程规范公正透明。

（4）疫苗接种

疫苗作为一种特殊的生物制品，是预防和控制传染病的有效公共卫生手段，关系公共安全与国家安全。近年来，疫苗安全问题成为全民关注的热点。如今，人工智能技术应用于疫苗查询、真假疫苗识别和疫苗信息追溯等方面，可以在一定程度上回应人们对疫苗的关注问题。例如，输入疫苗编号，即可自动查询疫苗的生产地点、生产时间、生产批次等基本信息，结合疫苗反应原理及接种人群不断更新的疫苗接种后不良反应记录，依据个体身体状况，人工智能系统能够进一步分析该用户是否适合接种该疫苗，并出具专业建议与判断。

从行业参与者及市场现状来看，目前公共卫生领域尚处于人工智能应用的初期阶段，为"蓝海"市场。在新冠肺炎疫情影响下，其有加速发展趋势。由于公共卫生的民生普惠属性，目前该领域内既有以国家及各地区政府牵头主导的大型公共卫生信息智能化基础设施建设项目，也有由市场化科技公司进行技术赋能或提供解决方案的局部智能化改造项目。市场化行业参与者既有百度、阿里等科技巨头，也有战略定位各有差异的初创公司及传统行业的转型公司。

2. 核心应用价值

基于对新冠肺炎疫情暴发及其发展过程的观察可以看到，目前我国公共卫生的防控治理主要面临以下四个痛点：第一，人口规模庞大且人口流动趋向复杂，在追踪和排查感染者及相关人员时工作难度大；第二，紧急状况下人员与物资调配高度紧张；第三，疫情监测预警系统尚不完备；第四，民众公共卫生防控知识不足。

如今，人工智能可用于识别、预测、优化、决策、分类、匹配、判断、执行等任务，针对我国公共卫生领域存在的痛点，应用人工智能技术对现有公共卫生领域基础设施和防控治理体系进行智能化赋能，可以扩大人员追踪与精准筛查的覆盖范围，提高相关部门应对疫情等突发事件的决策能力和响应速度，降低防控作业成本、扩大信息传播半径，从而为公共卫生防控治理能力带来质的提升。

我国人口基数大，在发展医疗大数据方面具有天然优势，医疗数据信息化工程正从顶层体系设计逐步落实到各级多层次数据平台的建设中。随着医疗数据互通互联，医疗数据孤岛问题被积极解决，人工智能在公共卫生领域将广泛应用于大数据追踪与精准筛查（解决人口基数大、人员流动复杂、感染者追踪与排查难度大的痛点）、传染病大数据分析预警系统（解决疫情监测预警系统不完备的问题，提高响应速度和决策能力）、智能化物资管控与调配（解决紧急状况下人员与物资调配高度紧张的问题）、防疫知识传播与普及（解决民众公共卫生防控知识不足的问题）以及其他各项应用场景。

（二）人工智能+医疗机器人

随着人口老龄化加剧，医疗机器人的应用需求逐渐增加，多种不同功能的医疗机器人得到应用。从整体来看，目前康复机器人的应用范围最为广泛，手术机器人的市场增长前景更为广阔。

1. 应用概述

医疗机器人是机器人应用的细分领域之一，特指用于医院、诊所、康复中心等医疗场景的医疗或辅助医疗的机器人。根据国际机器人联合会（IFR）的分类，医疗机器人分为手术机器人、康复机器人、辅助机器人、医疗服务机器人四大应用领域。CCID 数据显示，2019 年，我国医疗机器人市场康复机器人、手术机器人、辅助机器人和医疗服务机器人分别占比 47%、17%、23%、13%。

（1）康复机器人

康复机器人是一种辅助人体完成肢体动作，实现助残行走、康复治疗、负重行走、减轻劳动强度等功能的医用机器人。随着社会人口老龄化加剧，患有脊髓脊柱损伤、脑卒中损伤、脑外伤等疾病的残障人口数量随之增加，由此带来的康复器具需求也在不断增长。然而我国目前康复医疗资源紧缺，基础设施配置不足，传统人工康复治疗方法存在康复周期长、效果不可控、触达不便利等痛点。相比之下，配置人工智能技术的康复机器人则具有诸多优势，成为解决传统康复痛点的重要抓手。

目前，我国中低端康复机器人领域企业数量最多，企业活跃度较高，但因所涉机器人种类较多，产业集中度较低。就高端医用外骨骼机器人市场而言，我国仍以进口产品为主，产品价格偏高，单台平均售价在 60 万～100 万元，且未纳入医保报销范围。因支付能力有限，患者一般只通过租赁方式进行使用，市场仍未大规模打开。同比国际市场来看，"可穿戴康复+辅助行走"的医用外骨骼机器人已经在美国、日本等发达国家实现产业化应用。随着国内康复医学的快速发展及国民康复意识的增强，相关企业不断入局，争夺这一"蓝海"市场，国产替代有望助力该领域迎来新发展。

（2）手术机器人

手术机器人全称为"内窥镜手术器械控制系统"，是当前最具发展前景的医疗机器人细分领域之一。相比于传统外科手术，手术机器人通过高分辨率 3D 立体视觉以及器械自由度，在狭小的手术空间内提供超高清视觉系统，拥有定位导航、灵活移动与精准操作能力，能够拓展腹腔镜手术适应症，增强手术效果。目前，我国应用上市的手术机器人主要可分为两类：一是辅助医生进行终端手术操作的机器人，如达芬奇手术系统；二是定位和导航手术机器人，主要应用在骨科和神经外科，如天智航骨科机器人、美敦力 Mazor 骨科机器人、捷迈邦美的 ROSA 机器人等。

从市场竞争格局来看，美国直觉外科公司的达芬奇手术机器人在行业内处于全球垄断竞争地位，然而近年来越来越多的企业进入手术机器人赛道，试图打破这一垄断局面。众多市场参与者中，既有通过资本并购等方式进入该赛道并不断强化自身竞争地位的国际医疗器械巨头，也有聚焦差异化创新技术和专业化细分市场，获得多轮融资支持的明星初创公司。随着资本与研发的密集投入，手术机器人的应用价值被进一步挖掘，所覆盖的医疗场景也从腹腔逐渐扩大到胸外科、泌尿外科、头颈外科、心脏手术等。

手术机器人尽管拥有高精度操作和稳定持续作业等诸多优势，然而由于政策限制、价格昂贵、公众接受度不高等多方面原因，其在我国渗透率仍然较低。因技术壁垒较高、研发难度大，当前我国手术机器人市场仍然以国外进口为主导，许多国产手术机器人产品由于起步较晚，仍处于研发和临床试验阶段，尚未实现规模化应用。目前，国产操作类手术机器人以研究单孔、具有柔性机械臂的腹腔镜手术系统为主；部分定位类手术机器人处于实现产业化的发展进程，相关企业以天智航、华志微创、柏惠维康、华科精准为代表。与进口手术机器人相比，国产手术机器人在关键零部件采购、整机成本和手术成本等方面具有优势，这些优势有利于降低医疗成本、规模推广、惠及民众。随着我国对于高端医疗器械核心技术的研发突破，国产手术机器人在操作模式、辅助手术灵活性、工作空间、操作力、定位精度等方面逐渐接近世界先进水平，发展潜力巨大。

（3）辅助机器人

辅助机器人主要用于辅助或扩展一般人类的运动及认知能力，包括胶囊机器人、制药机器人、诊断机器人和远程医疗机器人等。除部分诊断机器人外，多数辅助机器人产品的技术壁垒相对较低，主要用于辅助诊疗，一些流量较大的三甲医院对这类机器人需求较大。

近年来，胶囊机器人领域受到资本市场关注，增速较快，市场规模持续扩大。胶囊机器人是一种进入人体胃肠道进行医学探查和治疗的智能化微型医疗器械产品，在内窥镜检查及微创治疗方面应用广泛，主要包括胶囊胃镜和胶囊肠镜两大类。目前中国国内有七家企业的胶囊内镜产品获批上市，其中 Given 是最早进入中国的胶囊内镜公司，Olympus 和 IntroMedic 分别为日本企业和韩国企业。在国产企业中，金山科技的胶囊内镜产品率先在国内上市，具有一定先发优势和价格优势，在胶囊肠镜领域占据较大市场份额。在胶囊胃镜领域，安翰科技"一枝独秀"，拥有先进的胶囊主动控制技术，在国际市场位居前列。

（4）医疗服务机器人

医疗服务机器人主要用于分担人类在医疗服务场景的繁重工作，落地方向包括看护、医药物流、消毒杀菌等。与其他类型的医疗机器人相比，医疗服务机器人在国内发展较晚，加之其覆盖场景较多，所以其市场集中度不高，产品同质化竞争程度较小，主要技术壁垒为面对复杂环境的自主定位、路径规划、避障和运动能力。目前，医疗服务机器人主要应用于医院和养老院，在新冠肺炎疫情中，消毒机器人已在部分医院感染科隔离区投入使用，这种智能机器人可以在指定地点自动喷洒雾状消毒剂，当浓度达标后，便根据预定规划路线前往下一个停留点，可以有效节约人力资源。随着技术进步，医疗服务机器人有望进入家庭医疗服务场景，扩展更多增量空间。

总体而言，我国医疗机器人目前处于发展初期阶段，在政策利好、老龄化加剧、消费者认知升级和产业化发展提速等多种因素的综合影响下，未来医疗机器人的规模化使用将成为趋势。

2. 核心应用价值

医疗机器人种类多样，应用场景广泛，且各细分领域的发展阶段与发展特征各有不同，应用价值也各有侧重。从整体来看，医疗机器人的应用价值主要集中在以下两个方面：一是小型化。随着微电子技术不断发展，医疗器械小型化成为发展趋势。胶囊机器人、手术机器人等小型医疗机器人可以为医疗服务提供更为安全便捷的操作体验，辅助或部分替代人类输出或完成医疗活动，为人类肢体动作、视觉、触觉、知觉等带来更为广阔的操作体验范围，实现更为精准的操作触达与反馈，同时可为患者减少创伤和痛苦。二是智能化。智能化的人机交互功能、远程操作与精准控制能力，基于个体状况实现个性化柔性操作，具备环境变化的独立判断与适应能力，随着科技进一步发展，医疗机器人将更加智能化和精准化，进而改变传统医疗模式，提升患者的生命质量。

从具体落地应用场景来看，手术机器人历经了三个技术发展阶段，其产品功能与操作性能已大幅提升，是当前医疗机器人领域最具发展前景和应用价值的赛道之一，或将成为新一代外科手术方式。

手术机器人的临床应用价值主要体现在以下两个方面：一是操作手术机

器人。可以在微创手术环境中提供比传统开放手术更为高清的视野；机械臂操作灵活流畅，能够有效解决人手在手术过程中的自然抖动和移动误差问题；外科医生在主控台上以坐姿即可进行手术操作，可以缓解医生在手术过程中的疲劳感觉，减少术中辐射对医生造成的身体伤害。二是定位和导航手术机器人。可以在术前对患者的多模态图像数据进行三维重建和可视化处理，基于三维模型制定科学合理的手术方案，进行术前模拟；在术中将手术过程进行标准化与可视化处理，把三维模型与患者病灶的实际体位及手术器械的实时位置进行统一坐标系下的融合处理，实时采集并显示手术器械在空间中的位置移动，医生通过观察三维模型中手术器械与病变部位的相对位置关系，开展导航手术治疗，进而可以大幅减少手术时间，提高手术精度及安全性，尤其适用于手术视野受限的微创手术。

（三）人工智能+医学影像

AI 医学影像是人工智能在医疗领域应用最为广泛的场景，其率先落地、率先应用、率先实现商业化。AI 医学影像领域市场竞争激烈，经多轮洗牌，已有头部领跑企业出现。当前，可持续的商业变现能力成为 AI 医学影像领域的关键竞争要素。

1. 应用概述

人工智能+医学影像，即将人工智能技术应用于医学影像诊断中，目前这一场景在人工智能医疗领域中应用最为广泛。AI 医学影像得以率先发展与落地应用，主要是由于影像数据的相对易获取性和易处理性。相比于病历等跨越三五年甚至更长时间的数据积累，影像数据仅需单次拍摄，几秒钟即可获取结果，一张影像片子即可反映患者的大部分病情状况，成为医生确定治疗方案的直接依据。医学影像庞大且相对标准的数据基础，以及其智能图像识别等算法的不断进步，为人工智能医疗在该领域的落地应用打下了坚实基础。

具体而言，医学影像诊断主要依托图像识别和深度学习技术，依据临床诊断路径，首先将图像识别技术应用于感知环节，将非结构化影像数据进行分析与处理，提取有用信息；利用深度学习技术，将大量临床影像数据和诊断经验输入人工智能模型，使神经元网络进行深度学习训练；基于不断验证与打磨的算法模型，进行影像诊断智能推理，输出个性化的诊疗判断结果。

目前，图像识别和深度学习技术，主要用于解决以下三种影像诊断需求：一是病灶识别与标注。如对 X 线、CT、MRI 等影像进行图像分割、特征提取、定量分析和对比分析，对数据进行识别与标注，帮助医生发现肉眼难以识别的病灶，降低假阴性诊断发生率，同时提高读片效率。二是靶区自动勾画与自适应放疗。其主要针对肿瘤放疗环节进行自动勾画等影像处理，在患者放疗过程中不断识别病灶位置变化，以实现自适应放疗，减少对健康组织的辐射。三是影像三维重建。基于灰度统计量的配准算法和特征点的配准算法，解决断层图像配准问题，节约配准时间，在病灶定位、病灶范围、良恶性鉴别、手术方案设计等方面发挥作用。

从落地方向来看，目前中国 AI 医学影像产品布局主要集中在胸部、头部、盆腔、四肢关节等几大部位，以肿瘤和慢性病领域的疾病筛查为主。在 AI 医学影像发展应用初期，肺结节和眼底筛查为热门领域，随着技术不断成熟迭代，各大 AI 医学影像公司不断扩大业务半径，乳腺癌、脑卒中和围绕骨关节进行的骨龄测试成为市场参与者重点布局的领域。

从市场竞争格局来看，中国 AI 医学影像领域市场参与者众多，既有 GE 医疗、乐普医疗等传统医疗器械公司，也有 Google、IBM、阿里、腾讯等科技巨头，以及依图医疗、深睿医疗、数坤科技、推想科技等众多初创公司。不同类型的市场参与者在资金支持、市场拓展、产品设计、技术研发等方面各具优势。目前，该行业内虽然尚未形成垄断型企业，但经过多年市场竞争与优化，各细分领域已有领跑的头部企业出现，行业梯队之间的差距逐渐显现。

2017 年以来，专注于不同病种与技术方向的 AI 医疗影像初创公司持续受到资本热捧，部分头部企业已完成 C 轮融资，并围绕核心产品进行技术与经验迁移、病种与产品管线拓展、全球化布局等，探索多种落地路径与盈利模式，基于自身优势构建产品生态与闭环服务能力提升，进一步强化竞争壁垒，部分企业已率先实现商业化，但行业集中商业化爆发阶段尚未到来。

2. 核心应用价值

AI 技术基于高性能的图像识别和计算能力、持续进化的自我学习能力及稳定的机器性能优势，对临床放射诊断实践具有重要意义。基于数据连接属性和技术赋能能力，人工智能主要为影像诊断提供以下三个方面的应用价值：一是承担分类检出工作。AI 医学影像能够以稳定的高敏感性对较大数据样本量进行阳性病例筛查与分类检出。如在体检中的肺结节筛查环节，人工智能在对数据进行基础判断与处理后，再交由放射科医师进一步诊断，省去大量阴性病例对人力资源的占用和浪费。二是替代医师工作。在判断标准相对明确、知识构成相对简单的情况下，人工智能可代替医师部分工作，如骨龄读片等影像判断。三是提供具有附加值的工作。包括辅助疾病诊断、基因分析、预后判断、定量放射学诊断等。如在肿瘤诊断中，对肿瘤边界进行分割重建，精准测量病变位置与体积，进行肺部疾病综合诊断等。

从临床需求来看，我国医疗影像数据以每年30%的速度增长，而影像医生的年增速仅为4%，专业医师缺口大，工作烦琐重复，服务模式亟待创新，市场对AI医疗影像的需求与日俱增。三甲医院的影像数据充足且质量较好，AI医学影像的引入可以从根本上改变传统高度依赖劳动力的读片模式，在一定程度上缓解医学影像诊断的压力，同时可满足三甲医院的科研需求。目前，上海已有20多家三甲医院引入AI医学影像筛查产品，是落地较早的城市之一。对于基层县域医院来说，相比于一、二线城市的三甲医院，其医疗水平相对落后，对复杂影像的处理能力较弱，误诊漏诊率更高。人工智能通过对影像诊断结果进行量化和标准化处理，有效提高医师的诊断质量，促进分级诊疗模式建立。

（四）人工智能+药物研发

人工智能可应用于药物研发的全流程，帮助解决药物研发过程中的诸多痛点问题。目前，人工智能+药物研发属"蓝海"领域，处于技术探索与结果验证阶段，未来市场潜力较大。

1. 应用概述

一款新药的研发必定经历从靶点发现到审批上市这一漫长且复杂的流程。目前，药物研发的核心困难在于研发过程中存在诸多不确定性因素，如靶点有效性、模型有效性等问题，需要通过大量实验予以确认。而在药物研发过程中引入人工智能技术，利用深度学习技术对分子结构进行分析与处理，在不同研发环节建立拥有较高准确率的预测系统，可以减少各个研发环节的不确定性，从而缩短研发周期、降低试错成本、提高研发成功率。

在药物研发领域，中国和美国间存在较大差异。美国大量医疗AI公司都集中在药物研发领域，而中国医疗AI公司则多聚集于医学影像领域，处于探索与结果验证的早期发展阶段。虽然全球主流AI药物研发相关初创公司都集中在英美两国，如Atomwise、Exscientia、OWKIN等，但是近年来我国也有部分海归团队和本土团队开始在药物研发领域进行各种尝试，如奥萨医药、晶泰科技、深度智耀、冰洲石生物科技等，亦有启明创投、百度风投、创新工场、腾讯、药明康德等资本积极参与其中，我国AI新药研发正在快速发展中。

目前，AI药物研发领域主要有三类市场参与者：一是人工智能科技公司。其以深度学习、认知计算等人工智能技术见长，从不同环节切入药物研发产业链，为药企提供单点技术支持或药物研发管线流程管理服务。通常，企业前期需要建立和大公司的技术合作，后期要依靠持续数据积累进行商业模式构建，才能建立自身的竞争壁垒。二是药物研究机构。其基于自身较高的研究水平及多年高质量数据积累，搭建大数据研发平台，并尝试对外输出研究与数据库服务，进行商业化变现。三是大型药企。其拥有专业的药物研发团队和雄厚的资本支持，且与市场联系最为紧密，通常自建人工智能药物研发团队或通过与AI制药科技公司进行投资并购及战略合作，拓展业务边界，利用创新技术为药物研发赋能。目前，全球前10大药企均已布局AI药物研发，该领域或成为未来创新制药研发的竞争高地。

2. 核心应用价值

人工智能技术在新药研发领域的应用已经渗透到各个环节，主要涉及靶点发现、化合物合成、化合物筛选、晶型预测、药理作用评估、药物重定向、新适应症开发等多个场景。

在药物发现阶段，靶点发现与筛选成为人工智能+药物研发最为热门的应用领域。人工智能通过自然语言处理技术对海量医学文献与相关数据进行检索与分析，通过深度学习技术快速发现隐藏的药物与疾病、疾病与基因之间的关系，可以缩短靶点发现周期。在化合物合成方面，人工智能通过模拟小分子化合物的药物特性，在更短的时间内挑选出最佳模拟化合物进行合成试验，大幅提高化学合成路线设计速度，以降低操作成本。

在临床前研究阶段，目前新药研发过程中的化合物筛选主要通过大量体外活体测试的高通量筛选方式来完成，成本高达数百亿美元。而利用深度学习和计算能力开发虚拟筛选技术取代高通量筛选，或者利用图像识别技术优化高通量筛选过程，可以有效降低新药研发的时间与成本。在晶型预测方面，传统的人工试验方式难以在短期内获得稳定且溶解度好的晶型结构，应用人工智能技术处理大量试验数据，可以在几小时甚至几分钟内找到药效最好的晶型结构。

在临床研究阶段，由于临床试验过程项目管理环节多、参与方众多、流程复杂、数据信息量大，如果仅依靠人工，不仅工作效率低，而且容易出错。将人工智能技术广泛应用到试验研究设计、试验流程管理、试验数据统计分析、文档管理等各个环节，可以提升整个临床试验效率，并有效控制数据风险。近年来，随着中国新药研发市场的兴起，辅助降低临床试验过程中时间成本和资金成本的临床研究相关解决方案正逐渐被药企和CRO所接受。

在审批上市阶段，在注册申报环节引入人工智能技术，可以实现申报注册流程中报告的自动撰写和自动翻译等，节约大量人力资源。药物警戒是药物审批注册的重要合规要件，其始于药物研发早期阶段，贯穿药物研发始终，主要涉及药物的安全性和有效性信息的收集、分析和预测，利用人工智能技术，可以实现报告自动导入与关键信息提取，大幅提升数据录入和分析效率。

总体而言，与传统药物研发模式相比，人工智能+药物研发可以将新药研发的成功率提高2%左右，为整个生物制药行业节约数百亿美元的研发费用，时间和成本优势明显，应用价值巨大。

（五）人工智能+健康管理

目前，我国人工智能+健康管理虽然已在多个领域实现落地应用，但健康管理的智能化水平仍然不高，现阶段仍不能为用户提供全面的身体健康画像及整体性健康管理解决方案。

1. 应用概述

人工智能+健康管理是将人工智能技术应用到健康管理的具体场景之中，通常与互联网医疗紧密结合，被视为互联网医疗的深化发展阶段。目前，人工智能技术主要应用于风险识别、移动医疗、可穿戴设备、精神健康、虚拟护士等健康管理领域。

在风险识别方面，人工智能利用技术进行数据处理与分析，依据关键定量指标识别疾病发生风险，提供降低风险的可能性建议。例如，Lumiata公司通过其核心产品"风险矩阵"（Risk Matrix），在获取大量用户电子病历和动态生理数据的基础上，依据临床诊断基本原理，为用户绘制患病风险与时间变化的轨迹。

移动医疗领域利用人工智能技术，为患者提供在线问诊和慢性病管理等服务。目前，在线问诊正在由人工问诊向智能问诊方向发展与进化，几大主流在线问诊平台几乎都布局了基于人工智能技术的医疗知识图谱，对平台积累的大量问诊数据进行深度挖掘，对问题标签进行分类梳理，为患者提供更为精准快捷的智能化预问诊服务。慢性病管理领域服务模式多样，市场参与者众多，以糖尿病等慢性病管理为代表，因缺少可持续的盈利模式，市场历经短暂发展后再度遇冷。

可穿戴设备是一种以终端硬件设备为基础，通过软件支持、人工智能算法、云端交互、数据分析等完成智能化指令，实现与信息反馈的便携设备。目前，市场中可穿戴设备产品形态各异，主要有智能眼镜、智能手表、智能手环、意念控制、健康穿戴、体感控制、物品追踪等。从品类分布来看，智能手表、智能手环和智能耳机产品合计占据了超过90%的市场份额。由于可穿戴设备硬件发展水平和疾病相关数据积累不足，健康管理的智能化水平不高，用户付费习惯有待培养。

精神健康方面，主要运用人工智能技术对用户的语言、表情和声音等信息进行挖掘，识别用户的情绪与精神状态，发现用户精神健康方面的异常情况。例如，Affectiva公司通过手机或电脑摄像头识别并分析人的情绪变化，从而起到精神健康预防的作用。

作为虚拟护士，人工智能可扮演"护士"的角色对患者进行个性化护理，记录并分析患者的饮食、运动和用药习惯，对患者的身体状况给予动态评估，协助患者规划与调整个人生活。例如，Sense.ly公司推出集医疗传感、远程医疗、语音识别和AR等多项技术于一体的虚拟护士平台，患者在虚拟护士的帮助下将身体体征数据上传至平台，由平台进行风险判断，为患者提供个性化护理方案或者为其转接临床医生。

从市场发展趋势来看，打造健康管理平台成为众多市场参与者的普遍共识与发展方向。具体而言，主要通过两种路径实现上述目标：一是以移动互联网为基础，开放智能设备连接入口，整合医疗资源，提供基于云端数据存储与分析的健康管理服务，如智云健康、掌控糖尿病、"糖护士"等。二是智能硬件厂商开发与其自身硬件产品相配套的健康管理软件及健康云平台，打通产业链上下游，构建自有健康数据管理与应用闭环，如乐心医疗等。

目前，我国人工智能+健康管理虽然实现多个领域的落地应用，但健康管理的智能化水平仍然不高，仅停留在单一模块或身体部位的数据提取、采集和趋势分析上，数据之间的关联网络尚未完整构建，现阶段仍不能为用户提供全面的身体健康画像，仅能起到部分健康反馈和预测作用，无法提供整体性的医疗及健康管理解决方案。

2. 核心应用价值

随着医学科技的发展及人们健康意识的不断增强，人工智能等前沿技术逐渐以多种方式应用于健康管理场景。

（1）利用智能终端，提升数据应用价值

基于手环、手表等智能可穿戴设备，利用大数据、云计算、物联网等技术实时采集用户的健康数据信息和饮食、生活、运动等多维度的行为习惯数据，已然成为智慧医疗数据获取的重要渠道。在获得精准、可操作的大数据的基础上，实现对个人身体健康状况的实时监测，及时跟踪反馈、提供帮助，尤其适合慢性病患者的长期健康观察需求，有助于其形成更为自律的自我管理习惯，应对慢性病高发的挑战。

（2）覆盖全生命周期，将健康管理前置到预防阶段

世界卫生组织曾指出，在决定人类健康影响因素中，生活方式行为对健康的贡献率为60%，遗传的贡献率为15%，环境的贡献率为17%，医疗的贡献率仅为8%。然而传统医疗仅侧重于疾病治疗，却忽视了预防的作用。在现代医疗健康生态体系下，为实现全民健康，解决健康服务供给总体不足与需求不断增长之间的矛盾，将健康管理前置到预防阶段，将临床与预防相结合，以0级预防为切入点，加强人群健康或疾病风险因素的主动预防与自我管理意识，实行全生命周期健康管理成为新的健康管理理念。人工智能技术实时收集用户健康数据，建立用户健康画像，为不同人群提供不同的健康解决方案，可以更低成本更为有效地进行群体的高发性慢性病管理。此外，在社区和家庭等场景下，医疗资源分布不均且供给不足，无法满足人们的周期性健康管理需求。人工智能通过进行智能化疾病预防指导、疾病监测与评估、个性化行为干预，可以在一定程度上减少疾病发生风险，降低医疗服务成本，缓解我国医疗资源供需矛盾。

（3）成为构建医疗数据生态的重要环节

近年来，我国医疗数据类型和规模快速增长，推动医疗健康进入大数据时代。然而，由于医疗行业自身的特殊性，医疗健康大数据存在行业壁垒高、数据精准度差、数据安全与隐私保护要求高等问题。丰富数据来源，打破数据孤岛，夯实数据质量，提高数据分析技术，将数据分析能力与医疗健康场景相结合，拓展应用方向，成为打造数字医疗生态的关键。在医疗大数据的多个层级中，针对个人的健康基础数据与日常行为数据是重要一环。基于人工智能技术的智能可穿戴健康设备和智能血压计、血糖仪等家用医疗器械的广泛应用，可以实现对用户健康数据的批量集中采集，并将用户基础数据整理汇聚至云端，不仅为后续医疗大数据应用与分析提供重要数据支撑，也为医疗服务及医药研发产业链条上的相关企事业单位提供科学决策依据，更为

精准医疗提供土壤。

（六）人工智能+精准医疗

我国精准医疗起步较晚，行业仍处于发展阶段，近年来新晋市场参与者日益增多，行业整体发展速度较快。

1. 应用概述

精准医疗是以个人基因组信息为基础，结合患者的个性化生活习惯和生活环境，为其提供定制化治疗解决方案的新型医学模式。其本质是利用基因组特征、人工智能与大数据挖掘、基因检测等前沿技术，对大样本人群和特定疾病类型进行生物标记物分析与鉴定，找到精确发病原因和作用靶点，并结合病患个人的实际身体状况，开展个性化精准治疗，提高疾病预防与治疗效果。

精准医疗主要包括基因测序、细胞免疫治疗和基因编辑。其中，基于大量细胞和分子级别的基因测序是精准医疗的基础；对免疫细胞进行功能强化与缺损修复是精准医疗在疾病治疗领域的常见应用方法；对变异细胞进行批量改造治疗的基因编辑技术为精准医疗的高阶应用层次，技术壁垒较高。

从我国精准医疗的市场结构来看，精准治疗占据70.7%的市场份额，包括药物基因组学、伴随诊断、分子靶向治疗和免疫疗法等诸多应用场景；精准诊断由于发展较早，目前发展较为成熟，在整个精准医疗市场中约占29.3%的份额，主要包括遗传性疾病的筛查与诊断、癌症的分子分型及分子病理诊断等。其中，基因测序是精准医疗领域最大的应用场景，约占据15.2%的市场份额。

与欧美发达国家相比，我国精准医疗起步较晚，行业仍处于发展阶段，尚未形成行业垄断性进入壁垒，仍有大量空白和敞口领域有待挖掘。近年来，在资本推动下，大量新的参与者进入该领域，不断开辟新的技术与市场，整体行业发展速度较快。除了医疗领域的专业型医疗技术公司外，Google、IBM、Intel等科技巨头通过人工智能、大数据和云计算等科学技术手段来优化精准医疗的数据处理流程，提高数据处理能力，从而进入这一市场。然而，由于当前精准医疗的技术局限性，加之基因库和大数据等行业基础设施的不完备，现阶段这种治疗方法在我国仍难以大规模地被推广使用。

2. 核心应用价值

近年来，精准医疗的临床应用正逐步实现，在药物研发、肿瘤分子标记物检测、无创肿瘤基因检测、癌症靶向治疗、肿瘤细胞免疫治疗、出生缺陷筛查等诸多临床诊断与治疗领域发挥重要作用。

（1）提升药物研发效率

近年来，药物研发成功率呈明显下降趋势，失败因素中，有50%是因为药效问题，20%是因为药物安全性问题，30%是出于战略考虑。将基因测序技术与药物研发相结合，通过基因测序筛选潜在的药物积极反应人群进行临床试验，同时剔除从基因角度可能具有高副作用或无效免疫的人群，找到与某种药物具有高匹配性的群体，可以提高药物试验的有效应答率，提高研发效率、节约研发成本。将药物基因组学应用于药物研发全过程，可以大幅加快研发进程。Quintitles translational 研究数据显示，传统的药物临床试验从Ⅰ期到Ⅲ期平均需要8~10年，而基于药物基因组学进行试验对象筛选后，整个研发周期将缩短为3~5年。例如，最早进入临床试验的靶向肺癌药吉非替尼在研发过程中应用药物基因组学筛选了具有 EGFR 基因突变的肺癌患者进行临床试验，使吉非替尼的疗效得到有效验证与提升，最终获批上市。

（2）成熟应用于癌症的诊断和治疗

在诊断层面，典型的应用场景是肿瘤分子标记物检测，即伴随诊断，利用基因测序技术为患者进行针对某种特定癌症（如非小细胞肺癌）的所有现存药物的基因突变检测，依据检测结果为其量身定制用药方案。此外，无创肿瘤基因检测是重要的应用领域之一，其利用新一代高通 DNA 测序技术，仅需采取几毫升静脉血，便可发现血浆中微小的游离 DNA 变化，结合生物信息与数据分析技术，能够实现对肿瘤的早期诊断和个性化治疗，相比于常规的影像和有创诊断检测方法，其具备早发现、灵敏度高、无创无痛苦等优点。

在治疗层面，靶向治疗和细胞免疫治疗成为目前癌症治疗方法的前沿应用方向。对于靶向治疗来说，不同种类的癌症有其特定适应性的靶向治疗药物，如用于治疗慢性粒细胞白血病和肠胃基质瘤的格列卫、以 EGFR 为靶点的用于治疗非小细胞肺癌的易瑞沙等小分子药物，以及用于治疗 HER2 基因阳性乳腺癌的赫塞汀，以 EGFR 为靶点用于治疗结肠癌和非小细胞肺癌的爱必妥等单克隆抗体药物。肿瘤细胞免疫治疗主要有非特异性免疫刺激、免疫检查点阻断、肿瘤疫苗、过继性免疫细胞治疗等治疗方法，目前 CAR-T 和 TCR-T 是热门研究方向。

（3）无创产前检测成为常规临床项目

无创产前检测（NIPT）利用高通量测序技术和生物信息学方法，对孕妇外周血中的游离胎儿 DNA 进行检测，可以准确判断胎儿是否患有唐氏综合征等与染色体相关的疾病。与传统产前筛查技术相比，无创产前检测具有无创、检测周期短、操作便捷、安全性高、准确率高等多重优势。受晚婚观念和二孩政策影响，近五年我国高龄产妇（孕妇年龄≥35 岁）比例显著增加，成为无创产前检测的最大需求人群。此外，随着人们优生优育健康意识的提高及检测技术的日益成熟，无创产前检测对象的适用范围也在逐渐扩大，从高风险生育人群向低风险人群延伸。华大基因调查数据显示，2015 年我国无创产前检测的市场渗透率只有 4.75%，综合各方面利好因素，预计到 2020 年渗透率有望达到 35% 左右。

（七）人工智能+医院管理

医院作为我国医疗服务体系的核心，目前处于智能化管理的初级阶段。随着医疗信息化、大数据、人工智能等技术的进步，医院数字化转型进程加速，通过人工智能加速医院管理变革的时刻已经来临。

1. 应用概述

医院管理是以医院为对象的管理科学，涵盖医院医疗、教学和科研活动等各项职能的管理工作，通过对人、财、物、信息、时间等资源进行计划、组织、协调与控制，实现医疗效用最大化。

传统的医院管理方式通常依靠人力来完成，医护人员的工作负担较重，医疗资源浪费现象屡见不鲜。利用人工智能将医护人员从繁杂重复的行政工作中解放出来，可以缓解医疗资源不足的问题，提高医院整体运行效率；同时，人工智能基于深度学习和大数据分析，可以为医院管理者提供决策支持。

与欧美等发达国家相比，我国医院的智能化管理水平整体偏低，处于智能化技术的初期应用阶段。目前，人工智能在我国医院管理领域的主要应用包括电子病历管理、智能导诊与分诊、质量管理和精细化运营等。我国医院正处于数字化转型的窗口期，在新冠肺炎疫情影响下，线上医疗服务及智慧化运营管理能力逐渐成为影响医院发展的关键因素。

目前，该领域主要有三类市场参与者：一是传统医疗信息化企业，其在原有医院信息化系统架构基础上进行人工智能赋能的智慧化升级，这类企业由于进入市场较早，医院资源较为丰富，在市场推广方面具有优势。二是新兴的科技赋能型医院管理公司，这类公司多为初创企业，以科技研发能力见长，为医院提供针对某一功能模块的 SaaS 服务，或者与医院合作，为医院提供基于特定院区定制化开发的整体解决方案。三是医疗器械巨头，其主要在自有器械产品基础上，提供软硬一体的智能化器械管理系统。其产品既可以是针对某一科室或病种的专用器械及配套管理系统，也可以是智慧手术室等通用型综合解决方案。

长期以来，各医院之间信息交流不畅，存在医疗数据"孤岛"现象，缺乏区域统一的数据协作与共享机制。此外，诸多医疗数据因历史遗留原因，尚未全部形成标准化统一存储格式，为基于大数据和人工智能的智慧医院管理体系建设带来一定难度。未来，随着医院数字化进程不断推进，基础数据得以广泛互通互联；随着标准化的数字存储与管理规范的确立，人工智能将在医院管理领域大放异彩。

2. 核心应用价值

人工智能对于医院管理的核心应用价值主要体现在以下三个方面：一是利用智能化信息技术重塑患者端全流程就医体验；二是以人工智能和大数据驱动医院端智慧管理与决策，推动医院管理体制机制持续创新；三是人工智能与大数据可以实现跨机构互通互联，打通医疗服务数据与生态壁垒，完善以医院为中心的医疗服务生态。

（1）人工智能重塑就医体验

在患者方面，人工智能可增强患者良好的就医感受。利用人工智能技术，医疗服务可以突破医院的物理边界，以患者为中心，延伸到诊前、诊中、诊后的就医全流程。诊前实时监测患者身体健康状况，基于个人健康档案，结合医院的医师资源安排，为患者进行智能预约，并实现线上数据多终端即时同步；诊中通过语音识别和人脸识别等技术进行身份确认，并自动进行分诊与导诊，由虚拟助手完成对患者基础身体信息的收集与初步判断，为患者提供便捷式诊断与治疗服务；诊后由智能移动终端自动生成就诊报告，提醒患者用药及定期复查等。

（2）人工智能重构管理体系

对医院等医疗服务机构来说，人工智能可以重构其管理体系。人工智能深入患者管理（电子病历）、药械管理（器械设备与药品智能化闭环管理）、病房管理（智能手术排班）、绩效管理（DRGs绩效）、后台管理（人力财税等智能后台综合管理）等方面，为医院管理体系带来整体升级重构。其中，电子病历目前是人工智能在医院管理领域渗透最为广泛的应用。传统电子病历数据量庞杂，尚未有效形成基于不同病种及不同阶段病程的结构化专业数据，数据挖掘与再利用具有局限性。人工智能利用图像识别和自然语言处理技术，可以进行大量文本录入及文本识别再整理工作，将传统的分散状电子病历进行标准化、结构化和统一化的规范性重构，关联单一病种的相关数据，进行交叉对比与深度学习；建立单病种数据库，并结合个体病患的健康状况，为临床决策提供更为全面的基础信息及辅助性操作建议。

（3）人工智能完善医疗服务生态

对现有的医疗服务生态来说，人工智能有助于更好地完善医疗服务生态。在整个医疗服务体系中，医院处于核心位置，是各项信息数据汇聚与整合的中间枢纽。此外，其他医疗服务机构、医疗健康产品提供方、支付方、监管方等共同组成医疗服务体系。在法律合规的前提下，打通各机构间数据壁垒实现数据互联与实时共享，可以为患者及数据共享方带来多边增益。目前，我国各级医院与医疗机构正在尝试建立统一的数据标准与应用规范，基于大数据和深度学习技术进行数据挖掘与整理，医联体和区域医疗中心的建设将进一步推动多点数据采集与数据共享的实现。此外，医疗服务机构与保险公司等进行个人健康数据、个人就诊记录、个人行为数据、个人病历数据、个人投保支付数据等多元信息的共享与传导机制，进一步完善医疗服务生态体系。人工智能在数据处理、标签提取、健康评级、风险识别等方面发挥日益重要的作用。

三、人工智能医疗行业发展趋势

（一）世界人工智能医疗行业发展格局

2018 年，医疗人工智能市场规模为 13 亿美元，预计 2019—2025 年的复合年均增长率为 41.7%，2025 年市场规模将达到 276 亿美元。随着医疗服务需求的不断增长，以及人工智能技术水平的不断提高，未来人工智能市场将持续增长，各细分赛道将加速落地应用。

人工智能助力个性化治疗将成为全球重点发展方向。人工智能将在基因组学和精准医疗领域的推广及应用上持续发力，这将极大程度地促进个性化治疗的发展，满足患者的个性化需求。

从细分领域来看，药物研发领域的收入将在未来实现快速增长。药物研发领域 2018 年收入为 3.45 亿美元，占人工智能医疗总收入的 27%。日本政府高度重视人工智能在药物研发方面的作用，提供 5 亿日元的资金扶持相关项目。英国的 BenevolentAI 是欧洲人工智能药物研发领域最有名的公司之一，按照融资金额算，BenevolentAI 成为欧洲最值钱的人工智能初创公司。此外，医学影像市场预计以超过 40% 的复合年均增长率发展，2024 年的市值将超 25 亿美元，成为第二大细分市场。

从地区来看，北美人工智能医疗市场在 2018 年以 6539 亿美元的价格占据了全球市场的主导地位，预计未来将继续保持领头地位。据埃森哲（Accenture）最近的一项研究估计，到 2026 年，医疗行业中的人工智能应用每年可能为美国节省 1500 亿美元。北美医疗保健行业基础较好，且人工智能医疗产业布局较早，占据先发优势。同时，北美拥有丰富的人才储备，占有全球 44% 的人工智能人才。此外，在人工智能医疗机器人领域，美国占有相对优势，如美国直觉外科公司（IntuitiveSurgical）的达芬奇手术机器人，近年来在全球范围一直处于行业领先地位。

欧洲地区市场份额位居全球第 2，英国引领欧洲地区人工智能医疗市场。在欧洲，人工智能医疗未来将更多地应用于改善儿童肥胖、痴呆和乳腺癌的问题，可帮助欧洲医疗保健系统节省超过 196 亿美元的成本。该地区几乎所有国家都是医疗人工智能的大力支持者和采用者。爱沙尼亚是欧洲第一个在担任欧盟轮值主席国期间将人工智能纳入欧洲政治议程的国家；比利时、荷兰、爱尔兰、英国和北欧国家也支持欧洲医疗人工智能战略。英国政府将在全国开设 5 个以探索医学人工智能为目标的技术中心，目标是改善 NHS 的患者护理，加快诊断速度。现阶段这些中心将汇集医生、企业和学者，开发和改善癌症等疾病的早期诊断的数字技术产品。未来，英国将利用人工智能加速在基因组学领域的研究，对复杂疾病的发展有更深入的了解，并带动整个欧洲人工智能医疗产业的发展。

亚太地区人工智能医疗市场位居第 3，中国在人工智能医学影像领域继续领先。亚太地区拥有全球 60% 的人口，人口老龄化问题以及慢性病高发问题使人们对医疗资源的需求增加，可支配收入的增长也将进一步推动亚太地区医疗人工智能市场的发展。日本重视人工智能药物研发，制药业整合成立生命智能联盟（Life Intelligence Consortium），仅成立 4 年便吸收了超过 90 家企业与团体参与药物研发，在 AI 临床诊断、AI 分子设计、AI 药物制剂等多方面成立研究课题。中国在人工智能医学影像领域有绝对优势，相关企业不仅数量多、规模大，应用领域也十分广泛，在放射影像、糖网图像、甲状腺图像、宫颈癌病理图像等方面都有很深入的研究。

（二）中国人工智能医疗行业发展趋势

1. 法规趋势

人工智能医疗是实现"健康中国"战略的重要驱动力，国家出台多项政策推动人工智能医疗行业的发展，不仅通过资金扶持产品落地应用和商业化发展，还注重人工智能医疗人才的培养和吸引。在政策的扶持及推动下，中国人工智能医疗产业迅速发展，技术创新不断涌现，落地转化步伐加快。未来，政府将继续加大政策支持、建立健全监管体制、推动标准化建设、推动国产化进程，形成 AI 医疗自主可控产业链，并为项目落地和产业发展打开新局面。

（1）自主安全可控，国产化进程再度提速

近几年，构建国内科技大循环，实现关键领域"自主可控""进口替代""智能化"成为我国政策重点发力方向，未来对于人工智能医疗领域的实施细则将逐步被提出，对于核心技术、关键零部件、各类软件以及服务的安全保障体系也将持续完善，国产化进程将再次提速。目前，随着我国加大在医疗和信息技术领域的研究投入，新一代信息技术和医疗领域持续突破重点、难点问题，部分细分领域的人工智能医疗产品逐渐走向国产化。国内 AI 医疗企业逐渐发力，与强生、阿斯利康等海外引进企业在医疗影像、医疗机器人、药物研发等多个赛道形成竞争之势，部分头部人工智能医疗企业（如推想科技、傅利叶等）甚至在赶超海外企业、走向世界舞台。

未来，建设我国自主安全可控的人工智能医疗创新体系成为必然趋势，政府将更加注重对于国产优秀 AI 医疗企业的扶持，鼓励企业实现科技自主，突破医疗难点，攻坚重点技术，掌握完全自主知识产权，确保各细分场景安全可靠，推动形成 AI 医疗自主可控产业链。

（2）推动成果转化，实现大规模应用落地

目前，逾 20 个省份发布了 30 余项专项政策，形成包括技术攻关、建设支撑平台、推动数据和应用场景开放、引进培育人才以及建设产业园区等支撑体系。目前建设试验区的城市中，医疗健康的人工智能相关企业大多分布在北京、上海、深圳、杭州，这几个试验区建设城市已经出台相应的医疗人工智能资金支持政策，既有按项目、团队的直接支持，也有创业和产业基金。目前，人工智能医疗产业处于通过人工智能改善民生、带动产业升级和助推经济转型的阶段，因此研究成果的转化应用至关重要。地方政府发布政策推动医疗人工智能产品从研发到落地应用再到批量复制，助力医疗人工智能产业化规模的形成。

（3）建立标准化数据集，完善标准规范体系

目前，国家对人工智能法律法规、伦理规范和政策体系建设做出规划，在人工智能医疗产品的质量研究与标准制定方面开展了大量工作。新版《医疗器械分类目录》新增了人工智能辅助诊断相关分类，对推动产业规范化发展提出新要求。医疗健康数据是人工智能医疗发展的基础，国家卫健委发布新规对健康医疗大数据从标准管理、安全管理、服务管理、监督管理等方面加以规范，将医疗健康数据定位为重要的战略资源，关注数据的规范使用，鼓励医疗机构等主体与第三方企业共享数据信息。

2017年底，中国信息通信研究院起草、工业和信息化部出台了《促进新一代人工智能产业发展三年行动计划（2018—2020年）》，明确具体发展医疗影像辅助诊断系统；推动医学影像数据采集标准化与规范化，加快医疗影像辅助诊断系统的产品化及临床辅助应用；面向医疗等行业领域，支持建设高质量人工智能训练资源库、标准测试数据集并推动共享。此外，在2020年人工智能健康云峰会中，中国信息通信研究院发布了人工智能医疗器械测试公共服务平台、糖尿病视网膜病变常规眼底彩色照相AI标准数据库、《基于胸部CT的肺结节影像辅助决策产品性能指标和测试方法》以及《基于眼底彩照的糖尿病视网膜病变辅助决策产品性能指标和测试方法》，推动人工智能医疗产品及医疗健康数据标准化建设及共享机制的建立，完善人工智能医疗标准化体系建设。

2. 技术趋势

随着人工智能医疗产品在各场景逐步落地应用，市场对人工智能医疗的认知越发清晰，对人工智能医疗产品提出更明确的要求。人工智能医疗企业越发了解市场需求，人工智能医疗产品更切合实际医疗需求，助力中国医疗服务水平升级革新。

（1）"以患者为中心"的理念逐渐成为共识

随着行业发展、科技进步、市场需求，行业间逐渐形成"以患者为核心，切实满足医生临床工作需求"的核心理念，并基本成为行业共识。对患者而言，医疗人工智能产品需以满足患者就诊需求为基础，结合患者基因组成、病史、生活方式等因素，做出更快、更精准的诊断，有针对性地制定个性化治疗方案，从诊前、诊中、诊后全环节对患者健康进行追踪和支持。人工智

能医疗产品将围绕患者需求，关注实时监测、早期诊断、疾病预防、慢性病管理等方面，向基于人工智能的个性化医疗发展。

对医生来说，人工智能医疗产品不仅要标准化管理患者信息、高效精准地诊断病情、提供科学合理的治疗建议、智能地完成部分治疗工作以及自动管理患者康复情况，更要发现医生难以发现的细节问题，优化操作流程，尽可能减少医生在就诊以外的工作中耗费的精力。就影像医生而言，影像科医生最需要的是 AI 医疗影像辅助诊断系统识别肉眼无法识别的影像结构、纹理等隐藏的图像信息，不仅需要系统提供完整的诊断方案，更需要系统优化操作流程、加速现有流程。未来，AI 医疗产品要更加全面地满足患者享受高质量医疗服务的需求，尽可能减轻医护人员的工作压力，进一步贴合临床医疗工作需求，大幅提升医疗的准确性、标准化和效率。

（2）产品实现覆盖多病种、多场景

以人工智能影像领域为例，目前市场上大部分医学影像辅诊系统只覆盖单一病种的检测环节，对诊断单一病种有较高的使用价值，但远不能满足临床需求。因此，部分影像类企业正在开发模块化产品。如深睿医疗和安德医智等企业将脑卒中、头颈等模块融合，打造一套完整的神经系统 AI 解决方案。有的企业尝试打造覆盖多个科室需求的全病种产品，如推想科技的 AI 肺癌科研病种库和依图医疗的肺部疾病智能解决方案；部分放疗企业尝试针对单一场景打造全流程解决方案，如连心医疗就打造具备器官自动勾画、靶区勾画、自动放疗计划、放疗质控等功能的一体化肿瘤放射治疗方案。随着医疗信息数据化程度的加深、AI 医疗技术的进一步推广，横向覆盖多病种、纵向覆盖多诊疗环节是 AI 医疗产品的发展趋势。

（3）重点发展方向多元化

精准医疗将是人工智能医疗的重点发展方向之一，特别是癌症精准医疗。近年来，从药理研究、药物研发到癌症的临床诊断和治疗，再到患者的康复监管环节，研究人员不断探索利用人工智能和大数据技术更加精准地分析越发复杂的癌症病情，制订个性化治疗方案，将研究成果逐步投入癌症临床治疗并进行完善和使用。

健康管理成为新的增长点，创新产品大量涌现。具备实时检测记录人的身体特征、精准评估健康状况、提供个性化的专业健康管理方案功能的新一代移动医疗健康设备将受到热捧。目前，华为、高通等芯片厂商推出物联网芯片供移动医疗设备使用；华为、苹果、Libayolo 等厂商推出多个价位的健康监测手环，科学地定制个人健康管理方案并根据佩戴者身体状况的变化及时调整方案将成为下一个产品竞争点。精神健康管理是健康管理领域中具有较大潜力的细分场景。2019 年 7 月国家出台《健康中国行动（2019—2030年）》，明确提出到 2022 年和 2030 年我国居民心理健康水平将分别提升到20％和30％。新冠肺炎疫情期间，人工智能心理服务机器人在武汉投入使用，帮助 40 多万人解决心理困扰。上海、杭州等地纷纷使用人工智能心理健康管理产品为医护人员缓解心理压力。未来 AI 在精神心理健康领域的渗透程度会更深。

人工智能在医疗机器人领域持续发力，其中外科手术机器人和康复机器人将被进一步推广应用。以达芬奇手术机器人为代表的体外手术机器人已在多种疾病手术中使用，在中国已累计上万件手术案例；以四肢康复机器人为代表的体外康复机器人已投入临床应用。以后，更多种类的智能医疗机器人将进一步研发并逐步投入临床应用，外科手术机器人、体外康复机器人等已应用于许多病例的智能机器人将被更多科室了解、接纳和使用。同时，越来越多的医院开始培训医护人员操作智能医疗机器人，这类技能培训在将来或成为医护人员的必修课程。

四、人工智能医疗行业发展面临的机遇与挑战

（一）发展机遇

人工智能是新一轮科技革命和产业变革的重要驱动力量，与美国、英国、德国、法国、韩国、日本等发达国家相比，中国的人工智能技术虽然起步较晚，但在政府与社会各界的投入与支持下，其充分利用资源优势，紧紧把握发展机遇。

1. 顶层设计不断加码，政策环境持续优化

"十四五"期间，国家将重点发展方向从卫生健康信息化建设转向数字化运行、智能化应用，通过加快新型基础设施建设，推动多行业、跨领域共同发展，促进 5G、云计算、大数据、人工智能与医疗的融合发展。地方政府响应号召，通过资金扶持推动人工智能医疗产品落地应用，鼓励产品商业化发展，改善人工智能医疗服务体系。国家以智慧医疗作为重点发展方向，"鼓励试点、总结经验、制定规则"，打造区域标杆、产业地标，引领医学人工智能产业健康发展。到 2023 年，国家将布局 20 个左右新一代人工智能创新发展

试验区。

2. 资本不断进入，市场增长迎来发力期

过去三年，我国医疗人工智能市场热度不断提升，市场规模增速保持在40%~50%，目前规模达到210亿美元。2013—2018年我国人工智能医疗行业融资额整体走高，仅2018年前三季度，国内共有39家企业披露完成融资，其中有18家企业披露融资金额，合计约26.2亿元。相比2017年同期，完成融资的企业数量增长了21.88个百分点，披露的融资总规模同比增长128.42个百分点。资本方对人工智能医疗产业保持乐观态度，有利于更多的人工智能医疗企业获得资金并投入产品研发与应用。

市场需求日益旺盛，慢性病管理等领域颇具增长空间。国家统计局数据显示，我国老年人口占比连年上升，截至2019年末，全国65岁及以上老年人口占比达到12.6%，中国已经步入老龄化社会。随着老龄化情况加剧以及生活节奏加快，我国慢性病发病率逐年增加。我国现拥有超过3亿的慢性病患者群体，慢性病致死人数已占我国因病死亡人数的80%，慢性病管理产生的费用已占全国疾病总费用的70%，这成为影响国家经济社会发展的严重问题。慢性病需要长期的护理和治疗方案，但是确诊后患者的健康管理对医院环境的依赖较少，大多数慢性病患者可以在家中完成疾病管理。而人工智能将在慢性病管理领域发挥极大作用，帮助人们更好地进行个人健康管理。

3. 培养复合型人才为行业发展创造新节点

我国政府陆续出台相应政策，强调构建基础理论人才与"人工智能+X"复合型人才并重培养体系的重要性，到2020年已经有180所高校获批开设人工智能专业。复旦、上海交大、同济、上海大学、华师大等高校先后成立了以人工智能为主要内容的研究院，着力开展与人工智能相关的科学研究、技术研发和人才培养。政府通过人才引进政策和配套补助方案来缓解人工智能人才缺乏的状况。如上海市2020年度发布的浦江人才计划申请指南提到，为人工智能、生物制药等领域的高端人才提供落户、定额资金支持等一系列优惠政策。经过多年的人才储备和政策引导，医疗人工智能人才井喷的时代即将到来。

4. 新技术的增长为行业发展提供新动能

5G技术的实时高带宽和低延迟访问特性，可以扩展医疗应用程序功能、医疗设备、机器人和移动设备的性能。量子计算机的计算能力为人工智能医疗的发展提供革命性的工具，其并行计算力尤其适合对海量的医疗数据进行分解，

适合用于解决复杂的模拟和规划问题，能够指数级加速深度学习能力和速度。

5. 突发公卫事件为行业发展打开新局面

人工智能医疗是公共卫生体系发展的重要驱动力，在新冠肺炎疫情的影响下，人工智能在公共卫生领域应用加速落地。人工智能医疗在疫情监测分析、防控救治、资源调配等方面都能发挥良好的支撑作用，同时，潜在传染病大数据分析预警系统和疫情排查系统的建立也需要人工智能医疗的参与。"后疫情"时代，在公共卫生领域，人工智能技术大有可为。

（二）面临的挑战与发展建议

随着图像识别、深度学习、神经网络等关键技术的不断发展，人工智能在医疗领域的应用范围逐步扩大，同时面临来自政策、商业、产品、人才和数据等多方面的问题与挑战。

1. 上市审批条件严格

由于医疗行业的特殊属性，其产品监管和风险控制十分严格，获得监管部门的审批认证成为一项必要的市场准入资质。国家食药监总局于2017年9月发布的新版《医疗器械分类目录》（2017年第104号），对人工智能软件的界定与分类进行明确。如果诊断软件通过算法，提供诊断建议，仅有辅助诊断功能，不直接给出诊断结论，则申报二类医疗器械；如果对病变部位进行自动识别，并提供明确诊断提示，则按照第三类医疗器械管理，产品上市前审批难度较大。目前市面上的AI医疗器械产品大多数可以提供诊断结论，并提供明确的诊断提示，其风险级别相对较高，应属于第三类医疗器械管理范畴。多家AI辅助诊断头部公司均已申请三类医疗器械审批一年有余，然而监管部门仍然对此持审慎态度。截至2020年6月18日，监管机构披露及公开新闻报道，我国目前有3个三类AI医疗产品通过审批，分别为昆仑医云的FFR、乐普的AI-ECG和安德医智的BioMind"天医智"，而美国早在2018年已有多款同类产品获FDA批准上市应用。

面对人工智能医疗的新产品与新业态，严格进行规范监管、确立评审细则、建立标准测试数据库，对于监管部门来说是一大挑战。国家药品监督管理局医疗器械技术审评中心于2019年6月公布了《深度学习辅助决策医疗器械软件的审评要点及相关说明》，主要就适用范围、审评关注重点、软件更新、相关技术考量和注册申报资料展开说明，对具体审批指标给予确立。

为此，本书提出以下建议：一是建立评审细则。对于人工智能医疗的政策支持与法律监管，国家应从宏观层面对人工智能的发展与应用方向给予明确指引与把控，并尽快出台相关配套政策与具体落地评审细则，与国际前沿标准接轨。二是鼓励中立第三方机构建立标准数据集。建立基于不同病种和产品的 AI 产品标准测试数据集，推动标准化进程。三是建立动态评价应对机制，持续对 AI 医疗软件的后续更新与迭代问题进行高效处理。

2. 可持续的商业模式尚未成熟

人工智能历经技术驱动和数据驱动，目前，进入场景驱动的发展阶段。医疗作为人工智能应用热度较高的场景之一，2018 年以来，公共卫生、医院管理、医学影像、药物研发、医疗机器人、健康管理等多个细分领域的需求持续增加，落地进程逐渐加快，在政策推动下核心技术公司与资本市场得到更好的对接。历经多轮资本狂欢与行业洗牌，市场逐渐回归理性，受资产新规落地和新冠肺炎防疫常态化影响，2018—2019 年私募股权投资市场持续调整，2020 年基金募资困难加剧，企业融资难度进一步加大。在资金趋紧的大环境下，对深耕场景理解深入、拥有规模化落地应用能力和清晰商业模式的成熟项目成为资本方关注的重点。与此同时，技术与场景的深度融合能力和不依赖"烧钱"的可持续盈利能力成为人工智能医疗公司持续发展的重要支撑。

人工智能医疗的商业模式主要可归结为销售硬件设备、提供技术服务或软件授权、后台数据变现、软件授权、自有数据库建立与开放、一体化解决方案等。这些商业模式分别对应不同的细分应用领域，有不同的代表性应用产品。但是，就目前市场整体情况来看，人工智能在医院仍未得到规模化应用，医院的付费意愿并不强烈。对于用户端来说，使用习惯与付费习惯的培养、医保政策等配套基础设施的建立与完善仍然任重道远。

为此，确立差异化竞争战略，探索多元化商业变现模式，获取可持续现金流成为当下人工智能医疗公司发展的主旋律。本书提出以下建议：首先，通过产、学、研、医合作，切入临床需求，提升付费意愿。与更多医院或药企等潜在付费机构合作，收集高质量数据集，持续打磨产品，优化深度学习算法模型，提高产品的诊断准确率及其他智能化推理判断水平，切实满足医院等潜在付费机构对效率提升的需求，使其提升付费意愿。其次，寻求多元化盈利模式，提高资源整合利用效率。以公司主营业务与优势技术为核心，开辟多条并行产品线，在更多医疗细分领域进行技术创新与场景深耕，以此寻求多元盈利模式，提高技术、人才、数据、市场等的资源整合与利用效率，增加企业营业收入。

3. 单一产品难以满足临床需求

仅靠技术与算法难以满足临床实际应用需求。随着人工智能在医疗行业各垂直领域的不断深入应用，临床应用场景越发复杂多样，人工智能要解决的问题也从通用场景和单点问题逐渐转变为针对特定场景和全业务流程问题，从基本的数据计算与挖掘向智能化综合决策能力深化发展，其技术壁垒更高，对临床业务场景的理解要求也不断提升。这就意味着，单纯依靠算法和技术驱动已无法满足临床实际应用需求，这将给以数据和技术为驱动的人工智能医疗公司带来巨大挑战。

因此本书提出以下建议：一方面，从实际临床需求出发进行产品开发设计。在产品开发阶段，不能仅依赖技术人员的决策，而需要进一步调研临床一线需求，挖掘用户需求与痛点，有针对性地进行产品设计与产品开发。人工智能算法需要与专家经验、行业需求和业务规则相融合，来解决问题。利用知识图谱技术，将理论知识与行业经验进行系统梳理并沉淀为知识图谱，以此为基础进行深度学习，让算法对业务有更为充分的理解与认知，是解决人工智能业务场景理解问题的可行性实施路径。另一方面，推广"人工智能产品+服务"业务模式。在产品运营与推广阶段，相关企业需要改变原有业务模式，打造敏捷灵活的产品与配套服务方式。企业的需求是达成最终业务目标，个人用户的需求是实现自身健康管理的有效成果产出，要保证产品的效用，让人工智能真正发挥价值，仅靠技术输出是不够的，还需要企业提供可定制化及可扩展性的持续业务运营服务，即"人工智能产品+服务"，以保证解决方案的实现。

4. 人才需求呈现井喷之势

在政策支持、技术发展和市场需求的共同推动下，我国人工智能医疗产业近年来发展迅猛，各大企业和资本纷纷加大人工智能医疗产业布局力度，相关领域的优质人才需求也随之呈井喷趋势。工信部数据显示，到2020年，我国人工智能产业规模将超过1500亿元，带动相关产业规模超过1万亿元。高盛《全球人工智能产业布局》数据显示，2017年全球新兴人工智能项目中，中国项目占比51%；但在全球AI人才储备方面，美国占比62%，中国占比不足5%，处于人才弱势地位。工信部调研数据显示，我国AI产业发展与人才需求比为1∶10，AI人才缺口已达500万人。相比其他行业，医疗行业具有更强的技术专业性和更漫长且严格的医学人才培养体系，除了缺乏"金字塔"顶端的前沿人工智能医疗理论研究人才外，我国作用于终端的技术应用型人才和科技转化型人才也存在大量缺口。可以说，在人工智能领域竞争的众多关键要素中，人才获取和团队建设成为最具挑战性的部分之一。

首先是基层医生知识储备不足。在人工智能具体落地应用及伴随分级诊疗的规模性推广方面，我国广大基层医生因缺乏人工智能相关知识，大病和疑难病诊治经验不足，致使人工智能在下沉市场的应用存在执行偏差问题，因此需要为基层医疗工作者提供更多市场教育和系统性的临床实践培训，以保证人工智能医疗的实施效果。其次是人工智能+医疗复合型人才缺乏。不同科室的医生大多只具有单独的医学背景，知识结构比较单一，极少具备跨学科的学习背景，在数据处理等方面经验不足，不善于将临床工作中的需求转化为技术表达，因此可能使人工智能医疗产品开发设计与临床需求存在断层。面对这些问题，专业的临床诊疗服务、外科手术、药物研发等场景，不仅要对人工智能算法有所研究，更要对临床实际工作环境、工作内容和工作流程有深入理解，人工智能+医疗的复合背景人才将发挥巨大价值。

综上所述，亟须制订人才培养计划，抢占战略制高点。我国政府应出台相应政策，制定人工智能医疗产业人才领域的相关标准，完善人才保障制度，降低企业用人成本和招聘压力，建立健全人工智能产业人才培育的生态体系。此外，加速培育人工智能+医疗的复合型人才，一方面，在高校专业设置和课程选修机制方面进行开拓创新，增加相关学科的交叉性选修课程；另一方面，探索校企联合培养模式，培育理论和实践相结合的双优人才，促进人才在研究机构与企业间的双向流动，为产业的良性发展奠定坚实的人力资源基础。

5. 大数据价值未完全发挥

人工智能的进步建立在海量学习的数据基础之上，数量丰富的高质量数据集是算法模型训练的前提，医疗场景也不例外，医疗大数据成为人工智能医疗得以广泛应用的基础。近年来，我国医疗信息化建设水平不断提升，HIS、CIS、PACS 等系统得到广泛应用。CHIMA 统计数据显示，医院信息化管理系统在我国医院内实施的比例达 70%～80%，多集中于三级医院。此外，数据融合、数据可视化、图像识别处理、机器学习、人工智能等技术不断进步，为医疗大数据发展提供了底层技术支持。随着数据生成和数据共享速度不断加快，海量的医疗大数据得以存储沉淀，丰富的医疗数据集成为我国发展人工智能医疗的优势之一。

但是，由于数据结构和数据存储标准难以统一，数据真实性和有效性难以确认，医疗信息分散孤立等诸多原因，我国的医疗大数据存在浪费的情况，并未完全发挥作用，这成为制约人工智能在医疗领域深化应用的一大障碍。

具体而言，我国医疗大数据面临的问题与挑战主要集中在以下方面：首先是数据格式难以统一。我国目前有超过3万家医院，每家医院都拥有自己的信息管理系统和患者病程记录管理规范，单单患者基本信息、患者症状、辅助检查信息等的存储格式多达几百种，多样化的数据存储致使数据无法实现共享，无法为机器学习提供标准化规则与规范。其次是数据记录完整性不足。在医生的实际工作过程中，病历数据记录通常随诊疗流程在各科室的多重责任人之间进行流转，数据记录是碎片化的、不完整的，因此利用机器进行数据挖掘的价值有限。因缺少完整的疾病数据链条和诊断逻辑，人工智能目前难以就全链条诊疗进行深度学习，无法完整有效地驱动临床决策。再次是数据真实有效性难以保障。主要体现在数据采集客观性、数据可追溯性、数据稳定性、数据及时性等属性，而在实际操作与应用中，难以对每一环节和流程进行及时监督与把控，非结构化和半结构化数据大量存在，与机器学习的标准数据集要求存在较大差距，无法被直接应用。最后是数据安全性要求严格。由于医疗健康数据涉及患者隐私，数据存储和使用方面具有更严格的要求与限制。目前，我国对患者数据隐私的相关立法保护还不完备，社会与企业对个人隐私保护的认知意识仍有待提升。

在现实中，有超过80%的医疗大数据为影像形式，在这些影像数据中，非结构化数据占90%左右，这些海量数据缺乏结构化系统梳理和标准化呈现体系，同时跨平台分享的生态环境中，大部分数据价值都未被充分挖掘，且高质量的数据集多集中在三甲医院，仅对内开放，缺乏共享机制，相关数据难以获取。因此，AI医学影像企业在质量数据获取和标注方面面临较大挑战。

对此，本书建议从以下四个方面解决医疗数据问题：一是电子病历规范化。建立统一的电子病历管理规范及临床用语表述规范，并在全国范围内进行逐级推广，推进医疗数据的电子化与标准化进程，形成规范可用的医疗大数据。二是统一数据标准。建立数据标注规范，推动建设更多高质量、标准化、标注好的单病种基础数据集，建立多病种联通的医疗公共训练数据库。三是破解数据"孤岛"问题。进一步推进医疗机构间的深化与合作，构建各地区之间、各院际之间、各科室之间的数据交流与共享机制，破解数据"孤岛"问题，为人工智能医疗发展提供坚实的数据基础。四是加强隐私保护。建立医疗数据隐私保护细则，加强监督管理，避免数据泄露及数据滥用情况的发生，推动人工智能领域专家交流与媒体传播，加深社会认知，形成行业规范，营造人工智能医疗良性发展的环境。

第三章　福田区生命健康产业发展研究

第一节　福田区生命健康产业基本情况

一、产业概况

三十年沧桑巨变，三十年砥砺前行。过去三十年，福田从"水田滩涂"蝶变为"深圳CBD"，从传统工业区升级为现代产业集聚地，从"解决温饱"迈向"首善之区、幸福福田"。在我国开启全面建设社会主义现代化国家新征程，深圳经济特区成立四十周年、福田建区三十周年的重大历史节点上，深圳市福田区抢抓"双区"驱动和"双区"叠加重大历史机遇，全面贯彻落实"两个一、三个三"发展战略，以"首善之区、幸福福田"为愿景，以全面建设社会主义现代化典范城区为总目标，围绕河套深港科技创新合作区、香蜜湖新金融中心、环中心公园活力圈"三大新引擎"，聚焦科创、金融、时尚"三大产业"，瞄准中央创新区、中央商务区、中央活力区"三大定位"，突出党建引领、经济发展、城区治理、民生保障、改革创新"五个重点"，重燃激情、再创新业，在新时代、新征程上奋勇前行。

福田区是全国知名的经济强区，经济规模持续跃升。2020年地区生产总值从1990年的39亿元增至4754亿元，按可比价计算增长45.2倍，年均增长13.6%，人均GDP达到世界高收入国家水平。财税收入平稳增长，实现税收总额1575亿元，持续位于全市首位。商业贸易发展强劲，社会消费品零售总额突破2000亿元，商业与外贸等多项经济指标均领先全市。

截至2018年底，福田区共有与健康产业相关的市场主体5459家（包含企业和个体户），约占全市健康产业企业总量的5.21%。健康产业类企业在福田区各街道的布局比较均匀，主要布局以健康服务类为主，其中福田街道健康服务类企业占比最多，达到20.31%（见图3-1）。其他街道也有各自不同类型的企业集聚，如生物医药类企业主要布局在福保街道、医药流通企业主要布局在园岭街道等。

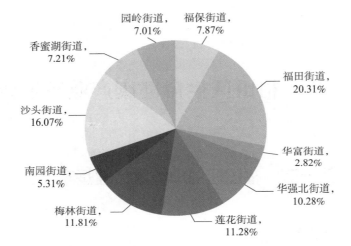

图3-1 2018年福田区健康产业类企业分布情况

资料来源：深圳市市场监督管理局。

另外，根据深圳市统计局提供的福田区规模以上133家企业的营收情况可以发现，2018年福田健康产业规模以上企业规模达到212亿元，其中生物医药类型规模以上企业贡献率为8.96%、养生保健规模以上企业贡献率为7.07%、医药流通规模以上企业贡献率为74.53%、运动休闲规模以上企业贡献率为5.66%、医疗卫生服务规模以上企业贡献率为3.77%（见图3-2）。

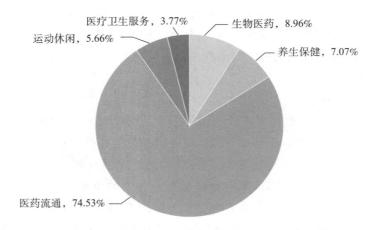

图3-2 2018年福田区健康产业规模以上企业贡献率

资料来源：深圳市统计局。

二、产业结构

从相关统计分析结果来看，福田区健康产业类企业主要是健康制造类企业与健康服务类企业，其中以健康服务类企业数量最多。数据显示，健康制造类企业有 46 家，占企业总数的 0.87%，健康服务业类企业有 5412 家，占企业总数的 99.13%（见图 3-3）。

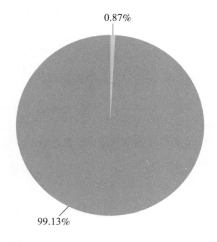

图 3-3　福田区健康产业企业结构占比

资料来源：深圳市市场监督管理局。

从健康制造业的企业结构来看，福田区医疗仪器设备及器材制造企业数量占比 48.94%，健康用品、器材与智能设备制造企业数量占比 29.78%，医药制造企业数量占比 21.28%（见图 3-4）。

从健康服务业的企业结构来看，福田区健康服务业企业中，药品及其他健康产品流通服务企业数量最多，占比 54.16%、养生保健服务占比 27.12%、体育运动服务占比 10.69%、医疗卫生服务占比 3.89%、健康资金与投资管理服务占比 1.58%、健康知识普及服务占比 0.83%、母婴健康照料服务占比 0.62%、健康养老与长期养护占比 0.61%、智慧健康技术管理服务占比 0.31%、健康科学研究和技术服务占比 0.17%（见图 3-5）。

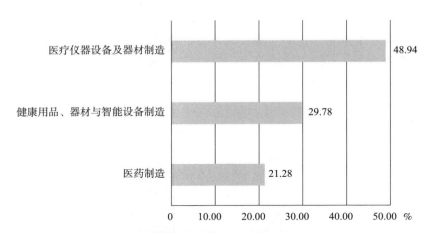

图 3-4 福田区健康制造业企业数量占比情况

资料来源：深圳市市场监督管理局。

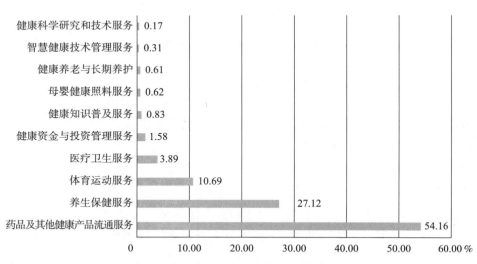

图 3-5 福田区健康服务业企业数量占比情况

第二节 福田区生命健康产业重点领域

一、生物医药科技创新起步

（一）福田区生物医药领域发展现状

生物医药产业是指以基因工程、抗体工程、细胞工程、生化技术为基础生产的，用于诊断、治疗或预防的生物技术产业，包括基因工程药物、疫苗、单克隆抗体、血液制品等细分领域。随着人类对生命机制研究的深入与制药技术的快速发展，从天然药物到化学药物再到生物药物，人类可使用的药物数量种类不断增加，产品质量不断升级。当下，全球范围内生物制药成为医药行业发展最快的细分领域之一，是"朝阳"产业。深圳市政府一直对生物医药产业给予重点支持，为促进生物医药的发展营造良好的产业发展环境。如《深圳生物产业振兴发展政策》《深圳生物产业振兴发展规划（2009—2015年）》《深圳国际生物谷总体发展规划（2013—2020年）》相继出台，为深圳构建具有国际竞争力的生物产业体系奠定了基础。

生物医药是战略性新兴产业之一，有实力的制药企业正加大对创新药的探索。如深圳华润九新药业有限公司（以下简称华润九新）位于福田区上梅林工业区凯丰路2号，成立于1991年，是国家级高新技术企业、中国医药企业制剂国际化先导企业、中国医药最具竞争力企业，也是国内首家通过头孢无菌制剂和无菌原料药法国欧盟GMP全认证的药品生产企业，以头孢注射剂生产为主，公司的核心产品为五水头孢唑林（新泰林）、注射用头孢美唑等；2013年与上海罗氏制药有限公司（以下称上海罗氏）首度合作，成为上海罗氏全球唯一的CMO供应商，近几年订单量持续保持增长。上海罗氏成立于1994年，是首家进驻上海张江高科技园区的跨国企业。在大型跨国药企中，上海罗氏在制药和诊断领域是世界领先的，自1986年成立以来，率先建成包括研究、开发、生产、营销等在内的完整医药价值产业链。成立至今，上海罗氏一直走在癌症研究与治疗领域前沿，拥有治疗乳腺癌、皮肤癌、结肠癌、卵巢癌、肺癌和其他癌症的药物。上海罗氏提供肿瘤学、病毒学、移植学等各类关键治疗领域的处方药，努力从根本上改善人们的生活质量，现成为国内医药行业的领军者，销售额连续数年呈双位数增长。2019年，华润九新与上海罗氏签订罗氏芬FULL–CMO合作协议，由于上海罗氏于2020年正式关闭上海工厂，全部罗氏芬CMO加工将转移至华润九新。在单抗领域，华润九新与上海罗氏深度合作，积极尝试境内外生物单抗制品分段委托加工，逐步引进单抗生产技术。"十四五"期间，华润九新对企业使命和愿景进行调整，愿景是成为以创新药为主、参与国际竞争的高端品牌药企业。

由于福田区良好的营商环境，近年来福田区聚集了一些生物医药类企业，这些企业主要涉及细胞领域、制药领域、医疗器械领域。具体地，细胞领域聚集了如中科美瑞干细胞生物工程（深圳）有限公司、汇康生物工程（深圳）有限公司、深圳市合一康生物科技股份有限公司、恩大细胞基因工程有限公司、深圳市赛泰克生物科技有限公司、保信亚太生物科技（深圳）有限公司等企业。从整个细胞产业链来看，目前福田区细胞类企业的相关业务主要集中在产业链上游，上游是细胞产业最成熟的一环，中下游业务目前大多处于实验临床阶段，有待拓展。产业链上游主要有细胞采集和存储业务，是目前最成熟、最主要的细胞领域的产业化项目，主要开展间充质干细胞、脂肪干细胞和人体免疫细胞的存储业务。保信亚太生物科技（深圳）有限公司（以下简称保信亚太）成立于2016年1月4日，是香港创健集团在深圳投资的企业。公司总部位于深港科技创新合作区国际生物医药产业园，拥有8000平方米的细胞制造中心，是根植于中国的全球性生物科技公司，致力于再生医学和创新生命科技的探索、研究、开发和应用。保信亚太以生物样本资源储存为基础，以大规模、工业化细胞智能制造为核心，以细胞行业CXO（CDMO/CMO/CRO等）和细胞技术轻应用为应用方向，致力于赋能细胞产业，打造"细胞制造+全产业链"平台，具体包括生物样本库平台、冷链物流平台、大数据库平台、细胞制造及细胞药CRO/CMO/CDMO服务平台、细胞转化应用平台。

生物医药园区在汇聚技术、资本、人才资源，促进成果转移转化等方面有着不可替代的重要作用，具有促进产业集聚的独特优势。为了更好地促进生物医药集聚发展，福田区政府在2019年4月发布了《福田区支持生物医药产业发展若干措施》；同年10月，福田保税区成立了国家生物医药产业园区，建设国际化临床研究和培训中心、生物医药研发服务中心和医学医药企业孵化中心，这些建设是充分发挥合作区优势、紧扣深港科技创新合作区发展定位、围绕"聚集香港及国际高端科研机构和组织平台"建设思路的标志性项目。目前，产业园区引入博济生物医药研发公共服务平台及配套孵化器、中山大学附属第八医院实验室及公共服务平台、金地生物医药孵化器等一批高端创新项目及创新平台。

在医疗器械领域，福田区拥有业聚医疗器械（深圳）有限公司、深圳嘉事康元医疗器械有限公司、深圳市科能医疗器械有限公司、深圳市一通医疗器械有限公司、深圳市百特安医疗器械有限公司、深圳市圣天宁医疗器械有限公司、深圳市锐胜医疗器械有限公司等。其中，业聚医疗器械（深圳）有限公司于2000年5月成立，是一家外商独资企业，主要从事介入性血管内医疗产品的研制和生产。公司位于深圳市福田保税区内，拥有近10000平方米的自有厂房和近3000平方米的高标准净化车间，工厂拥有全球最先进的医用导管挤出生产线和编织生产线，并通过ISO 13485：2003和EN ISO 13485：2012国际认证。目前，公司自行研发和生产了多种型号齐全的血管内介入治疗用产品线，产品主要用于治疗心血管疾病，具有创伤小、恢复快等优点，已在全球70多个国家和地区销售，其在全球和我国心血管介入治疗领域都拥有极高的声誉。

（二）存在的问题与不足

1. 产业集群建设还需推进

近年来，福田区加大对生物医药产业的政策支持力度，建设生物医药产业园区，可以看出福田区生物医药产业集聚的趋势在逐步增强。然而，目前福田区生物医药产业企业规模普遍较小、龙头企业少，短时期内难以形成在深圳市内的强势地位，从产业集聚的布局上来说，其产业链条仍需进一步完善。

2. 全产业链条协作有待加强

福田区打造生物医药产业地标，成为带动经济发展的重要产业，迫切需要营造生物医药产业发展的软环境。基础研究与临床研究之间脱节的现象，大量基础研究成果不能及时转化为生产力，阻碍了生物医药集群的进一步发展。目前福田区生物医药发展，缺乏专业服务机构进行后期的运作，在一定程度上制约了生物医药企业后期成果的转化。由于福田区缺乏相应资质的医疗机构与大学等科研机构，生物医药得不到进一步的融合与创新，尚未形成"产、学、研、医、用"五位一体的科研协作和开发模式，难以带动行业集聚发展。

3. 企业自身瓶颈制约

生物医药是一种知识密集、技术含量高、多学科互相渗透的产业。目前福田区生物医药企业自身的问题表现在以下两个方面：一是研发创新。由于行业研发创新投入高、耗时长、风险大，企业虽然有意愿在创新方面有所作为，但是资金短缺，科研成果转化能力弱。二是人才瓶颈。在对生物医药企业走访调研中研究人员发现，大部分企业对技术人员的需求有增无减，中高端人才不足，创新人才和研发人才缺乏。

二、健康服务业具备一定的发展基础

（一）福田区健康服务领域发展现状

深圳地处南方，得益于南岭悠久的养生文化传承、政府的重视与支持、人民群众对于健康服务的需求等因素，深圳的健康服务行业发展迅速，处于全国领先地位，在养生保健、健康管理、健身休闲等领域拥有优势和特色。

1. 养生保健具备一定基础

养生保健是指通过各种方法颐养生命、增强体质、预防疾病，从而达到延年益寿的目的。深圳地处珠三角地区，岭南养生文化历史悠久，中医养生保健氛围浓厚，且经济发展水平较高，为中医养生保健在深圳的发展奠定了经济基础。

福田区由于人民健康意识的提升、人口结构的分布，以及消费能力的增强，因此吸引了很多养生保健类企业来福田区发展业务。目前，福田区从事养生保健的企业有 1468 家。在养生保健服务企业中，健康养生企业有 909 家、健康咨询企业有 507 家、按摩保健企业有 185 家、足浴保健企业有 62 家、美容企业有 17 家，其具体占比情况见图 3-6。

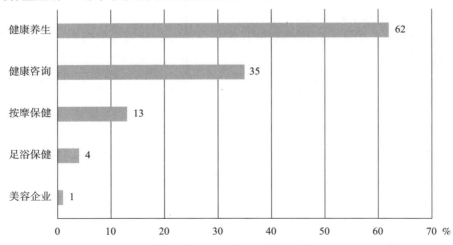

图 3-6　福田区养生保健服务类企业占比情况

从企业类型来看，个体工商户是企业的主体，福田区从事养生保健的企业有 69.48% 属于个体工商户经营。从企业注册资本来看，深圳企业资金规模总体偏小。调研数据显示，截至 2018 年底，注册资本 10 万元以下的企业占企业总数的 58.38%、注册资本 10 万~100 万元的企业占企业总数的 32.42%、注册资本 100 万~500 万元的企业占企业总数的 5.18%、注册资本 500 万元以上的企业占企业总数的 6.40%（见图 3-7）。

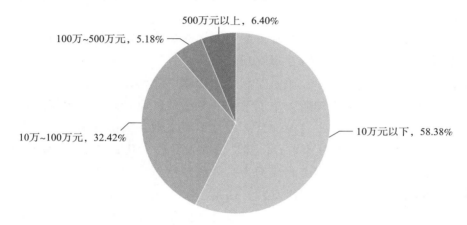

图 3-7　2018 年福田区养生保健服务类企业注册资本占比情况

从发展的稳定性来看，在福田区成立 10 年以上的养生保健企业有 95 家，占养生保健服务企业总数的 6.47%；成立 5~10 年的养生保健企业有 826 家，占企业总数的 56.27%。这显示福田区养生保健服务企业的稳定性较好。

养生保健以手工劳动为主，因此个体的差异性制约着行业的扩大发展。近年来，借鉴西医的规范化管理模式以及众多商业实体的连锁经营模式，集休闲、娱乐、餐饮、保健、健身和美容等多功能于一体的养生保健企业在我国急剧增加，经营规模不断扩大，现代服务经营理念得到丰富与发展，养生保健连锁企业开始大量出现。相关统计数据显示，在养生保健企业前 30 强中，有 10 家企业采取了连锁经营的方式。这些企业从规模、效益等方面在全国养生保健行业成为领头羊，品牌效应已经形成，市场份额逐步扩大，并且已被全行业认可。深圳市汉宫养生坊成立于 2008 年，目前已有 30 余家连锁分店，是一家以弘扬中医养生文化为宗旨，以开发、研究、传播中医传统疗法的理论和实践为桥梁，通过特色理疗和足疗来普及中医文化的健康连锁机构，已在福田区分布 5 家分店，未来还要在福田区大力拓展业务。

2. 健康管理处于起步阶段

随着人口结构和居民生活方式的转变,糖尿病、高血压、心脑血管疾病等慢性非传染性疾病已替代传染性疾病成为影响人们健康的首要因素,新发突发传染病的威胁还在不断增加,多重健康问题并存。福田区是首善之区,致力于将福田区打造成卫生强区、健康城区,推动形成"以健康为中心"的各类卫生资源分工协作格局,发展预防、医疗、康复、护理相协调的健康服务体系。

人们对健康管理的认识和需要逐步加深和加大,定期体检人员的比例不断增加。然而,体检只是健康管理的第一步,体检之后,如何认识体检报告、如何应对异常指标、如何控制危险因素、如何改善生活方式,这些都需要更专业的健康管理服务予以解决。专业的健康管理,需要优质医疗资源以及网络保健技术平台的支持。经过调研发现,福田区健康管理发展主要有三种形式:一是社康中心,其是融健康促进、卫生防疫、妇幼保健、慢性病防治、老年保健和疾病诊治为一体的新型医疗服务模式,主要针对常见病的诊治,定期开展健康宣教。二是医院机构,即公立医院开设的体检中心或体检科,以体检为主导,以检后就医服务、健康风险评估和干预管理服务为辅助。三是提供健康管理的第三方机构,如健康体检、咨询、保健指导服务的民营企业。

(1)社康中心

作为面向百姓的基层医疗卫生服务机构,社康中心扮演着"健康守门人"的重要角色。2020年,福田区共建成80家社康中心,覆盖全区94个社区,服务总人口为166.29万人。社区设有健康监测区、健康评估区、健康干预区,通过多种途径及时推送体检和健康信息给居民,实现"健康监测—健康评估—健康干预"闭环式管理。目前,社区健康服务机构均已提供家庭医生签约服务,居民可就近前往任意一家社区健康服务中心签约,社康优先为服务对象提供健康管理设施设备、年度健康体检、专项健康指导等服务。全区286个家庭医生团队重点人群签约率超过70%,家庭病床服务覆盖近80%的社康机构。福田区健康素养水平连续五年排名全市第1。

(2)医疗机构

医院的健康管理工作主要由健康体检中心完成,其主要为单位和个人提供健康体检及体检后健康咨询,对体检前的健康调查及体检后为单位和个人提供的健康评估和指导、慢性病预防、生活方式干预等健康管理、健康促进服务关注甚少。目前，福田区共有中山大学附属第八医院、广州中医药大学深圳医院、福田区第二人民医院、福田区妇幼保健院、福田区慢性病防治院、深圳市中医肛肠医院（福田）、福田区风湿病专科医院等352家公立、私立医疗机构。2019年，福田区区级卫生机构拥有百万元以上的贵重设备总量237台/套，医疗卫生事业费投入21.55亿元，拥有卫生固定资产45046万元，区属公立医院新增病床700张，总数达2200张。

2016年3月，深圳市福田区人民医院健康管理中心挂牌成立，推出检前、检中、检后全程管理，告别传统体检"只搞体检，检前不指导，检后不管理，拿了报告就走人"的服务方式，为体检用户提供多层次、多样化的专业健康管理服务。2019年，福田区政府深入推进"福田医改"方案，建立全方位全周期健康服务体系，重点推进医疗健康集团、人事制度等改革任务，逐步夯实分级诊疗基础。

（3）第三方机构

第三方健康管理机构非常活跃，极力推进全面性健康管理服务。第三方健康管理主要针对高端人群，在进行高端服务型体检的同时，努力与国内外检测医疗机构合作，提升服务项目的附加值。目前，福田区的第三方健康管理机构，除了有国内健康体检龙头企业（美年大健康、爱康国宾等）外，也涌现了一些本土骨干企业，如深圳市第一家健康体检机构、深圳第一健康医疗管理有限公司。第一健康集团总部设在福田区，依托雄厚的资金实力以及丰富的国际医疗资源，成为深圳首家五星级预防医学中心，首家实施港式管理、提供私人管家式管理服务的机构。第一健康集团吸收和借鉴了美国健康维护组织（HMO）和优先医疗服务提供者（PPO）的服务模式，并在此基础上引进香港成熟的管家式医疗模式，专注为会员提供一站式、全方位、管家式的高端健康管理服务。拥有很多国际先进设备，比如，检测人体的细胞浓度、测定出人体体温千分之一的变化、心脏彩色扫描、数字化控制的抽血仪器等。另外，康德（深圳）生物投资有限责任公司（以下简称康德生物）始终关注健康领域，致力于整合全球优质医疗资源，打造集健康管理、生活管理于一体的全球健康管理产业专业平台。目前，康德生物的分支机构已遍及德国、澳大利亚等国，以及中国香港、深圳、四川等地；通过整合德国、澳大利亚、瑞士等全球健康医疗尖端资源，与11个国家和地区的高端疗养医院达成战略合作。

3. 母婴照护市场需求旺盛

近年来，得益于我国全面放开的二孩政策，人口出生率有了小幅回升，婴幼儿人口的增长进一步打开了母婴市场需求。母婴照护作为健康管理行业的重要分支，迎来了快速发展期，营业收入稳定占据健康服务业的30%以上。深圳每年有25万新生婴儿，潜在市场规模最低可达到20亿元。监测数据显示，2017年，深圳涉及母婴护理市场的主体机构有130家（包含附带月嫂，家政服务的家政公司），这些市场主体主要分布福田区，其次分布在宝安区、南山区。

福田区居民收入和健康意识的提高，母婴家庭逐渐倾向于增加母婴消费，寻求高质量的母婴消费产品和服务，催生了福田区母婴照护这一健康服务行业的新"蓝海"。深圳爱帝宫母婴健康管理股份有限公司（以下简称爱帝宫）于2007年在香蜜湖度假村开业，是福田生命健康产业中极具代表性的民营企业，是中国母婴健康管理行业第一高端品牌，也是全国首家现代医学与传统精粹相结合的专业母婴健康管理机构。爱帝宫融入现代医学、心理学、营养学、护理学等综合学科的知识，组建了产科、儿科、中医、营养、精神、护理等方面的专家团队，将多年科学有效的护理经验进行统计、总结并与现代医学成果相结合，引进国际先进仪器设备，采用了国际专业的产后修复技术及美式"迪斯尼"全英文早教课程，成为国内集"产后修复中心"与"早教中心"于一体的母婴健康管理机构。

4. 健身休闲行业发展蒸蒸日上

健身休闲产业是体育产业的重要组成部分，是以体育运动为载体、以参与体验为主要形式、以促进身心健康为目的，向大众提供相关产品和服务的一系列经济活动，涵盖健身服务、设施建设、器材装备制造等业态。当前，我国已进入全面建成小康社会决胜阶段，人民群众多样化的体育需求日益增长，消费方式逐渐从实物型消费向参与型消费转变，健身休闲产业面临重大发展机遇。

在发展健身休闲运动产业方面，深圳不断完善健身休闲服务体系，举办多样化的体育活动，加强健身休闲设施建设，培育健身休闲市场主体，优化健身休闲产业结构和布局，以满足市民多层次、多样化的健身休闲需求。福田区2015年创新打造了"全民健身节"体育惠民品牌。该活动以每年8月8日国家"全民健身日"为起点，以每年11月广东省"全民健身月"结束为闭幕节点，历时4个月，现已发展成福田区规模最大、社会关注度最高的体育活动，其连续多年被评为福田区"最受欢迎体育活动"，更以其"行业全联动、人群全参与、项目全体验、区域全覆盖"的鲜明特色，成为深圳市独有的、最具创意的群众性体育品牌。

社会体育组织活跃、政府购买服务，是福田区全民健身的第一大亮点。目前，福田区各社会体育组织、协会有83个，已通过认证报批的有74家，各协会举办群体活动的热情高涨。政府加大财政预算，采用购买服务的方式开展激励机制，调动协会的积极性。第二大亮点是，福田区为每位参与全民健身活动的市民购买人身意外险、人身安全综合保险，既保障了全区人民参与全民健身活动的人身安全，也减轻了主办方组织群体活动的压力和风险。福田区每个社区在建设健身路径后，还购买了"售后服务"，即购买器材统一意外险、责任险等。

近年来，福田区群众体育事业蓬勃发展，全民健身热情日益高涨，各类体育赛事活动层出不穷，"全民健身节""五球争霸赛""福田健身房"等成为全市亮点。在辖区体育产业方面，福田区在深圳市率先成立福田区体育产业协会，成功引入多位体育名人助力福田体育，举办多项影响力较大的国际、国内高水平赛事。

（二）存在的问题与不足

1. 行业竞争力受企业规模制约

在养生保健领域，福田区非医疗中医养生保健服务机构虽然数量多，但规模普遍偏小、竞争力不强。许多中医养生机构营业场地面积不大，场所环境、设备设施、人员配备及管理多达不到规范标准；机构普遍缺乏资金、人才、技术的支持，难以健全体系支持实现规模化效应。养生保健行业在服务项目、收费标准、从业人员技能等方面缺乏统一标准与技术规范管理，鱼龙混杂，虚假宣传现象严重，普遍难以形成品牌效应。

大部分中小企业面临科研创新开展难、专业技术人才与中高级管理人才匮乏、融资难等问题，其中人才匮乏与资金缺乏成为中小企业发展的两大难题。目前，大部分中小企业与政府的良好互动不够，政府政策向中小企业倾斜不明显。总体而言，整个行业离规模化、集约化和产业化的发展还有一定距离。

2. 各自为政，缺乏协作

健康产业中，第三产业的服务业占据健康产业的大部分，但目前健康服务业与医疗机构、旅游业、保险业、教育业、信息和通信技术产业等行业缺乏互动合作与资源共享。例如，国际经验表明，高端健康服务的发展需要商业健康保险的支持，但在我国，保险公司和健康管理机构之间还没有建立良好的合作机制，开展专业健康管理的保险公司为数甚少，业务总体发展水平距离居民的需求相去甚远。总之，由于体制和机制的原因，以及健康行业的产业深度挖掘意识不强，缺乏统一规划和通盘考虑，健康产业的链条没有很好地拓展，应有的产业关联和产业波及效应没有很好地释放，这对企业发展不利，也对行业发展不利。

3. 人才问题制约产业发展

本书通过调研了解到，深圳健康产业大部分企业都深处人才难招的困境，特别是对高端人才的需求尤为迫切。在目前企业人才开发遇到的问题中，逾六成企业都认为，市场上符合企业需求的人才较少，人才供需存在结构失衡问题。

健康产业总体来说是一个以服务为主的行业，相关从业人员的专业素质直接决定了我国健康行业的发展水平。目前来看，健康产业人才的缺乏是阻碍我国健康行业发展的一大瓶颈。缺乏专业人才就无法为产业提供科学正确的健康咨询、检测和管理等工作，也无法进一步开发消费者的其他健康需求。我国健康领域的人才培养，除医生、护士外，还需要培养健康管理的应用型人才，上述问题都制约了健康产业的进一步发展。

三、传统医药流通领域基础扎实

（一）福田区医药流通领域发展现状

近年来，深圳市医药流通企业实现了平稳发展，规模化进程稳步推进，商业销售稳步增长，医药流通行业总体保持平稳较快发展。随着疾病谱的变化、人口老龄化的加速、人民群众生活水平的提高以及保健意识的增强，全社会对医药健康的需求不断提升，药品市场销售规模进一步扩大。就福田区而言，医药流通领域基础扎实，国药集团一致药业股份有限公司、广东康力医药有限公司、深圳市万泽医药连锁有限公司、深圳市永安堂大药房连锁有限公司、深圳市中康福药业有限公司、国药控股深圳健民有限公司、深圳宇创医药有限公司、深圳市康卓医药有限公司、深圳市中西药业有限公司、深圳市永科医药有限公司、深圳市泰隆堂药业有限公司等规模以上企业均布局在福田区。

从企业类型来看，福田区医药流通企业主要以股份制企业为主，其中有限责任公司占比80.81%。从发展的稳定性来看，福田区成立10~20年的医药流通企业占比60%以上，成立30年以上的医药流通企业占比27.27%（见图3-8）。本书通过调研访谈得知，这些医药流通企业愿意扎根在福田区的主要原因是，不断优化的营商环境如税务政策支持、租赁优惠政策等，吸引企业进驻。

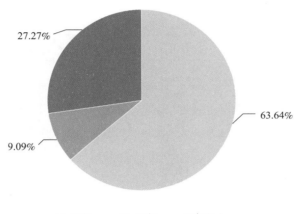

■ 10~20年　■ 20~30年　■ 30年以上

图3-8　福田区医药流通企业成立时间情况

医药流通企业规模效应显著。福田区的医药流通企业大部分成立时间较久，经过多年的发展，这些医药流通企业形成了一定的规模效应，不仅在深圳市布局业务，而且向全国各地扩展。其中，国药集团一致药业股份有限公司成立于1986年，总部在福田区八卦四路一致药业大厦，是中国医药集团有限公司、国药控股股份有限公司旗下的综合性医药上市公司，业务涵盖"药品分销+医药物流+医药零售+工业投资"全产业链条，下属子公司达到110家，员工30000多人。2019年的营业收入超500亿元，位列广东省企业500强第51、深圳市百强企业第24位。承担着中央、省/自治区（广东、广西）、市（广州、深圳、南宁等）药械商品特种储备及全国各地所需抢险救灾药品调拨和供应任务。公司下属的国药大药房是全国大型零售药店销售规模排名第1的医药零售企业，建立28家区域连锁公司，零售连锁网络遍布19个省份，覆盖全国近70个城市。

处在福田区八卦岭工业区的深圳市万泽医药连锁有限公司，从1996年第一家社区零售药店诞生开始，以发展药店连锁为立业之本，旗下门店遍布深圳、广州、东莞、江门等珠三角大中小城市；连续两年上榜中国医药零售百强榜单；先后荣获"深圳连锁经营50强企业""中国连锁药店直营力百强企业""中国连锁药店综合实力百强企业"等荣誉称号。福田区医药流通规模以上企业注册资本占比情况见图3-9。

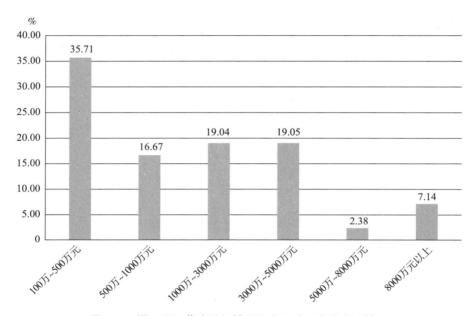

图3-9 福田区医药流通规模以上企业注册资本占比情况

医药流通企业与时俱进，不断探索创新。随着"互联网+药品流通"行动计划的深入推进，医药电商行业逐步进入转型升级的创新发展阶段，特别是互联网售药A证、B证和C证审批的取消，为"互联网+药品流通"带来重大利好。当前，医药电商产业基本形成以运营方为核心的生态，对外链接资源方、第三方服务商和用户，打通了药品的生产、流通、支付以及消费环节。依托云计算、大数据和物联网等技术，医药流通企业积极整合供应链上、下游各环节资源，促进"物流、信息流、资金流"三流融合，建立多元协同的医药供应链体系。福田区医药流通企业依托互联网发展的趋势，积极从传统的医药零售企业向创新服务型企业转变。如国药集团一致药业股份有限公司推动分销传统业务转型，探索先进的供应链管理模式和信息化手段，实现医院医疗物资流通全程可追溯管理，提升药品供应链管理效率、降低运行成本。同时，依托分销的网络布局，加速优化终端网络建设。深圳市万泽医药连锁有限公司于2011年开创网上药店——万药网，推进从传统药店到现代药房建设；广东康力医药有限公司也在医药零售行业进行勇敢的探索，于 2000 年获得国家《医药电子商务平台资格证》，并获得国家《药品零售跨省连锁试点企业资格证》《第三方医药物流配送资格证》等。

（二）存在的问题与不足

一是创新能力有待加强。除了比较突出的大型医药企业走在创新的前沿，部分医药流通企业存在个性化服务缺乏、市场主体运营模式固化等问题，总的来说，医药流通企业整体创新能力有待提高。当下，互联网、物联网、大数据、云计算等技术推动供应链的发展，未来医药供应链将呈现以资源共享、互融互通的医药信息平台为载体，以商业银行、信托、保险、担保等金融实体为依托，聚集持有人、经营企业、使用企业、药品监督管理部门、消费者等要素，采用智慧化的物流技术手段，共同构建动态高效、共生共享、多方互赢的医药供应链生态圈态势。

二是运用现代化管理软件和管理手段，提高医药行业信息化水平。随着医药分销业态的进一步整合，具备以信息为核心的现代化、全产业链、多模块集成服务能力的企业，将在医药流通领域竞争中处于优势。目前，福田辖区医药流通行业中，部分企业较为传统，存在供应链专业管理能力不足、对药品流通大数据的挖掘利用程度较低等问题。

三是缺乏专业人才。一方面，目前医药物流企业中复合型高中端人才匮乏；另一方面，国内相关高校并未开设相关课程，技术人才、管理人才的培养不足，医药物流梯度人才建设亟待加强。

第三节　福田区生命健康产业发展特点

一、经济基础与政策扶持为产业发展提供机遇

福田区是深圳的行政、金融、文化、商贸和国际交往中心，也是深圳高品质发展先锋城区和高端产业集聚区。2019 年，福田区实现地区生产总值4546.50 亿元，与 2018 年相比增长 7.2 个百分点；地均 GDP 达 57.80 亿元/平方千米，与新加坡、中国香港地区水平相当；人均 GDP 为 20.05 万元，达到中等发达地区水平；地均税收 23.21 亿元/平方千米，与 2018 年相比增长 8.1个百分点，成为中国"含金量"最高中央商务区之一。从环境、承载能力、产业基础各方面来看，福田区完全具备条件发展生命健康产业。福田区具备

中心区位优势，是全市的行政中心、金融中心、贸易中心、文化中心、现代服务业中心，是深圳总部企业集聚地和国际交往中心。福田区知识产权服务发达且完善，医疗资源密集，具备良好的医疗健康服务基础，经济生态环境优良。

当前，福田区对标世界一流城区，以建设高质量发展的社会主义现代化典范城区和打造具有全球影响力、吸引力、创新力的大湾区都市核心区为发展目标。出台的《福田区国土空间规划》的总体空间结构为"一轴两翼三廊"。"一轴"是"广深港科创中轴"，串联"深港科技合作创新区—福田CBD—梅林智谷"，向南联系香港、向北联系广州。"两翼"是"金融时尚西翼"和"科创活力东翼"，西翼由香蜜湖新金融中心、车公庙片区和金地—沙头片区共同构成；东翼由环中心公园片区、华强北片区和八卦岭片区共同构成。"三廊"是生态廊道，分别为福田河水廊、香蜜湖水廊和竹子林山廊。在此基础上，福田区形成"3+5"重点发展平台，即"三大引擎+五大片区"。三大引擎包括河套深港科技创新合作区、香蜜湖新金融中心和环中心公园活力圈；五大重点片区包括华强北片区、车公庙片区、八卦岭片区、梅林片区、金沙片区。在产业方面，福田区规划的科创产业用地主要布局在深港科技创新合作区、车公庙片区和梅林片区，其成为新兴产业主要承载区，重点发展金融、科创、时尚三大产业。总体上，要努力建设中央金融区、中央创新区、中央活力区，到2035年，建成"率先实现社会主义现代化"的典范城区。

2020年1月，深圳发布生物医药产业集聚发展"1+3"重磅政策文件，即《深圳市促进生物医药产业集聚发展的指导意见》及《深圳市生物医药产业集聚发展实施方案（2020—2025年）》《深圳市生物医药产业发展行动计划（2020—2025年）》《深圳市促进生物医药产业集聚发展的若干措施》，加快建立以企业为主体、产学研相结合的科研和产业化体系，力争到2025年，生物医药产业总产值达到2000亿元。

2020年5月，福田区发布"1+9+N"产业发展专项资金政策，重磅推出"百万平方米空间"招商大礼包，打造线上线下一体化、智能化企业服务新模式，加快构建"规划+政策+资源+服务+智能"的地方经济治理体系。其中，"1"是指产业资金管理办法；"9"是指招商引资、总部经济、金融业、先进制造业、商业、企业上市、高端服务业、科技创新、文化旅游体育产业政策；"N"是指支持商协会、建筑装饰设计、时尚产业、供应链产业、科技企业高成长等14项措施。

2020年8月，深圳市政府新闻办举行政策吹风会，重点介绍了《深圳市人民政府关于支持深港科技创新合作区深圳园区建设国际开放创新中心的若干意见》（以下简称《若干意见》）的有关情况。深港科技创新合作区位于深圳市福田区南部与香港接壤处，包含深圳河南侧的香港园区和深圳河北侧的深圳园区。此次出台的《若干意见》聚焦深港科技创新合作区深圳园区的发展，构建有利于科技创新的政策环境，建设综合性国家科学中心开放创新先导区，构建灵活高效的财政支持体系，强化空间保障与基础设施建设，注重深圳园区与香港园区的协同发展。

深圳市、福田区政府发布的精准、有效、持续的各项利好政策为企业纾困，助力企业共同推动生命健康产业发展。2020 年，福田区新增商事主体 5.8 万户，对接招商项目 500 多个，招商情况逐年向好。这与福田推出"1+9+N"产业政策有着密切的关系。

二、科技创新为产业发展提供强劲驱动力

为了全面增强福田区的创新能力和创新实力，福田区对高新技术企业的资金扶持力度持续加大，支持科技创新发展的相关政策陆续出台，增强了福田区创新支撑的作用。在生物医药产业支持政策方面，福田区引导基金根据《深圳市福田区政府投资引导基金管理办法》，优先出资于在福田区注册的生物医药类子基金，吸引社会资金集聚形成资本供给效应；子基金为企业提供天使投资、股权投资、投后增值等多层次服务。科技立项及奖励配套最高达 400 万元，获得深圳市科创委技术攻关立项的企业最高可获得 100 万元的支持，企业上市募资最高可获得 1000 万元支持企业核心技术攻关，进而加大投融资力度；针对新药临床试验，完成Ⅰ、Ⅱ、Ⅲ期临床试验的企业，最高每年给予 3000 万元的资助；对取得药品批准文号的第 3~4 类的化学药，政府每年资助最高 1000 万元。可见，创新驱动为福田区生命健康产业的创新发展提供了良好的发展环境与支撑。

三、"放管服"改革优化产业营商环境

营商环境是市场主体赖以生存的土壤，是一个国家和地区的重要竞争力。经济要实现高质量发展，政府、企业、社会各界都应付出努力。政府负责提供企业生存发展和创新创业的丰厚土壤，以及涵养人才生态的阳光雨露；企业负责生根发芽、发展壮大，是市场的"主力军"；社会各界是推进高质量发展的"同盟军"。当前，优化营商环境不仅是提升城市核心竞争力和推动高质量发展的内在需求，也是应对百年未有之大变局和经济下行压力的关键举措。

近年来，福田区作为"全国相对集中行政许可权试点"，积极贯彻落实中央、省、市关于深化推进简政放权和"放管服"改革的决策部署，着力整合全区行政审批单位事权、资源、力量，以区政务服务中心建设为综合平台和主阵地，以"智慧福田建设"和"互联网+政务服务"为抓手，通过流程重置、标准重构、机制重组等一系列举措，推行"3×4"智慧政务改革（"4办服务、4零清单、4一体系"），集中审批事权，创新信息化手段，实现服务更便民、审批更高效；对标世界一流，营造法治化、市场化、国际化、便利化的"福田福地"营商环境，高标准打造政务服务示范区，营造激励企业家干事创业的浓厚氛围。2019年4月2日，深圳市福田区政务服务中心荣获"2019珠三角营商环境十佳政务机构"，这是福田区"3×4"智慧政务助力"放管服"改革、提升营商环境的又一成果，为生命健康类产业发展提供了优良的土壤。

四、深港创新合作区优势助力产业发展

随着近年来"河套—福保片区"打造"深港科技创新特别合作区"战略定位的确立，由于其地处深港直接接合部、跨境直联互通，具有独一无二的区位优势，福田区成为又一个深港合作重大平台，其面积虽小，却有大作为、充满希望。根据《深圳市福田区现代产业体系中长期发展规划（2017—2035年）》，河套C区将与港深创新及科技园协同发展，重点布局以生命健康与生物医药为主的产业研发与产业化发展；建设一批突破型、引领型的国家实验室、国家重大科研基础设施和重大科学装置等；建设一批生物医药研发与检验检测中心；支持设立跨国公司全球研发中心、大区域研发中心和开放式创新平台；鼓励深港两地共建重点实验室和人才培养基地，"保税+"产业雏形初步形成。

福田区目前正围绕世界级湾区现代化引领区的战略定位，按照"立足福田区发展优势，大力发展总部经济，巩固发展支柱产业，开拓发展跨界及新兴产业，提升发展战略支撑产业"的发展重点进行有序推进。福田区落实中央设立深港科技创新合作区的决策部署，推动合作区科技创新体制机制改革，利用好香港国际化科研资源和人才优势，争取成为深圳国际化创新先导区，并利用跨境国际化优势，主动在体制机制改革方面进行探索；以创新和科技为主线，集聚国际创新资源，打造"一带一路"国际化创新合作新平台、粤港澳大湾区科技发展新引擎、深港跨境深度合作新支点、政策制度改革创新试验区。

五、生活环境与基础设施为产业人才会聚保驾护航

绿色低碳成为福田区的新特质，全区绿化覆盖率达 46% 以上，万元 GDP 建设用地、水耗、电耗均大大低于全国平均水平。PM2.5 浓度低，全国 74 个重点城市空气质量排名第 4，在一线城区中排名第 1。拥有体育场地 1985 个，健身路径 455 条，绿道总里程 147 千米，公园总数达 109 个，"百园福田"正在形成，辖区居民可实现出门 10 分钟就走进公园，实现了"城在林中，路在绿中，房在园中，人在景中"的发展目标，居民都市生活舒适。

福田区加大力度推进文化教育建设，建成公共图书馆 146 个，馆藏图书达 1216 万册；博物馆有 7 个、文化馆有 8 个、文化广场有 30 个，推动创建"国家公共文化服务体系示范区"。拥有幼儿园 151 家、小学 54 家、初中 18 家、高中 8 家、职高 1 家；探索与国外名校开展全方位、多层次、宽领域的合作办教育模式，打造"基础教育国际化综合示范实验区"。

福田区强力促进高端医疗资源的汇聚，先后集聚了北大深圳医院、市中医院、市妇幼保健院等众多高端医疗资源，成立了华南首家社会资本参与的医疗联合体，合作建设广州中医药大学深圳医院。截至 2020 年，区属公立医院有 7 家，门诊部（所）有 364 家，辖区社康中心有 85 家，老年人日间照料中心有 20 家。

生活环境与基础设施的完善，对吸引更多的创业企业、企业家以及专家投身福田区发展生命健康产业，对吸引更多的顾客到福田消费健康产业产品提供了重要的硬件支撑。

第四节　福田区生命健康产业发展建议

一、产业发展定位

（一）打造深港生物医药创新先行示范区

福田区充分发挥深港科技创新合作区"桥头堡"的区位优势，打造生命健康领域创新政策探索区，加快突破共性关键核心技术，鼓励医疗机构开展先进生物治疗技术临床研究应用，深化研发活动国际合作，联合国际机构开展新药、医疗器械临床试验，向国家争取对紧缺药品、医疗器械和生物样本的进出口实施特殊审批，抢占产业发展高地。

2017 年，按照深圳市委市政府相关指示精神，福田区主动融入粤港澳大湾区发展建设，抢抓深港多元创新合作新机遇，与深圳市经贸信息委等部门紧密配合，充分利用福田保税区直连香港的独有区位优势，加快打造深港跨境深度合作示范区；在实体经济及科技创新领域与香港开展深度合作，建设"深港协同创新中心""深港国际科技园""国际生物医药产业基地"等创新平台和项目，积极引进南科大深港合作项目、香港生产力促进局合作孵化器、香港应用科技研究院等创新平台，打造科技创新孵化器及加速器，形成深港科技创新合作区的先期启动区和重要支撑区。另外，福田区是深圳市的中心城区，面对粤港澳大湾区和深圳先行示范区"双区驱动"的重大历史机遇，福田区拥有大湾区、合作区、口岸区、保税区的"四区"叠加优势，在打造生物医药创新先行示范区方面极具优势。

生物医药产业是深圳市长期重点资助和扶持的产业，2020 年 1 月深圳市政府颁发促进深圳生物医药产业集聚发展"1+3"文件，明确提出要聚焦深圳生物医药产业发展共性需求与薄弱环节，打造覆盖生物医药产业全链条的专业服务平台，为深圳生物医药产业和企业集聚发展提供有力支撑。文件中也提到，要建设深港生物医药创新研究平台，支持南方科技大学、深圳大学等联合香港研究机构开展前沿科技合作，围绕创新药物研发和临床研究等领域，在深港科技创新合作区建设深港生物医药创新研究院等平台，提升生物医药基础研究能力。

此外，为贯彻落实《深圳建设中国特色社会主义先行示范区综合改革试点实施方案（2020—2025 年）》要求，深入实施生物医药发展战略，加强细胞和基因治疗管理，2020 年 12 月，深圳市人大常委会召开《深圳经济特区细胞和基因产业促进条例》起草工作会议，听取相关部门和专家的意见，这极大地推动了细胞和基因治疗产业发展，也为打造深港合作生物医药创新先行示范区创造了新的机遇。

（二）打造中医药产业传承创新发展集群与先行先试区

借助深圳建设中国特色社会主义先行示范区的契机，福田区充分发挥粤港澳大湾区生命健康产业优势，形成以中医药产业为核心的产业集群，落地建设国际中医药港，秉承"资源共享、融合创新"的开放理念，充分发挥深港两地政府、企业、学校及多种社会资源的协同效应，打造立足大湾区、辐射全国的中医药产业传承创新发展集群与先行先试区。

当前，福田区中医药振兴发展迎来发展的大好时机，得到国家及深圳市政府大力支持。中共中央、国务院印发《粤港澳大湾区发展规划纲要》《关于支持深圳建设中国特色社会主义先行示范区的意见》《关于促进中医药传承创新发展的意见》等文件，要求深化中医药领域合作，支持澳门、香港分别发挥中药质量研究国家重点实验室、伙伴实验室和香港特别行政区政府中药检测中心优势，与内地科研机构共同建立国际认可的中医药产品质量标准，推进中医药标准化、国际化。深圳市人民政府办公厅印发《深圳市促进中医药传承创新发展实施方案（2020—2025 年）》，推动中医药产学研用一体化发展，促进中医药事业和产业高质量发展，加快实现"病有良医"，努力打造"健康中国"深圳样板、一流的中医药传承创新城市、粤港澳大湾区中医医疗高地。

福田区借力香港中医药优势。香港中医药的品质和安全性传录了我国中医药的很多精华，已上市中药品种达到 8000 多种，中医药事业发展取得令人注目的成就。福田区毗邻香港，能更好借力香港中医药发展优势，助推中医药产业的崛起。目前新药准入在政策方面有了新的突破，如 2020 年 10 月中共中央办公厅、国务院办公厅印发了《深圳建设中国特色社会主义先行示范区综合改革试点实施方案（2020—2025 年）》，以附件形式印发的首批授权事项清单中的第 35 条明确提出"放宽国际新药准入"：允许在粤港澳大湾区内地 9 市开业的指定医疗机构使用临床急需、已在港澳上市的药品。因此，通过推进中国香港地区及境外上市中医药进入内地市场，可大力推动中医药传承创新发展，加速中医药发展的国际化进程。

（三）打造现代健康服务新中心

福田区立足金融、商贸、商务服务优势及庞大的消费市场基础，结合科技创新中心战略规划，以服务业为特色建设现代国际健康服务中心，并依托互联网、大数据、云计算等技术发展具备科技含量的健康产品和服务，面向全国与国际，走出健康福田的新路子，建成新型现代国际健康服务中心。

福田区有优秀的创新环境。福田区是深圳的都市核心区、金融商务区、创新创业区和优质生活区，拥有全国首家"国家知识产权服务业集聚发展示范区"，2017 年高新技术产业增加值为 429.37 亿元，增速 8.6%，占地区生产总值的 11.2%；新增国家高新技术企业 297 家，总数达 1063 家；全年专利申请数达 16332 件，其中发明专利申请数为 5295 件、专利授权数为 9911 件。福田区政府每年都会划拨专项资金支持科技创新发展，2017 年福田区有 5.9 亿元产业资金，2018 年上升到 12.8 亿元，2019 年上升到 18 亿元。

福田区具有发展"高科技+健康服务"的必要性。应用互联网技术和产品，开发公共卫生领域大数据价值，进一步提升行业管理及服务水平已是大势所趋。趋势和技术的相互结合、科技创新引领和赋能，未来市场份额将持续扩大，市场前景广阔。大健康产业的升级与发展，在新时代缔造了新的范式。面对风起云涌的商业环境以及充满未知的未来，持续创新、不断突破才是这个时代的主旋律。福田区打造高科技健康服务业，引领现代服务业转型升级，更好地为福田人提供健康服务。

（四）打造智慧医药流通新高地

结合现有的传统医药产业的坚实基础，福田区依托技术、金融优势，以及依靠 AI、区块链、大数据、云计算发展趋势，加快推进医药流通领域与"互联网+"深度融合，促进传统医药流通产业的转型升级，构筑全新的医药流通行业智慧健康生态圈，形成智慧医药流通新高地。

智慧医药流通旨在链接产业链上下游企业，通过整合、共享、协同、创新的四维服务，以供应链 2.0 模式打造更全能的"平台服务+品牌服务+新零售"三维一体的供应链 B2B 平台，帮助品牌商、供应商构建扁平化渠道，快速直供终端，提升销量，构建扁平化、共享化、去中心化的新流通商业格局。在新技术、新动能的驱动下，"互联网+药品流通"将重塑药品流通行业的生态格局。国际智慧医药流通产业中心将打造连接医药全产业链的健康管理平台，将医药行业上下游的全部交易逐步纳入平台体系，帮助上游厂商监测药品库存、销售情况，助力下游药店做好客户管理，增加客户黏性。以云计算、大数据和物联网等技术为支撑，福田区积极整合供应链上下游各环节资源，促进"物流、信息流、资金流"三流融合，建立多元协同的医药供应链体系。

福田区发展核心区域智慧医药流通产业，可集成皇岗口岸、福田口岸功能，联动海关、药监等部门形成"关检一体、多元联动"跨境监管服务大平台，打造"产业中心+保税区+国际空铁"的专业化口岸，健全医药冷链物流体系，提升医药进口、出口和转口贸易能力。对接欧美发达国家和地区的药品质量监管体系，探索"海外预检"，加强与海上丝绸之路国家运输、海关、质检部门的合作，构建"深港高铁+航空+船运"的联运优势，加快国内外知名医药企业和第三方供应链服务企业的集聚，形成国际一流港口协同的大湾区医药供应链生态圈，发挥医药商贸载体的辐射带动功能，促进药品批发、分销、零售企业转型发展，支持医药电商、医药跨境电商、医药供应链、金融等跨界融合发展，推动福田区深度融合国际医药供应链分工体系的建设。

福田区 CBD 被认为是与北京金融街、上海陆家嘴并驾齐驱的中国三大金融集聚地之一，福田区持牌金融机构（含市级分支机构）总数达 247 家，占深圳市的比重近七成，数量稳居全市各区第 1。银行、证券、保险、基金、期货、信托等金融业态齐全。2019 年，深圳金融业实现增加值 3667.63 亿元，占同期 GDP 的比重高达 13.6%。全年实现税收 1522.4 亿元，占全市总税收的 24.7%。这意味着，深圳金融业以不到 1% 的从业人口，创造了全市超 1/7 的 GDP 和近 1/4 的税收。因此福田区在对大型医药流通企业的支持方面很有优势，其可以根据供应链特点，制订整体金融解决方案。

"互联网+医药健康"行业，未来将是最有潜力的行业之一。具体到药店管理者，应该销售哪些药品和商品，怎么做组合营销效率最高等成为其核心决策问题。对于医药工业企业、流通企业来说，高效低成本地将商品送到顾客手中，让仓库运营更高效，建立满意度更高的物流服务等也亟待破题。福田区传统医药流通领域基础扎实，又有不断优化的营商环境，如税务政策支持、租赁优惠政策等，福田区有优势助力智慧医药流通行业发展，为上下游、为医药流通赋能。

二、产业发展目标

到 2025 年，福田区计划生命健康产业重点发展领域取得明显突破，产业规模显著扩大，特色领域不断拓宽，科技创新能力不断提升，产业集聚效应具备一定的国际影响力；打造以生物医药、中医药为重点，以现代健康服务业为特色，以智慧医药流通为标杆，以科技创新为支撑的国际级一流生命健康产业示范区。

一是实现生命健康产业生产总值达 400 亿元。以生物医药、中医药、高端健康服务、智慧医药为特色发展领域，形成具有国际竞争力、技术先进性的产业集群。

二是着重打造一批国际先进、国内一流的生物医药产业项目。引进国内外高端技术型人才或团队，布局和完善生物医药产业链，率先发展新技术、新产品、新业态、新模式，涌现一批具有核心竞争力的领军企业和战略性新兴产业集群，打造生物医药产业的研发、总部基地集聚地，形成特色鲜明、布局合理的生物医药产业体系。

三是形成以中医药产业为核心的产业集群。探索开展深港中医药合作的创新机制，聚合品牌中医药企业生物、研发企业资源，推进深港及全国中医药现代化科学技术与中医药融合的应用研究、产品开发、产业化技术开发，构筑涵盖产品研发与中试、展示与交易、产业孵化、中医药服务业、教育培训等业态的产业链综合体，打造福田产业结构的重要支点。

四是大力发展现代健康服务新业态。不断探索新型的生命健康产业内外部融合发展方式，积极引导社会资本、投资主体进入健康服务业的各个领域，建立涵盖慢性病管理、养护服务、养生保健、健身休闲等完善的现代健康服务体系。推动健康服务业多元化、品牌化发展，实现服务质量显著提升，形成区域范围内的现代健康服务业产业经济圈。

五是着力提升医药流通企业竞争力。以规模化、科技化、国际化为方向，支持医药企业运用现代物流与供应链管理理念，做大做强龙头企业，发挥其辐射引领作用，建立完备的现代医药流通体系，实现产业转型升级。

三、产业发展重点领域

（一）生物医药

1. 创新药

福田区聚焦恶性肿瘤、心脑血管疾病、内分泌代谢疾病、罕见重症疾病、癌症等重大疾病领域，以群众用药、临床用药需求和提升全民健康目标为导向，基于精准医疗，重点开发具有靶向性、高选择性、新作用机理的治疗药物，提高创新药物研发能力，培育健康产业新动能。

专栏 3-1　生物药物发展行动计划

目标	建设企业新药孵化基地、产学研联盟，培育一批基于生命信息和精准医疗领域的创新药物骨干企业，重点突破 10~20 项关键技术
主要内容	支持引进国内外医药龙头企业和高水平研发团队，扶持开发新药靶标、疫苗、抗体药物、小分子靶向药物以及中药新药等基因工程药物，以及融合蛋白、聚乙二醇化和抗体偶联药物，增强区域范围内的药物研发创新能力； 鼓励企业引进国际先进水平生产线、质量检验检测设备和国际化人才，开展冻干粉针剂、注射剂、生物类似药国际注册工作，提升国际市场运营能力，建立面向国际市场的销售渠道，培育自主品牌； 支持以政府扶持为主导，整合企业研发机构、科研院所、医疗机构临床研究等资源，建设药品创新研发、药物安全评价、创新创业基地和公共服务平台，提高全产业链创新能力，促进创新驱动发展； 支持建立具有 GLP 或 CNAS 资质的检验检测平台等第三方质量检测评价平台，填补生物医药产业链的空白，为产业转型升级提供支持

2. 细胞治疗

福田区突破细胞治疗关键技术，加强政府引导，利用辖区在政策、产业等方面的优势，以自主研发为主，引进国际先进技术，吸引高端人才和优质项目，汇集一大批产业关联度高的企业，形成具有自主创新性知识产权、持续成长能力与竞争优势的细胞治疗企业集聚。

专栏 3-2	细胞治疗发展行动计划
目标	培育一批拥有核心关键技术、创新能力强、具有国际竞争力的骨干企业，建设个体化细胞治疗技术应用示范中心，引导有资质的医疗机构、创新能力较强的研发机构和先进生产企业合作，实现细胞治疗关键技术的突破与转化，打造国际领先的细胞治疗示范区
主要内容	支持以市场为导向，产、学、研相结合，引进具备细胞免疫治疗研发基础的企业，引进以细胞基因储存业务、细胞研发与制备业务为主的产业链完善且成长性高的企业； 支持引进细胞治疗领域的专家骨干，以及一批在细胞治疗领域的科研人员，构建基础研究、生命科技创新的科研中心、临床中心； 支持发挥政府的引导作用，通过市场化的运作建立集研发、企业孵化、生产、风险投资、国际交流于一体的公共服务平台； 支持在干细胞领域开展应用研究和转化开发，结合干细胞与生物材料、组织工程、胚胎工程，实现生物人工器官的再造与临床应用； 支持研究干细胞与功能调控，实现遗传缺陷修复、遗传物质稳定等遗传信息研究，支持研究干细胞与疾病治疗，实现研发多种癌症的治疗策略； 支持开展研究嵌合型抗原受体修饰的 T 细胞（CAR-T）和 T 细胞受体修饰的 T 细胞（TCR-T）等基因工程 T 细胞技术等主流的细胞免疫治疗技术，研究肿瘤免疫治疗与传统治疗或新型肿瘤治疗技术联合使用，最终实现对肿瘤细胞有效的免疫应答； 支持细胞治疗的创新药物研发，鼓励开发新型活性细胞制剂

3. 中医药

福田区聚焦中医药传承与发展，鼓励加强中药经典名方、优势中药复方与活性成分的研究和开发；充分释放中医药健康服务潜力和活力，提升中医药健康服务能力，彰显中医药特色优势，满足人民群众多层次、多样化中医药健康服务需求。

专栏 3-3	中医药发展行动计划
目标	建立完善中医药"治未病"和个性化诊疗的特色服务体系，突出中医药特色与优势，推动中医药医疗、预防保健、科研、教育、产业共同发展，建立可持续的中医药健康服务发展体制机制

	专栏 3–3　中医药发展行动计划
主要内容	支持优化中医药健康服务发展环境，完善行业规范与标准体系，探索中医药发展的创新机制，营造支持中医药发展的良好氛围； 支持以政府扶持为主导，整合企业研发机构、科研院所、医疗机构临床研究等资源，建设药品创新研发、药物安全评价、创新创业基地和公共服务平台，以提高全产业链创新能力，促进创新驱动发展； 支持建设中医药科技创新研究院，研究院将重点建设科技创新研发中心、上市再评价研究中心、中药（材）质量检测与评价中心、中医药公共技术服务平台以及科技成果转化中心，以中医药现代化科技创新研究与产业化、产品化开发研究为核心，开展深港及全国中医药现代化科学技术与中医药融合的应用研究、产品开发、产业化技术开发，配合完成境内外中药的质量检测研究和上市后再评价，为深港中小企业提供中医药物质基础研究及产品开发研究，推动中医药科技成果的产业化和产品化； 依据先行示范区政策优势，支持依托线下深港及国内外中药材、中成药等产品资源，建设集信息发布、交易、查询、宣传、展示等功能于一体的中医药（材）电子交易平台；"中国国际中医药港"电子交易平台是一个统一的网上门户与专业交易网站，其打造权威且具有国际影响力的国家级中医药大数据，不断创新推出既符合国家战略利益，又符合国内、国际市场需求的中药材交易品种，并结合线上销售、线下展示交易的新型跨境电商模式，继而推动扩大产业规模

（二）健康服务

福田区以健康管理为核心，整合健康服务业中的健身休闲、养生保健、美容整形、健康养老、照护康复等服务，与金融、文化、体育、消费业等项目有机结合，推进健康服务产业化发展。

	专栏 3–4　健康服务发展行动计划
目标	建设一批健康管理、疾病治疗、康复疗养、休闲养生等高端特色项目，构建融医疗、康复、疗养为一体的高端健康服务体系
主要内容	支持引入"互联网+"健康管理平台，以抗衰老和慢性病管理为重点，以精准分级为方式，用多元化、专业化的精准医疗产品为客户提供健康咨询、风险评估、健康干预等服务； 支持开展高端"私人定制"医疗健康管理服务模式，提供从体检、保健、就医等一整套服务，引入美国、日本关于恶性肿瘤、糖尿病等个体化治疗的"私人定制"的医疗机构，打造高端医疗俱乐部； 支持引入可穿戴设备企业，开展持续性地散步、太极拳、健身气功、慢跑等健康运动干预项目，建立个人健康运动数据库，对个人健康运动数据进行管理、定期跟踪，为个人提供运动干预方案； 支持鼓励中医养生机构进驻现代国际健康服务产业中心，为客户提供高品质的定制式健康管理、中医药膳食合理建议及中医养生保障的专业服务； 支持打造营养食品产业发展平台，支持引进具备提高免疫力、抗氧化、降血、降脂、降糖、增强骨密度等新型保健食品研发企业，引进与营养食品相关的健康管理服务公司； 支持创建一站式"母婴城"，引入连锁化的品牌母婴护理企业，引进国际母婴品牌、儿童餐饮名店、亲子游泳馆、早教培训机构、休闲健身馆等相关产业，把母婴所需资源集中到一起，提供一站式消费、购物与观光服务

（三）智慧医药流通

推行新医改以来，医药产业链格局发生了深刻变化，时代赋予医药流通行业新的历史使命。随着新零售和"互联网+医疗模式"的增长，在消费者服务需求和消费体验升级等新形势下，智慧供应链势在必行，处在发展的关键期。政府大力促进医药流通企业紧紧围绕医改政策方向和公立医疗机构改革的具体实践，优化供应链系统，使企业从单一的供应链服务提供商向供应链平台服务商转化，从企业集群向企业生态转化，寻求平台效应与规模效益。

专栏 3-5　智慧医药流通发展行动计划

目标	构建新时代医药供应链，智慧医药流通供应链将为上下游赋能
主要内容	医药供应链要与互联网深度融合，打破企业边界，实现多码并存、来处可查、去处可追、药品信息化追溯体系的建立，结合无人车、无人仓等先进技术，打造建立标准化、规范化、技术化的智慧医药物流。 打造数字化医药新流通模式，建立新型医药行业供应链平台，支持医药流通的信息化建设，提升供应链科技化水平。学习、应用、实践底层技术（AI、大数据、区块链、云计算等），将场景和技术结合，产生新价值。 支持医药流通行业的规模企业发挥宏观管理的作用，实现医药采购一体化战略，减少医药流通市场的资金资源、人力资源的浪费，同时整合公司的资金流和人力、物力，提高公司资源配置效率，降低成本，实现利润和利益的最大化。 支持大型医药流通企业借助良好的商业信誉和强大的履约能力，根据供应链特点，制订整体金融解决方案

四、产业发展策略

（一）发展模式

福田区以研发为核心驱动力、以服务为核心内容，以经济总部为主要运营模式，通过研发与服务双轮驱动，构建福田的产业特色与市场品牌竞争力，面向全国提供产品与服务。在发展内容方面，重点发展生物医药、中医药、健康服务、智慧医药流通。在研发领域方面，以生物医药、中医药为重点吸引国内外高等院校、科研机构、前沿研发企业入驻产业园，紧紧结合与配合产业链服务销售终端及市场需求，重点研究开发新产品、新技术，鼓励科研成果的转化与应用，鼓励临床实验与应用，为福田区生命健康产业发展提供强有力的技术驱动。在运营方式方面，强调总部经济运营特色。围绕生物医药、健康服务、智慧医药流通，充分利用福田区有限的产业载体空间，鼓励企业在福田区建设总部；扶持连锁、联盟等经营模式，形成税收供应效应、产业集聚效应、产业关联效应、消费带动效应等外溢效应。同时，注重平台建设，加强政府、企业和科研院校之间以合资、技术联盟、研发联合体等创新的组织形式主导产业技术的进步；加快建设一批国家级、省市级创新平台和公共技术服务平台，通过技术联盟实现产学研间的联合创新，有效整合资源，引进和培育一批围绕生命健康产业前沿领域的新型研究机构与创新载体，加快促进产业技术进步和创新能力的提高。

（二）发展布局

鉴于福田区的区位优势、政策扶持力度、民生保障需求以及韧性城区规划，本书建议福田区生命健康产业发展布局为"一区、一港、两中心"，即规划生物医药创新先行示范区、建设国际中医药港、打造智慧医药流通产业中心和现代国际健康服务产业中心。

首先，一区是指生物医药创新先行示范区。以深港科技创新合作区为强核，充分利用位于落马洲河套地区，面积约1平方千米的区域，建设生物医药创新示范区。重点布局生命健康与生物医药领域的研发与产业化发展。建设一批突破型、引领型的国家实验室、国家重大科研基础设施和重大科学装置等。建设一批生物医药研发与检验检测中心，吸引海内外顶尖实验室、研究所、高校、跨国公司在先行示范区设立高水平科研平台，支持跨国公司设立全球研发中心、大区域研发中心和开放式创新平台。引进创新型龙头企业，培育一批"独角兽""瞪羚"企业和科技型中小微企业，加快云集创新平台载体，努力打造综合性国家级创新平台。推进优质科研和产业项目批量入驻、批量储备。重点引入面向国家重大战略需求、聚焦科技前沿领域、突破产业关键核心技术环节的优质项目，集聚高端科技人才，打破关键核心技术，形成强大的源头技术供给能力、创新成果转移和转化能力、创新经济持续发展能力，全力建设综合性生物医药开放创新先导区。鼓励深港两地共建重点实验室和人才培养基地。

其次，一港是指国际中医药港。福田保税区为平台的30万平方米的产业空间内，充分发挥粤港澳大湾区生命健康产业优势，形成以中医药产业为核心的产业集群，落地建设国际中医药港。坚持中医药"名企名药引进战略"，聚集一批具有影响力的名优中医药企业入驻园区，形成国内最具影响力和品牌力的深港中医药产业集群。建设深港中医药科技创新孵化器与加速器，重点扶持中小型企业、中药企业开展中药产品物质基础研究、生产工艺验证、工装验证、生产环境测试和工作程序验证，完成相应检定规程和结构验证以及产品数据验证、产品可靠性验证，对物料可采购性验证和研发遗留问题进行验证和转产评审等，扶持中小型中药企业做大做强。在推进大湾区中医药现代化、科学化、标准化发展的同时，建设"一策、一园、一院、一网"（一策是指中药上市注册审批创新政策；一园是指中医药科技创新产业园；一院是指中医药传承创新研究院；一网是指中国国际中医药港电子交易平台）的国际中医药港。打造深港以及全国乃至世界中医药品牌资源产业集群，构筑中国中医药现代化科技创新研发高地；整合联动资源，加大对中医药行业的创新创业支持力度，推动产业集群高效发展，全面提升中医药产业资助创新能力和技术水平。

最后，两中心是指国际智慧医药流通产业中心与现代国际健康服务中心。

一是国际智慧医药流通产业中心。福田八卦岭片区曾是重要的医药流通集散地，具有完善的产业集群基础，适合构建优化总部经济发展生态；福田区充分发挥总部经济的辐射力和影响力，发展"总部+现代服务业"，依托高效集约、协同共享、融合开放的配送体系，打造数字化医药流通模式，建设国际智慧医药流通产业中心。国际智慧医药流通产业中心通过打造最适宜现代医药物流的生态，引导医药物流龙头企业升级装备、扩大生产、完善网络，在医药物流拆零技术、冷链箱周转体系、物流全程可视化信息系统、客户查询和服务系统等方面持续优化升级，打造信息化智慧供应链，从而吸引一批医疗器械、医药流通、批发零售等细分领域行业优秀企业的入驻；加强医药大数据平台建设，建立医药供应商、医药物流企业和医药需求方的统一物流供应链平台，实现信息链接和共享，推动医药供应链的数字化转型；支持孵化平台建设，鼓励医药企业获取药品生产质量管理规范认证、药品经营质量管理规范认证；支持八卦岭片区现有企业做大做强和转型升级，鼓励企业在既有生产能力的基础上继续扩大投资、新增产能，培育一批专业医药物流平台，打造国家级医药物流枢纽中心。

二是现代国际健康服务中心。现代国际健康服务中心建在福田保税区北侧的大金沙片区，占地面积114.5公顷，是福田区正在进行的城市单元更新项目。现代国际健康产业中心与国际智慧医药流通产业中心在功能与核心区分工互补，从而构建较为完善的生命健康产业链条；依托福田区现代服务业资源优势，建设高起点、有特色、有优势的人才、管理、服务、设施一流的产业中心；以健康医疗、健康管理、健康养生为重点领域，面向高端客户群体，提供国际化、高端化、专业化和个性化以及中西医结合的健康医疗和健康养生服务，打造国内领先、国际一流的健康服务综合示范基地。现代国际健康产业服务中心通过建立全方位、全周期的健康服务体系，加强信息化建设，基于5G网络、人工智能等信息技术，以健康医疗大数据、医疗资源互联共享的移动医疗健康服务体系为主抓手，集聚医疗健康高端资源要素，助力福田区打造全国一流的健康医疗大数据应用发展示范城区和智慧医疗先导城区。聚焦重大疾病及罕见病、地方病、前沿医疗技术转化与临床应用等新兴领域，加快打造一批国际领先、特色鲜明的临床新技术沿用平台和专病中心。推进"互联网+健康管理"模式，以健康医疗服务集聚区建设为依托，以需求为导向，整合国际化、特色化、高水平的社会办医疗资源，形成健康服务业的集聚效应；建设以细胞免疫治疗、肿瘤精准治疗、中医药健康服务等为特色的精准医疗和健康服务集聚区，培育一批具有高水平、国际化服务能力的综合医院、专科医院、健康管理服务机构，构建全域、全民、全生命周期的健康服务体系，从而打造区域经济的"新增长极"，这将弥补因人口导入、产业转移、区域医疗资源等不足，满足人民群众对美好生活的需求，并不断优化营商环境。

"一区、一港、两中心"建设以点带面，抢抓建设粤港澳大湾区和中国特色社会主义先行示范区"双区驱动"重大历史机遇，以深港科技创新合作区国家战略平台为牵引，聚焦生命健康产业体系重点领域和关键支撑。充分发挥引领、辐射、延伸作用，推动福田区生命健康产业全面发展升级。

五、保障措施

（一）完善顶层设计，加强统筹，落实责任

2020年10月29日，深圳市第六届人大常委会第四十五次会议表决通过《深圳经济特区健康条例》（以下简称《条例》），作为深圳人的健康"基本法"，《条例》是国内首部地方性健康法规，于2021年1月1日正式实施。《条例》要求，市、区两级政府成立健康深圳（城区）行动推进委员会，负责统筹推进健康深圳（城区）建设。

为保障福田区生命健康产业有序发展，建议成立福田区生命健康产业领导小组，抽调区经促、发改、科创、卫计、市场、房屋租赁、投资推广等相关职能部门领导参与，积极领导、协调、制定相关产业发展推进与扶持政策，建立产业发展联席会议制度，围绕需求、把握重点、协调推进产业发展，下设健康产业办公室负责具体推进工作。各相关部门要大胆突破，从生命健康产业的科技创新、产品研发、推广应用、消费终端等方面统筹推进，针对产

业规划、土地审批、城区改造、企业科技创新立项、产业资本引进、税收优惠、人才技术引进、招商引资、执业环境、社区活动场地支持、健康教育普及活动支持等方面制定扶持生命健康产业发展的优惠政策。

（二）利用先行先试优势，建设创新载体

政府积极主导，利用福田区先行先试的政策优势，通过试验区对接国际医疗先进资源，将国际优质医疗资源率先落地福田先行区，率先实现健康产业政策和科技创新突破。以深港科技创新合作区为强核，着力打造更具辐射能力的"创新福田"。利用深圳"双区"建设的政策优势，推动体制机制改革，扎实推进"软硬联通"，协调推动区域发展规划、条例的出台，研究制定"深港联合政策包"。

加快先行区医疗器械和药品进口注册审批，加快免疫细胞、干细胞治疗等前沿生物技术的开发和临床研究，允许境外资本在先行区内建设医疗机构，在先行区内试行适当降低部分医疗器械和药品的进口关税等，建设境外保健食品、药品自贸区等，努力打造深圳生命健康产业的创新示范区。

积极扶持建设多种生命健康产业集群与载体。围绕生物医药、健康服务、智慧医药流通三大重点领域组建若干个专项产业集群，形成多个产业园、产业服务一条街、产业大厦、总部经济大厦、孵化器、创客基地等，形成规模发展竞争力。组建专项研究院，吸引国内外科研机构人员带项目、带团队落户福田区。建设临床、病理、食药品、医疗器械等第三方检测与技术服务平台，建立国际医疗技术产权交易所与科技转化平台，建设健康产业标准化研究院，加强健康产业人才培训；开设功能医学、健康管理、慢性病管理、疾病管理、康复理疗等专业培训，开展药品、保健食品、医疗器械等审批中介服务，建设健康产业金融服务平台，由区政府引导建立健康产业投资发展基金，为产业发展创造良好的环境条件。

实施创新驱动发展战略，增加科技创新资源配置与整合能力。在推进深港科技创新合作区实体化运作的同时，研究出台生物医药产业集聚发展实施方案，在重点领域布局建设重大科技基础设施，创新科技基础设施建设管理机制，促进设施共建共管共享，打造高端创新型产业前沿阵地。单方或深港双方联合高标准建设综合性国家科学中心，打造离岸、跨境、国际化的创新高地，推动中国香港地区及国际顶尖高校的高层次科研项目、设备和人才落地，共建优势学科、实验室，大力发展细胞治疗、精准医疗、数字生命、生

物医学工程等领域，加快建设国际生物医药基地，打造国际领先、粤港澳大湾区一流的政、产、学、研一体化生物医药产业基地。

（三）强化健康意识，培育健康产业市场

产业的发展离不开正确的舆论导向，服务业的发展更需要文化的引导。福田区通过媒体权威发布、系列报道、深度报道等方式宣传普及健康知识，引导居民提高健康保健意识、健康消费意识，激发居民对健康产品的需求，营造健康产业发展氛围。

建议由福田区政府主导开展"健康福田"的城区整体形象宣传，主办多种产业发展论坛与展会、健康文化讲座、健康职业技能大赛、各种大型健康体育活动、健康文化节等，支持鼓励企业、医疗机构、体育机构、文化机构、行业协会积极开展健康教育普及、宣讲活动，提高全民健康素养。强化公众健康教育宣传，扶持健康教育公益宣传片、文化用品等的制作，促进市民形成良好的健康生活方式，为打造"在办公之余体验健康，在购物中健身健美"的复合型健康新业态奠定良好的健康文化基础，助力铸造"健康福田"品牌影响力。

支持健康产业领域关键共性技术研发及公共服务平台建设，加强知识产权保护，制定行业标准、产品技术标准，强化监管，营造一流营商环境。每年遴选一批在生命健康产业发展中具有突出贡献的企业、单位（组织）、优秀企业家及先进个人。

（四）加大引资引智力度，壮大产业发展规模

福田区拥有雄厚的资本，是引领产业转型升级和支撑经济增长的重要力量。福田区的生命健康产业发展要立足国际水平，在全国乃至世界范围内，以产业链分析为基础，满足构建产业链的需要，寻找和弥补产业链的薄弱环节，确定目标企业，有目的、有针对性地引进前沿技术，培育高成长、创新性企业，形成若干产业链组团。在注重招商引资的同时，积极开展招才、引技、引智工作，加快推进高层次人才集聚的载体建设，积极搭建人才培养平台，引进一批高含量的先进生命科学技术，为产业的可持续发展提供强有力的人才保障、智力保障和技术支撑。此外，为保障引进的重大项目的落地实施，健康产业领导小组组建各部门联动工作机制，全程服务，加强要素保障，简化审批程序，提高服务质量，确保优质企业、高端项目、高层次人才"引得来、留得住、能发展"，提升项目的推进落地效果。

（五）完善政策监管体系，规范行业服务市场

完善健康产业市场政策法规，科学设立行业准入机制，全面提升市场监管能力，实现对健康服务业的智能化、信息化、规范化动态监管，严厉打击知识产权侵权行为、假冒伪劣产品，严肃查处违法经营活动，严格规范药品、保健食品、医疗机构等宣传报道行为，严厉打击虚假宣传和不实报道，严厉惩处旅游欺诈行为。积极推进市场诚信建设，建立健康产业市场信用管理数据库，建立健康产业市场管理机构和监管部门的共享信息系统，充分发挥行业协会在健康产业市场中的诚信建设作用，开展健康服务业企业信用等级评定，加强行业自律，营造诚信、科学、高水平的健康服务氛围，使其成为福田国际消费中心的有力支撑。

（六）制定行业扶持政策，建设主题消费中心

针对生命健康产业的主体健康服务业，福田区政府应主导规划建设一批包括高端（精准）医疗、健康管理、健身休闲、中医养生等健康主题消费在内的服务产业集群，率先引进国际、国内具有龙头带动作用的高成长性项目、企业和创新平台，根据产业发展特征给予租金、场地、税收等具体的优惠扶持；鼓励开办生命健康产品销售中心、批发中心、网络销售平台，与文化等形成联动集群，以规模化服务终端拉动福田区生命健康产业消费结构升级，进而建成国际一流的生命健康产业消费服务中心。

第四章 深圳健康产业优秀企业

第一节　深圳市全药网科技有限公司

一、企业简介

（一）海王集团

海王集团股份有限公司（以下简称海王集团）1989 年创办于深圳，致力于打造以用户终身健康为目标的大健康产业生态圈。海王集团业务覆盖医药健康产品研发、制造、流通、零售、互联网健康管理等全产业链。2020 年，海王集团销售规模突破 800 亿元，员工 3.5 万人，综合实力在中国医药产业位居前列。

第一，品牌价值领先。海王集团打造的"海王"品牌是中国医药健康行业最具影响力的品牌之一，连续 18 年高居中国医药行业品牌价值榜首。2021 年"海王"品牌价值达 1035.81 亿元。

第二，创新能力突出。海王集团拥有国内领先的医药产品自主创新能力和完备的研发体系。拥有院士工作站、国家级技术中心、国家高科技研究发展计划成果产业化基地、博士后科研工作站等国家级研发平台。在抗肿瘤、心脑血管、海洋药物等领域新药研发成果丰硕，并在一类新药研发方面实现重大突破。如在美国 FDA 进行临床研究的新型肿瘤血管阻断剂氟洛比林（HW130 项目）和在美国 FDA 进行二期临床的中药现代化项目海王虎杖苷注射液。

第三，商业模式创新成果丰硕。通过商业模式创新，海王集团的医药商业和连锁药店业务发展迅速。海王医药商业流通 2020 年销售规模约 450 亿元，网络遍布全国 26 个省份。海王星辰连锁药店遍布国内 70 多个大中城市，直营门店 3700 多家，直营门店数量、销售规模和纳税额均连续多年位居行业前列。

第四，发展目标。《"健康中国2030"规划纲要》正式颁布，健康产业迎来重大发展机遇。海王集团将乘势而上，专注医药健康产业，坚持技术创新和商业模式创新并重，深化创新，苦练内功，向世界500强目标不断迈进。

（二）全药网

深圳市全药网科技有限公司（以下简称全药网科技）成立于2015年6月9日，是海王集团股份有限公司顺应国家医改政策，成立的公立医院药品集团采购新模式，注册资本1.37亿元。深圳市全药网药业有限公司（以下简称全药网）成立于2016年6月15日，是全药网科技的全资子公司，是药品集团采购的运营主体，注册资本1.5亿元，是一家快速成长的"互联网+医药"创新型企业。全药网自成立以来发展迅速，2020年全药网排名位列"2020年深圳企业500强"第70位。

作为全国首个市场化的GPO药品集团采购组织，全药网建立了高效运转的药品采购供应服务体系和高标准质量管控体系，在实践中探索出一套标准化、模块化、产品化和属地化的"互联网+"药品采购解决方案。全药网通过药品的谈判议价、采购供应和服务运营等专业服务，建立健全上线地区药品供应保障体系，以降低药价作为突破口，促进了"医药、医保、医疗"三医联动的综合医改。全药网拥有业界领先的超百万条的医药大数据库，可实现数据储存、数据查询、数据应用、数据分析、数据挖掘5大功能；完全自主知识产权的互联网议价、谈判、交易和服务平台；药学、数据分析、互联网等专业人员占比近50%的人才队伍，公司下设质量管理部、采购部、销售中心、物流中心等8个专业部门，医药专业人员占比达63%，专业技术人员占总人数的23%以上。全药网建立了完善的物流体系，按现代化医药物流标准建设的医药物流仓库总面积近8万平方米，在广东省内的深圳、肇庆、河源、珠海、梅州、茂名等地拥有7个物流中心，在黑龙江省、吉林省拥有省外2个物流分仓，可支持年销售额300亿~500亿元。

截至2021年8月，作为药品跨区域采购联盟改革的推动者，全药网平台已在全国多个省份的22个城市上线，服务医药机构3000多家，与全国1000多家药品生产企业建立直接采购关系。其中，广东省全省21个地市中的16个城市选择在全药网平台进行药品采购。广西梧州、新疆石河子、黑龙江哈尔滨以及吉林的长春、吉林、延边等地市也已正式上线该平台，湖南、陕西等省的多个城市也在沟通合作洽谈中。全药网平台销售规模呈现快速增长的态势，2017 年销售额为 21.2 亿元，2018 年销售额为 76.49 亿元，2019 年销售额为 147.89 亿元，2020 年销售额为 205.31 亿元，全药网平台累计总成交额已突破 630 亿元，每月成交额稳定在 20 亿元左右，全药网平台已成为广东省主要的药品采购平台之一。

二、项目背景

党的十八大以来，党中央一直高度重视药价和药品供应问题。2017 年 10 月，习近平总书记在党的第十九次全国代表大会上强调要全面取消以药养医，健全药品供应保障制度。2015 年 2 月，国务院发布《关于完善公立医院药品集中采购工作的指导意见》，提出要借鉴国际药品采购通行做法，鼓励地方结合实际探索创新。在西方发达国家，市场化的 GPO（Group Purchasing Organization，药品集团采购）模式是药品采购的主流模式，特别是美国已经有近 110 年的发展历史，通过专业的第三方药品集团采购组织谈判议价和带量采购，可有效降低药品价格。全药网在借鉴国际药品采购经验的基础上，率先进行了中国 GPO 模式探索，为降低药价和保障药品供应探索了一条新的市场化道路。全药网顺应国家医改政策的发展方向，以"降药价、惠民生、促医改、兴产业"为目标，建立了一套科学、高效、透明的药品供应新体系，在降低虚高药价、保障药品供应、优化服务效率、提高合理用药水平、杜绝权力寻租空间等方面取得突出成效，与传统招采平台形成有效互补的格局，有利于充分竞争、激发降价动力，符合中央"放管服"改革方向。全药网 GPO 模式符合国家对药品采购事业的发展方向，得到国务院及省、市政府领导的高度关注和支持。

（一）国家鼓励推行跨区域集团采购模式

2019 年，国务院深化医药卫生体制改革领导小组发布《关于以药品集中采购和使用为突破口进一步深化医药卫生体制改革的若干政策措施的通知》，明确要求各地要依托省级药品集中采购平台，借鉴国家组织药品集中采购和使用经验，采取单独或跨区域联盟等方式，在采购药品范围、入围标准、集中采购形式等方面加大改革创新力度，形成国家和地方相互促进的工作格局，鼓励探索采取集团采购、专科医院联合采购、医疗联合体采购等方式形成合理价格，鼓励非公立医疗机构、社会药店等积极参与，共同推动建立以市场为主导的药品价格建立机制。2020 年 2 月，中共中央、国务院印发《关于深化医疗保障制度改革的意见》（中发〔2020〕5 号）提出，要推进构建区域性、全国性联盟采购机制，形成竞争充分、价格合理、规范有序的供应保障体系。此外，国务院、国家医保局也多次发文，鼓励采取跨区域联盟等方式，共同推动建立以市场为主导的药品价格形成机制。全药网创新性地通过集团采购模式，组建了影响广泛的跨区域药品集团采购联盟。

（二）广东省支持各地市总结推广深圳经验，全面开展集团采购

在国务院的指示下，全药网 GPO 改革得到广东省政府的大力支持。自 2017 年底以来，广东省政府多次发文总结"深圳经验"，支持全药网 GPO 平台发展成为服务全省的药品采购平台。2017 年 11 月，广东省政府办公厅发布的《关于印发广东省进一步深化基本医疗保险支付方式改革实施方案的通知》（粤府办〔2017〕65 号）明确提出，总结完善深圳市药品集团采购做法。坚持集中带量采购，合理管控药品价格。2019 年 3 月，广东省政府发布的《关于加快推进医药卫生体制改革政策落实的通知》（粤府办〔2019〕7 号）提出，深入总结推广深圳药品集团按采购经验做法，建立"政府引导、市场主导、专家遴选、带量谈判"的采购模式。发文同时强调，要充分发挥药品集团采购降药价、保供应的灵活便捷优势。2020 年，广东省医保局发布《关于做好药品和医用耗材采购工作的指导意见》（粤医保规〔2020〕2 号），提出全面开展集团采购；发挥集团采购规模效应，坚持招采合一、量价挂钩，推动广东省集团采购常态化。

（三）全药网成为具有影响力的省级药品交易平台

全药网 GPO 模式和成效得到社会的广泛认可。广东省人民政府多次发文支持全药网（即深圳平台）成为广东省内可推广使用的药品交易平台。鼓励医疗机构在广东省、广州市、深圳市三个交易平台开展药品采购。其中，《关于印发广东省进一步深化基本医疗保险支付方式改革实施方案的通知》（粤府办〔2017〕65 号）、《关于印发广东省深化医药卫生体制改革近期重点工作任务的通知》（粤府办〔2018〕44 号）、《关于印发广东省深化公立医院综合改革行动方案的通知》（粤府办〔2018〕52 号）及《关于加快推进医药卫生体制改革政策落实的通知》（粤府办〔2019〕7 号）等政策性文件均指出，广东省所有公立医疗机构可以市为单位自主选择广东省、广州市、深圳市三个交易平台开展药品集团采购。

在国家、广东省和各省市的大力支持下，全药网构建起以深圳为中心、在全国范围内跨区域运营的药品供应服务体系。

三、自主创新情况

（一）全药网改革创新机制

1. 政府定规则

深圳市政府及市主管部门制定改革总体方案和管理办法，搭建监管平台，开放申诉渠道，对全程进行强有力的监管。2018 年 6 月，深圳市卫健委联合多个部门共同发布"两法一规"［即《深圳市公立医院药品采购组织管理办法（试行）》《深圳市公立医院药品采购目录管理办法（试行）》《深圳市公立医院药品采购规定（试行）》]，全药网作为深圳市药品集团采购改革的运营主体，严格按照"两法一规"相关要求，遵循"政府定规则、医院提需求、谈判降价格、专家评质量"的基本做法，有序推进改革的各项工作。

2. 医院提需求

公立医院上报用药需求，在控制奇异规格和剂型基础上对目录进行压缩，目录由原有的 4387 个品规压缩到 1645 个品规，"瘦身"比例达 63%。药品集团采购目录第一批包括常用低价药、妇儿专科药、急救抢救药，以及市场供应短缺药品；药品集团采购目录第二批包括深圳市公立医院在广东省药品电子交易平台采购总金额排名前 80% 以内的药品。药品集团采购目录由医院药学、临床医学等专家组成深圳市公立医院药事专家委员会，在合理用药分析、系统性评价的基础上，结合临床用药实际对目录进行制定和评价。

3. 谈判降价格

全药网基于大数据决策系统和内部流程化管控体系，保障数据分析、谈判策略、分组议价、价格联动等四大环节稳定运行，在保障生产企业利益的同时，有效挤出虚高药价。全药网通过对全国 16 万多条药品品规信息进行梳理，并按照销售金额进行排序，综合分析同药理、同通用名、同剂型、同规格在当地的临床使用情况、各省市中标情况，以及依托合理用药数据库，对医疗机构药品使用数据进行分析，严控奇异规格和剂型，提出合理用药建议；通过对销售排名前 500 的品种中且占 80% 销售额的数百家厂家进行"一厂一策"的分析，把关联品种进行"一品一策"的分析，与上游厂商进行有效的谈判，大幅降低了虚高药价。

4. 专家评质量

全药网按照"质量优先、价格合理"的采购规则，质量分占60%、价格分占40%进行评价，由深圳市医保主管部门组织公立医院的药学和临床专家，从临床疗效、质量等方面进行综合审议，为采购把控质量关，形成拟成交结果。拟成交结果经在官网公示无异议后确定为成交品种，并在官网公布最终成交结果。政府、医院、专家和GPO组织责任分工明确，公立医疗机构在药品采购中的主体地位和参与度大幅提升。另外，在深圳市医保主管部门的指导下，全药网创新引入公正机制，报价解密、专家评审等环节委托公证处以录音录像、数据保全及出具公证文书的方式进行现场监督公证。

5. 采购保供应

全药网通过数据分析预警、分类灵活采购、全供应商资源、库存安全管理等方式，保障了集团采购目录药品特别是临床急短缺药品的及时供应。一是数据分析与预警。全药网通过收集分析历史用药数据，预测终端用药需求，特别针对采购困难品种建立完善的短缺药清单和预警机制，全面保障药品供应。二是分类灵活采购。全药网基于"量价挂钩、款价挂钩"的原则，通过包销、批量订货、电子订单等方式，采取短缺药品多渠道、高库存的方式提高效率和保障供应。三是拥有全供应商资源。全药网目前与国内外近1500家生产企业建立合作关系，国产企业开户率高达100%；合资企业开户率达98%。四是库存安全管理。全药网针对不同的情况建立不同的应对机制，第一批保障药安全库存设定不低于3个月；对原料紧张、生产企业阶段性生产的品种，保证不低于6个月的安全库存。通过上述方式及手段，相比传统省平台药品采购模式，全药网GPO模式大大提高了各地区药品的供应保障率。

6. 服务提效率

全药网拥有可以提供7×24小时服务的专业药事服务团队，可提供实时同步药品流通全流程信息、跟进订单48小时满足率、协调急短缺品种及时供应、搭建企业沟通桥梁、跟进药品的售后服务、协助培训操作系统等服务。全药网及时高效的供应链药事服务极大地提升了医院药品采购的运作效率，全药网优质、高效的药品采购服务，得到各地医疗机构的肯定。全药网以保障信息安全为基础，以用户需求为出发点，依靠开发团队自主研发一体化平台系统，实现开发、采购、交易、结算、监管一体化，系统迭代升级高效、跨城市部署迅速、功能拓展性强，满足生产企业、配送企业和医疗机构多样化、差异化的使用需求。全药网以丰富的运营经验和先进的互联网信息化能力，为各省、市医保部门提供药品使用监管平台，为药品的合理使用及医保资金的高效管理保驾护航。全药网平台通过专业的第三方服务，获得政府、生产企业、配送企业、医疗机构的广泛认可。

7. 技术促创新

全药网依托大数据开展基础技术创新，将海量的药品数据通过智能化、标准化匹配标准编码和相关目录信息，有效打通药品信息孤岛，并在此基础上深度开发技术应用创新。一是研发"国家集采 PDCA 全流程监控系统"。国采药品从报量预测、执行实时监测和预警、节省金额实时测算、结余留用实时监测和结果测算各环节实行全流程智能闭环管理，提升国采药品监管效率和确保药品保障供应。二是针对监管部门、医疗机构和商业企业在药品数据分析和应用上的难点痛点，研发"大数据智能分析系统"。主管部门通过该系统可实时掌握药品采购和节省金额情况，并能以时间、区域、药品分类、平台等 46 个维度自由组合对相关数据比分析，对固定上报指标报告设置一键上报功能，有效提高主管部门的监管效率；可供商业企业深入挖掘数据价值，对企业市场份额、铺货情况、产品竞争力、配送满足情况进行深入分析。上述系统分别获得"第五届智慧医疗创新大赛（深圳赛区）决赛"二等奖和三等奖，并将代表深圳赛区参加全国总决赛。目前，全药网共申请了 7 项发明专利。

（二）全药网模式实现巨大社会效益

1. 促进合理用药，减少药费支出

全药网 GPO 模式充分发挥"带量采购"优势，通过降低药品流通过程中的营销成本为降低药品价格腾出空间；医保支付标准与药价联动，减少医保和患者的药费支出。全药网依托专业的谈判议价能力，经第三方机构上海市卫生和健康发展研究中心评估，深圳推行药品集团采购改革后采购目录内的1645 个品种综合降幅达 21.99%，部分重大、慢性疾病常用药降幅超过 50%，每年可节约药费 15.16 亿元，大幅减轻了医保和患者的负担。经测算，参与深圳跨区域联合集中采购的城市将实现药费的大幅降低。如通过全药网采购，东莞市 2018 年药品采购费用综合降幅为 18.59%，节省金额 3.96 亿元；其2019 年综合降幅为 20.24%，节省金额 8.5 亿元，两年合计节省药品药费12.46 亿元。

2. 充分保障供应，提升服务水平

全药网利用数据分析预测需求，通过集中采购药品并维持合理库存以保

障供应，药品供应更加及时高效。2020年，全药网对保障性用药的采购供应率均保持在90%以上。社康中心和偏远地区乡镇卫生院在全药网享受与大型三甲医院同等的采购目录和价格，其用药需求得到保障。由于环保标准提升、原料上涨、管控严格、工艺流程升级改造，在部分药品特别是市场短缺药价格飞涨的情况下，全药网仍严格按合同约定，维持原价并保障及时足量供应。全药网GPO模式免去了医疗机构烦冗的议价和采购工作，使医疗机构真正回归诊疗服务定位。

3. 重塑流通环节，助力行业发展

GPO模式改变了生产企业在流通环节传统的营销模式，有利于企业通过公开透明的规则和稳定优质的药品赢得市场。全药网的药品采购方案，在数据分析的基础上公平科学地开展议价，有利于保障生产企业的合理利益。全药网通过高水平的供应链管理能力，降低药品流通过程成本，同时提高了药品流通行业集中度，符合国家对药品流通行业的集约化要求。全药网通过公开、透明、高效的集团采购模式，有效地纠正了医药购销领域"带金销售"和"以药养医"的不正之风，极大地促进了医药行业健康发展。

4. 提升监管水平，促进综合医改

全药网GPO平台可供主管部门实时查询医疗机构药品交易数据，并定期形成月度、季度、年度综合性报告，使政府部门回归到监管的行政职责，医药行业获得综合监管，合理用药水平大幅提升，医保资金也得到大量的结余。深圳按照国家"控总量、腾空间、调结构、保衔接"的"腾笼换鸟"综合医改要求，从推行药品集团采购改革降药价压缩出来的15.16亿元药品费用空间中，腾出8.13亿元用于调整医疗服务价格，提高了中医类、诊查类、护理类、手术类等761项医疗服务项目的价格，优化了公立医院收支结构，提高了医生的"阳光收入"。

5. 改革持续深化，社会广泛关注

2019年7月28日，中央电视台《新闻联播》对深圳药品集团采购改革进行了专题报道并指出，深圳市探索药品集团采购改革推行以来，在降低药价、保障供应和优化服务等方面效果显著，人民网、新华网、光明网、学习强国、《南方日报》等主流官方媒体也跟进报道。国家和省市有关部门领导也多次亲临全药网进行调研，对改革给予具体的指导。

作为药品集团采购组织，全药网将继续贯彻落实国家和省市深化医改的有关要求，严格按照有关法律法规和改革所确定的配套管理办法，做好药品供应保障工作，并不断发挥自身作为专业第三方在药品采购工作中的专业优势，推动药价合理回归，提升药品供应保障效率，助力医改工作不断取得新的突破。

四、发展规划

全药网作为现代健康服务业的一种全新业态，迅速成长为医药大健康领域的平台级企业，上线至今平台成交总额已突破630亿元，具有巨大的发展潜力，也高度符合粤港澳大湾区规划中加快发展现代服务业的要求和目标。全药网未来将抓住中国深化医改的历史机遇，从行政主管部门、医疗机构、生产企业、患者的实际需求出发，提供完善的、多目标的客户解决方案，把医药健康服务做到极致。未来，全药网将从以下几个方面持续深耕，力争成为新时代海王集团腾飞发展的重要引擎，构建现代健康服务业的新业态，打造合作共赢的新生态。

（一）构建全国性跨区域药品集团采购联盟，为打造中国药品集团采购标准贡献深圳智慧

2020年3月，中共中央、国务院发布《关于深化医疗保障制度改革的意见》（中发〔2020〕5号）指出，要坚持招采合一、量价挂钩，全面实行药品、医用耗材集中带量采购。以医保支付为基础，建立招标、采购、交易、结算、监督一体化的省级招标采购平台，推进构建区域性、全国性联盟采购机制，形成竞争充分、价格合理、规范有序的供应保障体系。国家医疗保障局也多次发文鼓励地方探索跨区域采购联盟。全药网现有5个省份22个城市跨区域联盟采购合作城市参与，打破了合作城市药品因行政区划分出现的"价格歧视"现象，与国家组织药品集中采购改革采取的联盟采购的方向和要求高度一致。未来，全药网将随着药品集团采购业务的扩张逐步形成全国的药品供应保障体系格局。在国家鼓励跨区域联盟做法的牵引下，全药网将进一步加快在全国拓展合作城市的步伐，将降药价的改革成果进行跨区域共享。全药网未来3~5年将立足广东省，不断完善医药采购供应管理一体化平台建设，不断强化自身在药事服务、医药大数据、医药信息技术等方面的优势，与全国多个省市开展联盟合作，大力推广药品集团采购模式。通过对各省市宏观经济环境、医疗机构用药情况、医保资金使用情况、医药卫生体制改革现状等进行深度研究，全药网与各个省市保持沟通交流，进一步扩大全国性

的跨区域药品集团采购联盟，实现质量高、规模大、效益好的现代化药品集团采购联盟。

（二）优化基于跨区域药品集团采购联盟的大数据分析平台，进一步实现数据在药品供应保障中的支撑作用

近年来，我国政府高度重视、积极推进健康医疗大数据的应用发展，陆续出台了《关于促进和规范健康医疗大数据应用发展的指导意见》《"健康中国2030"规划纲要》等一系列政策文件，极大地激发了全社会加快健康医疗大数据应用发展的热情和行动。广东省出台《新一代人工智能发展规划》，明确提出智慧医疗发展方向，并强调着重加强数据支撑共性技术攻关。在此指引下，深圳市政府高度重视健康医疗大数据产业的发展，提出要全面实施"互联网+"健康医疗益民服务，推进健康医疗大数据的研发和应用，建设一批区域临床医学健康数据示范中心。

经过近30年的信息化建设，海王集团旗下海王生物、全药网、海王健康、海王优品、海王医药研究院已经积累了从医药研发、医药生产到医药物流、医药流通、药店终端的医药全产业链的海量数据和信息基础，为研究和开发医药健康大数据奠定了坚实的基础。全药网将依托药品集团采购业务及海王集团系统内的医药、医疗终端大数据、信息技术，构建以医药管理咨询和医疗管理咨询为核心的医疗健康信息服务业和信息化、智能化的智慧医药供应链。依托海王集团的海量数据基础和技术优势，全药网将继续深化"数据共享、数据挖掘、技术赋能"，实现"提升管理、创新模式、创造价值"的信息化发展战略，实现数据在药品供应保障中的支撑作用。

（三）建立高质量、高水平的医药供应链和药事服务标准，致力于打造我国药品供应保障体系的深圳特色

全药网在各上线地区拥有全天候、全流程跟进的药事服务团队。未来，全药网将基于"大平台，小前端"的战略规划，积极探索通过平台技术，在医药领域将"人、事、物"三者深度互联和物联化。在技术基础之上，全药网坚持"以人为本"的核心作用，通过"以人才服务为根本，以信息服务促进健康产业发展为出发点和落脚点"的服务理念，进一步完善平台各项服务，为政府部门、医药企业、医疗机构等提供从医药供应链到综合药事的药品全流程周期管理服务。

1. 积极探索基于药品采购的智能监管系统

全药网平台是连接市场决定和政府作用的桥梁，不仅服务于市场利益主体在平台上的交易，同时服务于国家药品采购事业的行政建设。未来，全药网平台将基于技术创新，发挥大数据沉淀及分析、报告自动化生成、药品采购使用监管预警等优势，已在开发完善基于药品采购使用监测、医保资金结算、医保资金监管预警的医保智能监控系统，并进一步解决传统医药采购领域中采购效率低、信息不对称、监管缺少抓手等弊端，搭建"物流、资金流、信息流"数据统一的端口，将数字化能力灵活运用于解决业务的监管问题，未来将大幅度提高医保基金使用效率及政府主管部门对药品采购事业的行政监管效率。

2. 持续优化基于药品流通的医药供应链服务

全药网将进一步优化基于平台操作、药品咨询、需求预测、订单处理、物流配送、存货控制、仓库管理、收货管理、退换货处理等一系列全流程、多元化、可追溯的医药采购及供应链服务，保障药品从医药企业到医疗机构的安全性和可及性。全药网将继续提升平台专业素质，通过引进技术支持、客服支持、战略支持等人才，深度了解并解决客户的实际需求，不断优化药品供应链解决方案，进一步提升药品供应保障能力。

3. 开发基于药品配备使用的综合药事服务

药品从医药企业流通到院内后，是否能在院内进行有效管理是保障临床用药安全的最后一道关口。全药网未来将利用技术开发和客户黏性，创新性地开发医疗机构院内的药品采购、储存、发放、调配、使用等全过程监测系统，构建院内供应链解决方案，加强院内药品使用情况动态监测分析，实现药品来源、去向可追溯。作为专业的第三方组织，全药网将为医疗机构的医师、药师提供全面、客观、有价值的学术培训，包括进行对医保支付方式改革、国家基本药物政策、药物经济学原理、药品处方审核、临床药物应用、药品合理使用知识、国家组织药品集中采购政策等的培训，实现医疗机构医师、药师培训全覆盖，推动提高医疗机构药学服务水平和医疗服务质量。基于终端用户层面，全药网将利用平台互联网属性和医药专业，为医疗机构提供面向终端患者的"互联网+药学服务"平台，患者在平台上可得到指定医疗机构或医联体的家庭医生签约服务及临床综合评价，医疗机构则通过全药网提供的平台，为广大患者提供包括用药咨询、电子处方审核、药物治疗管理、重点人群用药监护、家庭药箱管理、合理用药科普、线下预约上门在内的多项临床服务，进而实现医疗机构对患者的全方位治疗服务和健康服务。

4. 进一步完善顶层设计，打造医药健康发展生态圈

根据国家医疗保障和广东省医疗保障局的相关指导和具体政策措施，全药网将进一步借鉴国家组织药品集中采购相关经验做法，利用医保支付标准、医保支付结算、医保支付方式等工具，逐步优化使多方受益的招采规则和交易机制，最终为人民群众提供安全有效、价格合理的药品。同时，兼顾推动医药行业高质量发展，利用"科学、合理、公平、公正、透明"的药品招采规则，使得所有进入平台的医药企业平等竞争，让各相关方的诉求在这个平台得到充分的展示和平衡，推动医药行业内的优胜劣汰，进一步提高行业集约度，促进医药产业向健康可持续的方向发展。全药网平台的发展目标是，实现药品从生产企业到流通企业、医疗机构、零售药店的全链条管理，促使采购平台从价格导向向价值导向转变、从被动服务向主动服务转变、从单纯交易向供应链服务延伸，成为增强医药服务可及性的重要支撑，最终达到人民群众的全医药供应链价值。通过发展、共赢的理念，实现医药行业质量发展、协同发展，促进临床、医药创新等。

全药网将顺应"处方外流""医药分离"等政策动向，积极借助互联网、物联网、大数据、云计算等技术推动自身向现代供应链方向发展，并力求形成以资源共享、互融互通的医药信息平台为载体，与商业银行、信托、保险、担保等金融实体为依托，聚集药品生产企业、医疗保障部门、医疗机构、医药零售终端、消费者等要素，构建动态高效、共生共享、多方互赢的医药供应链生态圈，打造基于全产业链和用户闭环服务体验的共享平台。

海王集团和全药网作为深圳本土医药产业的骨干企业，在"社会主义先行示范区"和"粤港澳大湾区""双区"叠加的历史机遇下，将继续坚定立足深圳，抓住新一轮发展的重大窗口期，为深圳乃至全国的健康产业继续贡献智慧和力量。

第二节　深圳奥萨制药有限公司

一、企业简介

（一）企业概况

深圳奥萨制药有限公司（以下简称奥萨）为国家级高新技术企业、深圳

市南山区民营领军企业、南山区总部企业、南山区国税纳税百强企业，2019年在"深圳创新企业70强"排名第20，并荣获新中国成立70周年"医药产业骄子企业"，国家科技进步奖二等奖等殊荣。奥萨主要针对心脑血管疾病，研究、开发安全有效的诊断和治疗产品，提供从膳食营养补充、疾病的早期发现、预防到诊断、监测和治疗的全生命周期智能化、数字化、精准健康管理的软件和硬件解决方案；坚持"人工智能健康大数据为引擎，生物医药实体产业+医疗诊断管理服务体系共同驱动"的"双轮驱动"发展战略。

在精准医疗领域，奥萨专注于体外诊断试剂和仪器的研发、制造、整合及第三方医学诊断服务，产品涵盖生化、免疫、微生物等检验领域，为医学实验室提供全面的产品解决方案以及从小型化伴随诊断到区域化检测中心的整体服务；连续七年被评为广东省质量信用最高的A类医疗器械生产企业，已有千余家医疗机构使用奥萨的产品，且数量逐年快速上升。

奥萨基于强大的科研实力和大数据运用经验，开发以科研设计、科研管理为基础的一站式病情管理智慧医疗平台，构建基于人工智能技术的学习型医疗体系，为医疗机构的临床研究、临床决策支持、运营管理等方面提供有价值的真实世界证据。已协助包括中国胸痛中心、国家老年医学中心、国家卒中中心、腹膜透析中心等机构建立科学化、标准化以及高质量的综合信息大数据平台，进一步提升国内科研单位的学术水平和科研能力。同时致力于为广大患者提供长期规范的专科病情管理服务，用科技让患者过上更有品质的生活。团队在安徽、江苏、山东等全国各地进行超过20万人的长期前瞻性大人群队列随访，不断创建学习型精准医学大数据库，为后续的疾病预防和产业化奠定坚实的基础。

奥萨承担了两项"十二五"、四项"十三五"国家重大新药创制专项，通过科研项目带动精准医疗与循证医学真实世界大数据相结合的系列大规模临床研究。研制成功全球首个高血压领域"药品—基因诊断"精准医疗产品对 MTHFR 基因诊断试剂盒（三类证书）与国家 I 类新药"依叶"配套指导高危人群精准防治。针对 H 型高血压从诊断到治疗的脑卒中转化医学应用荣获国家科技进步奖二等奖等众多荣誉。近五年来，伴随诊断与精准医学指导下的中国脑卒中一级预防研究（CSPPT）发表 SCI 学术论文 117 篇，影响因子 749 分，其中 5 分以上文章 41 篇。

奥萨支持地方政府开拓的脑卒中精准防控的"荣成模式"成效卓越。在全国脑卒中发病率每年上升 8%的背景下，荣成市 2019 年脑卒中发病率显著

下降 25.9%，卫生经济学效益明显。2016 年、2018 年全国"两会"期间，28
位全国政协委员提案将"荣成模式"的脑卒中防控纳入全国慢性病防控体系。
荣成市卫健局通过与奥萨集团合作搭建"智慧医疗"平台，将高血压合并其
他危险因素患者纳入管理范畴，形成慢性病防控工作合力。国家卫健委公布
的 2018—2019 年国家医疗健康信息互联互通标准化成熟度测评结果，荣成市
成为全国 32 个通过四级甲等测评的市/区县之一，这标志着荣成市"智慧医
疗"平台正式成为全国区域卫生信息平台建设示范案例。奥萨"智慧医疗"
平台在医疗信息管理、数据采集整合、数据安全管理、科研数据规划与设计、
患者随访和管理等方面具备极大优势，是认真贯彻落实新时期卫生与健康工
作方针和"健康中国"战略部署、扎实推进全民健康信息化合作建设的成功
典范。

（二）精准营养计划

居民营养与慢性病状况是反映国家经济社会发展、卫生保健水平和人口
健康素质的重要指标之一。2015—2019 年，国家卫生健康委组织中国疾病预
防控制中心、国家癌症中心、国家心血管病中心开展了新一轮的中国居民慢
性病与营养监测，覆盖全国 31 个省（区、市）近 6 亿人口，现场调查人数超
过 60 万人，具有国家和省级代表性，并根据监测结果编写形成《中国居民营
养与慢性病状况报告（2020 年）》。该报告显示，近年来，随着健康中国建
设和健康扶贫等民生工程的深入推进，我国营养改善和慢性病防控工作取得
积极进展和明显成效。同时，我国经济社会发展和卫生健康服务水平亦在不
断提高，居民人均预期寿命不断增长，随着慢性病患者生存期的不断延长，
加之人口老龄化、城镇化、工业化进程加快和行为危险因素流行对慢性病发
病的影响，我国慢性病患者基数仍将不断扩大。因慢性病死亡的比例也持续
增加，2019 年，我国因慢性病导致的死亡人数占总死亡人数的 88.5%，其中
心脑血管病、癌症、慢性呼吸系统疾病的死亡比例为 80.7%，防控工作面临
巨大的挑战。

21 世纪人类的健康问题步入预防医学、精准医学时代，人们对于疾病的
态度将从"重治"转为"重防"、从"规范"治疗转为"精准"治疗。心脑
血管疾病属于慢性病，是可预防的，在世界各国高血压和脑血管疾病防治指
南中，"多重因素、综合防治、窗口前移"的观点已成共识。2012 年，我国
制定了首个国家级慢性病防治规划《中国慢性病防治工作规划（2012—2015

年）》，"十二五"规划明确提出实施"国民健康行动计划"，发布《"健康中国 2020"战略研究报告》。为了推动深圳市新一轮产业转型升级，深圳市需要抓住未来产业发展先机，启动生命健康产业计划，打造可持续的产业发展竞争力。因此，大力发展生命健康产业是实现深圳市经济由内需和外需共同拉动、战略性新兴产业和现代服务业"双轮"驱动的重要路径。

目前，脑卒中已超过肿瘤成为我国居民第一大死因。世界卫生组织开展的包含 21 个国家 38 个中心参与的全球最大心血管病 10 年协作研究结果表明，中国脑卒中发病率为 250/10 万，明显高于发达国家。因此，脑血管疾病的防治成为我国医疗卫生工作相当长时期内最重要、最基本的任务之一。用脑卒中发病风险模型估算，我国总人口中至少 56% 的脑卒中发生于约 2% 的最高危人群中。对这部分高危人群重点实施综合干预措施，可使其卒中发病率下降一半，相对地，总人口的卒中发病率下降约 30%。2009 年，国家卫生部成立脑卒中筛查与防治工程委员会，将脑卒中防控列为我国慢性病防控的重中之重；2011 年，国家启动"十二五"医改重大专项"脑卒中筛查和防治工程"，使之成为我国首个单病种重大慢性病防控体系建设的国家行动。

针对高血压、高血脂和糖尿病等传统危险因素进行防控，能够大幅度降低脑卒中风险。但此后仍存在大量剩余风险，临床上也急需在控制了传统危险因素之后针对剩余风险研发的创新药物。根据中国人群的研究结果显示，本团队在总结大量国内外研究成果，并结合已完成的大样本长期随访队列数据的深入分析发现，高血压和高同型半胱氨酸（homocysteine，Hcy）血症是我国脑卒中高发的两个主要因素，而当两者同时存在（即 H 型高血压）时，脑卒中风险更是大幅度攀升。针对脑卒中病因的多个靶点，奥萨团队先后自主研发了具有自主知识产权的国家 I 类新药依那普利叶酸片（依叶）和氨氯地平叶酸片（氨叶）。由于遗传因素和环境因素的交互作用，我国居民叶酸缺乏较为严重，血 Hcy 水平远高于欧美国家，导致约有 75% 的高血压患者属于 H 型高血压，在全国约有 2 亿患者。氨叶与依叶相互补充，将成为这 2 亿患者有效的脑卒中预防手段。

此外，食物营养是人类赖以生存和健康维护的基础，科学合理的营养也是国际公认的减少肥胖、心血管疾病、2 型糖尿病和某些肿瘤等慢性非传染性疾病负担最为经济有效的途径。在我国，与不良饮食有关的健康问题是常见又可预防的死亡原因之一，也是导致医疗保健费用高涨的重要因素。看似简单的"应该吃什么来保持健康"的问题，其实并不容易被科学严谨地回答和实现，对于不同年龄、体形、食物环境和体内微生物环境的个体，答案是不一样的。每一位个体的正确答案，需要考虑营养平衡的模式、机体各种新陈代谢路径及其协调的关系、肠道微生物群变异、罹患的疾病及其特有的生活环境因素和遗传因素。

2016 年，《"健康中国 2030" 规划纲要》印发并实施，提出推进健康中国建设，坚持预防为主，将国民健康提升到国家战略层面。2017 年 6 月 5 日出台的《"十三五"食品科技创新专项规划》，首次强调了精准营养及技术，提出重点发展食品高新技术产业、开展营养型健康食品创新开发。同年，为全面贯彻落实《"健康中国 2030" 规划纲要》，国务院发布《国民营养计划（2017—2030 年）》。该计划注重现代科技和新发展理念对营养工作的引领和推动作用，加快农业、食品加工业和餐饮业向营养型转化，促进产业升级和营养健康工作的创新发展，以及实现科技引领下的精准智慧营养行动，形成营养健康工作的全新格局。在这一系列的国家政策指引下，营养健康产业的发展迎来了新的机遇期。

精准营养理念的提出是科学研究与产业化相结合的实践，是促进全民营养健康的理论和思想核心，它需要考虑多种协同影响因素：饮食习惯、遗传背景、健康状况、微生物群、新陈代谢、食物环境、身体活动、社会经济学、心理社会特征和环境暴露。了解这些因素之间的关系，对于制定更有针对性和更有效的营养干预措施，以提高并维护我国居民群体健康水平至关重要。精准营养是建立在临床、预防和健康的科学研究基础上和技术进步支撑上的全面和动态的营养解决方案，其具体包括：一种制定与个体和全人群健康有关的全面和动态营养建议的整体方法；一种以营养状态的调节和改善为抓手和切入点（肥胖、糖尿病、老年痴呆、心血管疾病和癌症等慢性疾病），发挥一线的临床诊治和预防作用的措施；一种以科学技术知识为理念和行为准则的营养健康生活方式和行业规范。它是世界医学以预测性、个体化、预防性和参与性为特征的发展大趋势的产物。

二、生产运营情况

（一）主要经济指标

奥萨的主营销售收入近年来持续快速增长，复合平均增长率为 25% 以上。2020 年，奥萨销售收入近 10 亿元，纳税额 7000 多万元。

（二）重大项目建设

随着科技发展与人们生活水平提升，从国家到普通百姓都开始日益关注营养与健康的关系，营养素对健康的作用越来越受重视。目前，国内外主流营养补充模式，仅仅关注人群大类的基本区分（如孕妇、老人、儿童等），这无法满足不同基因背景、不同缺乏程度、不同疾病与身体状况群体对于营养素的个性化需求。因此，奥萨在深圳成立子公司深圳芙莱特营养与健康有限公司（以下简称芙莱特），并将营养需求划分为 8 个等级，即"生存需要、从众式营养补充、缺什么补什么、缺多少补多少、基于基因组学的营养补充、兼顾个人生活习惯及身体状况的营养补充、基于靶向代谢组学的营养补充、基于非靶向代谢组学的营养补充"，其中"缺多少补多少"属于精准营养初级范畴，目前市面上尚存在少量产品，最高级别的"基于非靶向代谢组学的营养补充"更是"零产品"，芙莱特的产品开发的定位正是瞄准"精准营养"这一领域。

目前，芙莱特建成精准营养基因组学与营养代谢组学的科研与检测平台、精准营养研发实验室以及片剂、固体饮料、软胶囊系列等符合国家 GMP 规范的食品生产车间，并与帝斯曼（DSM）、巴斯夫等全球优质原料供应商紧密合作，协同开发拥有多项自主科研技术的保健食品项目。产品涉及领域包括维生素（单组分/多组分）、矿物质（单组分）、甜菜碱、降 Hcy 食品、维叶清系列，已经获得备案产品 168 个。

（三）主营产品

2020 年，奥萨主营产品包括依叶、氨叶、MTHFR 677C/T 基因检测试剂盒、Hcy 检测试剂、便携式同型半胱氨酸检测仪、电子血压计、全自动化学发光仪及其配套试剂、精准营养系列产品等。

1. 马来酸依那普利叶酸片（依叶）

依叶是深圳奥萨制药研发的国家Ⅰ类复方新药，用于治疗伴有血浆同型半胱氨酸（Homocysteine，简称 Hcy）水平升高的原发性高血压（H 型高血压），具有降压、降 Hcy 及预防脑卒中作用。依叶于 2008 年上市，2009 年纳入国家医保目录，2010 年成为（中国高血压防治指南［2010 版］）推荐用药，2012 年获国家"十二五"重大创新药创制项目支持，2013 年被纳入国家基本药物目录。

国家Ⅰ类心血管化药依叶拥有完全自主知识产权，针对中国高血压人群中高 Hcy、低叶酸及 MTHFR 基因多态性的特点，可精准用于治疗 H 型高血压，有效预防脑卒中。为此，依叶成为"十二五"期间医药卫生领域优秀代表性成果之一，并被列为国家重大战略品种，2015 年被人民网和药促会评选为"最具临床价值创新药"，其应用成果荣获 2016 年国家科学技术进步奖二等奖。2015 年发表在美国医学会杂志 *JAMA* 上的《中国脑卒中一级预防研究（CSPPT）》研究成果显示，与单纯降压药相比，使用依叶可额外降低中国高血压人群首发脑卒中风险 21%。

2. 氨氯地平叶酸片（氨叶）

奥萨针对"依叶"的不足研制的国家 I 类新药"氨叶"（批件号：2018S00649，2018S00650）于 2018 年 12 月成功通过国家药监局审批上市，成为继"依叶"之后投放市场的第二个治疗 H 型高血压、预防卒中的药物。"氨叶"弥补了"依叶"易引起干咳等不良反应的缺陷，与"依叶"互补，扩大了治疗 H 型高血压用药的选择范围，成为我国高血压患者有效预防脑卒中的重要药物。与"络活喜"（氨氯地平原研药）相比，"氨叶"降压效果与其等效，而降低 Hcy 和升高叶酸水平效果更优，预计比"络活喜"进一步降低脑卒中风险，临床优势明显。

3. MTHFR 677C/T 基因检测试剂盒

MTHFR 677C/T 基因检测试剂盒中文全称是亚甲基四氢叶酸还原酶 677C/T 基因检测试剂盒，用于定性检测人体 MTHFR 基因 677 位点的三种多态性：CC、CT、TT。经大规模临床样本验证，MTHFR 677C/T 基因检测试剂盒准确度大于 99.99%，并具有操作简便、快速、防污染、高通量、低成本、灵敏度高（最低可检测 200pg/μL 基因组 DNA）、结果易判读、可溯源等优势。该试剂盒主要用于心脑血管和妇幼领域。在心脑血管方面，该试剂可以预测患者中风风险，帮助患者进行危险分层，指导其个体化用药；在妇幼领域，该试剂可以指导备孕夫妇和已孕妇女精准补充叶酸，降低新生儿出生缺陷风险和不良妊娠事件发生风险。

4. Hcy 检测试剂

Hcy 检测试剂中文全称是同型半胱氨酸检测试剂，它与全自动生化仪配套使用，可检测受试者血浆同型半胱氨酸（Hcy）浓度。Hcy 是心脑血管病的独立危险因素，在人体内长期蓄积会对人体血管产生慢性损伤，进而导致脑卒中、冠心病等心脑血管疾病。一般地，如果血浆 Hcy>15μmol/L，可诊断为高同型半胱氨酸血症；按照《中国高血压防治指南 2010》的意见，高血压患者血浆 Hcy≥10μmol/L 时为影响其心血管预后的重要危险因素。奥萨研发的 Hcy 检测试剂操作简便且可适用于大多数检测平台，可以降低误差、节省时间，具有可随时进行生化仪定标和质量控制检测对照等优势，是国家"十三五"重大专项"H 型高血压分子分型研究"推荐使用试剂，是国家卫生部卒中防控委员会唯一推荐 Hcy 筛查使用试剂盒，也是中国卒中一级预防大型临床试验专用试剂。

5. 便携式 Hcy 检测仪

便携式（POCT 型）Hcy 检测仪是针对体检机构、二级医院、社康中心等基层医疗机构开展 Hcy 检测项目而研发的，用于定量检测临床血液样本中 Hcy 浓度，能为偏远地区提供快捷、简便、经济的化验检测，有效解决了基层医疗资源匮乏的问题，为我国农村地区 H 型高血压患者的诊断治疗铺平了道路。

6. 电子血压计

作为提供 H 型高血压整合解决方案的企业，奥萨独立开发了具有自主特色的电子血压计，加强对客户服务的能力。产品可同时检测血压、心率，综合评估心血管健康水平；独立储存两个人的检测信息；检测结果按 WHO 标准自动分类，进行危险分层；若检测发现血压高，系统提示检测 Hcy 以判别是否属于 H 型高血压，帮助患者进行精准医疗，使治疗收益最大化。

7. 全自动化学发光测定仪

VIT700 型全自动化学发光测定仪，采用化学发光和免疫分析方法相结合的化学发光免疫分析原理，基于以磁性微粒子为载体的分离纯化技术和化学发光酶联免疫技术相结合，拓宽了检测的线性范围，提高了检测灵敏度和分析速度。VIT600 型化学发光测定仪可以连续运转并自动运行全部测试过程，具有实验室信息系统（LIS）接口，便于临床诊断；配有及时报告系统，可检测后及时将报告发送到医生接收系统及患者手机上。该仪器配套的试剂用来测量人体血清、血浆或其他体液中的叶酸、维生素 D、钴胺素（维生素 B12）、吡哆素（维生素 B12）、糖化血红蛋白等被分析物进行定性或定量检测的含量，供医疗部门对患者的疾病诊治提供参考依据。

8. 精准营养系列产品

奥萨目前已有 10 项精准营养系列发明专利获得国家知识产权局专利授权。核心产品为维叶清系列，维叶清的有效成分为维生素 D3、维生素 B12、叶酸（不同剂量配比），适用于需要补充维生素 D3、维生素 B12、叶酸的成人。此系列产品的优势是，通过维生素 D 的补充可增加 RFC 基因的表达和功能，从而提升叶酸的转运和生物利用度；在叶酸缺乏人群中可能会因显著提高叶酸的生物利用度而发挥保护性作用；叶酸，特别是 5-MTHF 和 B12、VD 的联合补充，相比单独补充叶酸，可能更有助于患者降低叶酸代谢相关疾病的发病风险。

三、自主创新情况

奥萨始终致力于在心脑血管疾病、代谢性疾病等慢性疾病领域提供预测、预防、治疗的系统解决方案和产品，承担四项"十三五"重大专项及多项国家、省、市科研项目，申请专利 200 多项，95 项已经获得授权，成功研发出国家Ⅰ类新药"依叶"和配套的基因诊断试剂盒，组成全球首个高血压领域"基因诊断＋药品"精准医疗产品对，相关科研成果发表于 *NEJM*、*Lancet*、*JAMA* 等国际一流医学杂志，并载入国内外脑卒中和高血压防治指南。"依叶"上市后的"中国脑卒中一级预防研究（CSPPT）"成果获得国家卫生健康委合理用药专家委员会和中国医师协会高血压专业委员会组织编写的《高血压合理用药指南（第 2 版）》"A 级证据"（最高级别证据）和"Ⅰ级推荐"（最高级别推荐），并获得国际《千名医学家网》最高举荐。

四、发展规划

（一）心脑血管领域发展现状

心脑血管病是严重威胁人类健康的常见病，全世界每年死于心脑血管病的人数高达 1500 万人，居各种死因首位。随着经济的发展、人们生活水平的提高、老龄人口的增长，我国心脑血管病的发病率和死亡率呈迅猛上升趋势，给患者家庭及社会造成极大的经济负担。深圳市卫健委的统计资料显示，2013 年全市 60 岁及以上人群的第一死因是循环系统疾病，包括高血压、心脏病、脑血管病，占总死亡人口的 53.04%，其中 35～59 岁人群占总死亡人口的 35.09%。

最新的统计资料显示，脑卒中已超过肿瘤成为我国居民第一大死因，脑血管疾病的防治成为我国医疗卫生工作相当长时期最重要、最基本的任务之一。2011 年，国家启动"十二五"医改重大专项"脑卒中筛查和防治工程"，成为我国首个单病种重大慢性病防控体系建设的国家行动。针对高血压、高血脂和糖尿病等传统危险因素进行防控，能够大幅度降低脑卒中风险。但后续仍存在大量剩余风险，临床上也急需在控制了传统危险因素之后针对剩余风险研发的创新药物。奥萨团队发现高血压和高 Hcy 血症是我国脑卒中高发的两个主要因素，当两者同时存在（H 型高血压）时，脑卒中风险大幅度攀升，针对这个联合靶点，奥萨自主研发了具有自主知识产权的国家 I 类新药"依叶"和"氨叶"，"依叶"已经进入《国家医保产品基本目录》，该产品的生产技术先进，产品具有国际影响力，属于国家支持的高技术产业化项目，产品的临床应用对脑卒中一级预防具有重要意义。

"依叶"的研发成果分别被欧洲和美国 3 个脑卒中防治指南列为重要证据，并被列入 5 个我国高血压和脑卒中防治指南；2009 年进入国家医保目录（乙类），2012 年进入中国高血压防治指南，2013 年进入国家基本药物目录。"依叶"与奥萨自主开发的 MTHFR 基因诊断试剂盒组成世界首个应用于常见心脑血管疾病的个体化诊疗产品，提供了脑卒中从诊断、预测、预防到治疗的一条龙服务，能更经济、有效地预防脑卒中。

此外，我国相关科技工作者经过近 30 年的循证研究结果发现，膳食营养素失衡、代谢相关通路失调，是我国心脑血管疾病、老年痴呆等重大慢性病高发但可预防的重要原因。精准营养结合医药创新，可以极大地提高这些疾病有效控制和预防的效力，结合国家基本公共卫生服务和真正的区域临床三级联动服务体系，在较短时间可以成功扭转区域脑卒中高发生和高死亡的严峻局面。在肿瘤发生和术后康复的临床研究与实践中，营养平衡发挥了一线治疗作用，提高患者生存质量，延长患者生存时间。当前，我国通过循证研究积累所构建的知识技术体系、大数据挖掘、机器学习、AI 等领域技术的进步和基础优势，可以建立个体化营养水平精准评价、精准补充和精准管理，实现更加科学有效的、覆盖全生命周期的诊、治、防、评、管、控，成为我国实现精准平衡国民营养、助力健康中国的"产、学、研、用、健、促"全方位联动的重要基石。

（二）市场前景

我国心脑血管药品市场潜力巨大。近 30 年来，我国无论农村或城市，心脑血管疾病的发病率和死亡率均呈上升趋势。我国目前高血压患病人数有 2.7 亿人，其中约 2 亿人为 H 型高血压。基于一系列科学研究发现，奥萨团队成功开发了能够更有效预防 H 型高血压患者脑卒中发生的创新药物"依叶"，并在市场上取得巨大成功。"依叶""氨叶"是目前治疗 H 型高血压的唯一适应症用药，国内外其他企业没有直接竞争产品，因此有广阔的市场运作空间，可产生显著的经济效益。

当前的降压药市场中，90%的产品被跨国公司的产品占据，打破这一被动局面的重要环节是开发疗效更好、具有全新概念的新药，奥萨的产品"依叶""氨叶"符合上述条件。概念上的创新使得奥萨的产品在学术推广上占据主动优势，打破进口药垄断，在市场上直接与进口产品抗衡而不至于湮没在低水平的国产仿制药中。产品上市后，在国家和深圳市政府的大力支持下，奥萨与全国顶尖的心血管疾病领域专家合作，开展了"中国脑卒中一级预防研究"（CSPPT）。该研究被世界高血压联盟主席刘力生教授誉为第一个针对我国自主研发的创新药物所开展的具有里程碑意义的大型随机对照研究。该研究采用大样本、随机、双盲、平行对照的 RCT 方法，纳入 20702 例高血压患者，经过平均 4.5 年的治疗观察，得出的结果显示：以"依叶"为基础的降压治疗方案，可以较以依那普利为基础的单纯降压治疗方案显著升高患者血叶酸水平，并且进一步降低首发脑卒中风险达 21%，在 H 型高血压、基线叶酸水平较低的高血压人群中获益更充分。

CSPPT 成果于 2015 年在《美国医学会杂志》（*JAMA*）首篇发表，*JAMA* 同时发表了编者按，对 CSPPT 从设计、实施到临床和公共卫生学意义均给予极高评价，认为 CSPPT 为世界性的科学和医学难题给出了确切答案。在国内，CSPPT 成果相关内容已被列入 2015 年《中国脑卒中一级预防指导规范》（国家卫计委脑卒中防治工程委员会颁布）。CSPPT 进一步阐明了大量人群长期使用"依叶"的安全性及优化临床合理用药方案，证实了"依叶"的疗效，这对于有效预防脑卒中、促进国产品牌药物的培育、升级创新药研发的价值链、使中国新药创制在世界占有一席之地均具有重大意义。基于以上学术优势，奥萨在治疗 H 型高血压、预防脑卒中的细分领域处于本行业的市场领先地位。

（三）核心竞争力

奥萨经过 20 年的摸索，针对严重影响健康的慢性复杂性疾病，以流行病学调查、药物基因组学研究为基础，走出了一条适合中国国情的创新药物研发之路，对疾病发生、发展和治疗的分子生物学机理进行深入研究，设计并开发出更为安全有效的治疗方案、创新药物和相关的诊断产品，组成创新产品对。在此思路指导下，奥萨已经研制成功并实现多个品种产业化，分别为：

国家 I 类新药"依叶""氨叶"、三类诊断试剂 MTHFR 基因诊断试剂盒、二类便携式同型半胱氨酸检测仪以及二类诊断试剂同型半胱氨酸试剂盒。奥萨逐步建立以高血压治疗、脑卒中预防为核心的流行病队列研究大数据库,它将为我国心脑血管疾病防治研究提供强大支持,并在奥萨未来的产品研发中发挥巨大作用。

(四) 发展规划

1. 重点针对心脑血管病,开发包括复方制剂在内的新药

奥萨继续以高血压治疗、脑卒中预防为主要研究目标。治疗高血压的主要目的是最大限度降低心脑血管病的死亡和病残的总危险,这就要求药物在有效降压的同时,对各种可逆心血管病危险因素(如高胆固醇血症、糖尿病、高同型半胱氨酸血症等)进行干预。WHO 提出,心血管疾病治疗需要从"单独治疗危险因素"到"全面控制心血管疾病危险因素"的转变。血压、胆固醇、血小板黏附性和同型半胱氨酸可增加心血管疾病风险,如果能同时控制它们,将大大降低发病风险。英国伦敦大学玛丽医学院预防医学研究所的 Wald 教授提出了多效药丸(Polypill)概念,即在一粒药丸中混合多种药物来预防心血管疾病,包括降血压药、降胆固醇药、小剂量阿司匹林、叶酸。美国哈佛大学与麻省理工学院曾合作成立一家专门从事"协同药物组合"的研发公司,开发出阿奇霉素+氯喹治疗疟疾、氯丙嗪+戊烷咪治疗肺癌等新组方药物,并取得成功。近年来,各大制药企业都加快了固定剂量复方制剂产品的推出步伐,如诺华、诺和诺德、默沙东和雅培等都推出了新的复方制剂药物。美国 FDA、欧盟、日本等相继出台了复方药物研发指导原则,如 2004年,辉瑞公司推出复方新药多达一(Caduet),它由降压药氨氯地平与降脂药阿托伐他汀组成,充分体现心血管危险因素的联合控制策略。奥萨也将在"依叶"和"氨叶"的基础上,继续进行复方新药研发。

2. 开展心血管疾病防治的大规模循证医学研究

我国在创新化学药研发领域与国际先进水平差距巨大,至今没有一个自主创新化药进入欧美国际市场,在 CSPPT 之前没有一项国际水平的、有自主知识产权的创新化药进行上市后的临床研究,至今没有一个"重磅炸弹"新药(年销售额达 10 亿美元以上的药物)上市。大型随机对照试验,特别是新药上市后 4 期临床研究结果是判断药物疗效与安全性的金标准,也是打造"重磅炸弹"药物的必备条件。我国生物医药产业链与发达国家的差距,除了原始创新不够外，更在于临床证据的不足。综观医药巨头的成功经验可以发现，想要在心血管新药领域取得成功，就必须把上市后的循证医学研究提到极高的地位。立普妥、络活喜等新药正是在十几项大型上市后临床试验的支撑下，才打造成年销售额 120 亿元药品（立普妥）和 60 亿元的明星产品。因此，奥萨将投入更多的人力、物力，积极开展基于新药氨叶的循证医学临床研究，把具有自主知识产权的药物做大做强，从而打造"重磅炸弹"级医药产品。

3. 加强智能健康数据转化应用

大队列、大数据是实施精准营养、确保个体精准健康的重要保障。奥萨将搭建集高通量组学数据管理及分析系统于一体的平台，基于团队在国人缺乏的营养素及营养素与疾病关联领域已经完成的大量研究及发表的高水平论文，继续开发并完善精准营养方案模型的搭建工作，结合团队 20 余年流行病学调研与管控经验，利用机器算法对几十万人的前瞻性队列调研及遗传数据进行分析，为精准营养干预方案的制定及精准干预产品的研制提供直接理论依据。在未来的发展道路上，奥萨将基于现实需求逐步引入肠道微生物菌群、个体全基因组检测及多组学维度数据，发展和建立更为全面有效的精准营养干预策略。

4. 探索"精准医学"

美国 2015 年的国情咨文中提出"精准医学计划"，同年我国成立精准医学战略专家组，科技部召开国家精准医学战略专家会议，计划在 2030 年前，对中国精准医疗投入 600 亿元。精准医学是针对个体的基因组和表型特点进行疾病防治的多学科研究，目的是逐渐形成基于个体基因组信息和疾病分子机制进行准确预警和治疗的医疗模式，使降低发病率、解决治疗低效和降低医疗成本成为可能。精准医学将从多方面实现医疗健康的个性化服务，包括面向未患病人群以及针对疾病特别是重要慢性病的预警和药物反应性检测等。精准医学是个体化医疗的延伸，患者的遗传信息（基因组）是支撑"精准"的物质基础，只有对基因组信息进行详细注释以及临床化使用，才能保证精准医疗的实施。因此，精准医学与药物基因组学研究息息相关。开展精准医学研究是整个医学界的重大机遇。奥萨将积极开展精准医学方面的研究，尤其是对心脑血管疾病领域进行的精准医疗探索。精准医学在心脑血管疾病预防中具有更广阔的应用前景，如 MTHFR 677C/T 位点突变与高同型半胱氨酸血症、药物治疗及脑卒中预防的关系、CYP2C19 基因多态性对氯吡格雷抗血小板、预防血栓疗效的修饰作用等；针对脑卒中，研究机构开展对疾病风险和药物疗效具有相关性的基因多态性研究，了解其发生机理，从基因角度研究危险因素与其的交互作用。

5. 深耕精准营养领域

"十三五"时期居民营养监测大数据分析显示，我国居民营养不足与过剩并存的不平衡问题普遍存在。与营养相关的重大慢性退行性疾病，如心、脑、肾等血管损伤性疾病，2型糖尿病，癌症，老年痴呆等，其患病率和死亡率快速攀升，成为影响国民健康生活质量提升的重要制约因素和主要社会经济负担。奥萨子公司芙莱特基于营养大数据及中国人群基因及慢性病谱设计个性化的营养补充产品，严格按照药品的高标准进行精准营养的开发和生产，后续将重点聚焦精准营养领域以下七个方面的工作：

第一，搭建和促进跨学科和多学科合作平台。促进在精准营养领域，临床医学、预防医学、基础研究更加紧密的合作与交叉。促进我国心血管病学、脑血管病学、肾脏病学、老年医学、肿瘤学、社区医学等领域，建立合作研究、知识技术培训与成果转化应用的实践示范建设。

第二，促进综合应用循证医学、生物信息学、神经学、免疫学、组学等领域的研究深化和成果转化。尤其要鼓励结合数据科学、系统科学和人工智能等方法和手段的进步，促进大数据公共服务体系建设，为精准营养行业发展夯实临床循证基础，提升研究能力、方法学和技术规范的大科学基础，把握和构建我国精准营养行业健康发展的核心竞争力和持续发展力。

第三，探索适合国民的多种"精准营养模式"，满足国民不同健康与防治需求。确定有效的策略开展创新、维护和普及适合国民需求和国情特点、临床防治需求，应用并完善我国精准营养大数据和人工智能精准营养评价体系，维护有循证医学证据的、有相应技术规范服务体系支撑的、营养均衡的健康行为。

第四，关注全生命周期中的不同时间窗。探索包括妊娠期、婴儿期和幼儿期，以及劳动群体、老年期等重点人群对精准营养的不同需求、饮食环境、生活行为及行业品质标准。

第五，改进精准营养用于疾病防治的临床方案和规范。为减少临床环境中患者的疾病负担，提高患者生存质量，应尽快建立这些方案的循证医学基础及相应技术规范，为促进精准营养补充剂进入医疗保险创造条件。

第六，培养具有精准营养理念、知识和技术的专业人才。建立尊重科学循证和行业规范、强大的多样化的精准营养工作者队伍；组织聘任具备专业和行业影响力的多学科专家团队，指导普及医护和健康管理人员精准营养培训和继续教育，真正在临床中应用精准营养开展治疗，并对大众开展可行的科普教育。

第七，建设践行精准营养计划的支撑体系。搭建全国以精准营养健康管理专业学组/中心/示范基地为合作网络平台，开展精准营养领域的研究、合作、教育、科普、指导应用与实践，建设和维护精准营养的行业水准和科学规范。

第三节　深圳万基健康集团有限公司

一、企业简介

深圳万基健康集团有限公司（以下简称万基）创建于 1991 年，历经数年发展，汇集保健食品、药品、传统滋补品、现代营养品、高端参茸滋补品和健康饮品六大业务板块，连接研发、生产、物流、营销四大产业链条，建立国内唯一通过保健食品、药品、中药饮片 GMP 认证的大健康企业生产基地；形成以万基大健康、健康城市云平台、万基大文化、万基投资为主的核心业务。

万基是全国布局的企业，经过 30 年的发展，万基建立完善的组织架构，包括人事行政部、财务部、法务部、质量管理部、政府 PR 部、供应链管理部、商务合作部、技术研发部、科研服务部、生物实验部、客户服务部、产品部、市场营销部、销售与渠道部、平台开发部、健康医疗大数据部等。万基拥有一支强大的精英管理团队，万基 40% 以上的成员拥有本科以上学历，且骨干成员的本科率超过 70%，80% 的骨干高管均拥有相关专业的高级职称和 30 余年的从业经历，有坚实的知识基础和丰富的实践经验。万基健康集团 CEO 金颂，为深圳市保健协会会长，省部级十大杰出青年，国际关系学院研究生毕业，曾担任硕士和博士的教学工作，参加北京市博士研究生教材的编写，三年破格晋升高级职称，在战略定位、商业模式和企业运营方面有深厚的知识基础。为响应国家"互联网+医疗"和大数据中国的战略，金颂教授以健康韩城起步，加入中国卫生信息与健康医疗大数据学会，担任副理事长和李兰娟院士一起创立三医联动健康保障分会，并担任执行会长。分会在 2021

年7月承担了中国互联网医疗大会和中国商业健康险大会，取得巨大的成功，推进医疗健康行业数字化转型，为健康中国建设做出贡献。

多年来，万基秉承"让人民活得更健康、更长寿"理念，以造福民众健康为己任，坚持为大众提供安全有保障的纯天然保健佳品，受到多位党和国家领导人及地方各级领导的亲切关怀与视察指导。

二、生产运营情况

（一）整体情况

万基是国内最大的洋参及相关制品生产商，旗下拥有六个品牌，专注大健康、互联网医疗健康、康养文化和地产、投资领域。

2020年，万基集团的各个板块均实现良性发展，业绩提升30%。其中大健康产业板块实现业绩26.5亿元；传统保健食品中，自主产品上市28个、合作品种14个，2020年度实现净利润2.7亿元。万基洋参饮、万基人参饮两个产品在生产工艺上取得重大突破，万基采用特殊的提取技术及专业的生产技术解决了两项产品的人参皂苷沉淀问题。

（二）主营业务情况

万基在大健康板块的主营业务有：保健食品研发、生产、销售；国产新药研发、生产、销售；中药饮片生产、销售；互联网医疗健康云平台；医养结合房地产。其中，保健食品业务是万基的主要业务，经过30年的不懈努力，万基大健康在全国保健食品领域取得卓越的成绩。万基商标被认定为广东省著名商标；万基品牌荣获"深圳百强商业超级品牌""深圳市知名品牌"等荣誉称号；万基洋参系列产品连续多年被评为"市场占有率"及"综合竞争力"排名第1；万基连续数年荣获深圳市工业百强及中国保健食品行业百强企业称号，并成为深圳市纳税大户享受深圳市政府"直通车"待遇；"万基"等68个保健食品批文在全国名列前茅，并成功地向功能保健食品和特殊医学用途配方食品方向发展。

万基顺应"互联网+"的趋势，响应国家政策，将传统大健康产业全面升级，万基与陕西省韩城市签署"互联网+医疗"战略合作协议，合力打造"健康城市云平台"，并在全国首先试点"互联网+医保"项目，获得中国卫生信息与健康医疗大数据学会金奖。该平台上线后，将成为民众高效就医、便民惠民以及跨界产业融合繁荣大健康产业的样板市场，并在全国范围内积

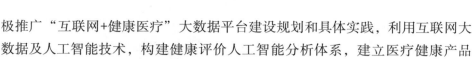

极推广"互联网+健康医疗"大数据平台建设规划和具体实践，利用互联网大数据及人工智能技术，构建健康评价人工智能分析体系，建立医疗健康产品与服务评定标准，打造医疗健康的全程追溯体系，打造"第三方开放云平台"；配套建设"互联网+医疗健康基地"和"大健康产能分享基地"，为产业发展提供产业汇聚、标准制定、信息监管、交易服务等全生态服务体系。

（三）产品质量管理情况

万基信奉"质量是生产出来的，不是检验出来的"。万基130多种系列产品一向品质卓越，其主要体现在以下方面：严格符合 GMP、ISO 9001、ISO 2000的生产过程和质量检验；精选的各种原材料，顶级的原料合作商，高效专业的供应部门，通过经得起20多年质量印证的万基采购标准，本着对消费者负责的严谨态度，对产品原料做到真正的精挑细选；良好的仓储和配运体系；先进的生产设备；严格培训的高素质生产线员工；一直遵循最佳营养学推崇——高含量。这里的高含量是指在大量人体试验后得出的安全范围内的最有效剂量，高含量是食用效果的保证，是最佳营养学的精髓。

（四）重大项目建设

1. 建立现代化生产基地、研发大厦和"互联网+医疗"健康大厦

万基在安徽省芜湖市经济开发区投资30亿元，兴建安徽万基大健康产业园，占地面积1500亩。该基地建成后产值可达近千亿元，目标是打造成为中国健康产业的研发生产基地，基地建有万基大健康产业博物馆、万基大健康生态园等。目前该项目已顺利投产，已经完成工业产值3.8亿元。

另外，原有的万基药业的产业园进入升级改造阶段，未来将建成近25万平方米的万基研发的大厦和国家级"互联网+医疗"健康产业基地，构建"研、产、展、销"四位一体的全健康完整产业链，打造适合医疗健康产业发展的产业生态体系，包括构建国内领先的健康医疗产业综合孵化服务平台，集聚国内、国际与医疗健康产业相关的技术、项目、投资信息，以及各类专业服务资源。

2. 建设营销网络中心

万基在全国设有九大分部营销中心，直属员工3000多人，全国范围内拥有约11000家售卖终端，销售区域遍布全国31个省、自治区、直辖市；在全国设有7个物流配送中心货站，并与国内大型的物流公司签订了战略合作协议，保证了万基的产品能在12小时内到达各个分销点。

3. 推进人才培养载体建设

万基建立"万基参学院",推进人才培养载体建设。"万基参学院"致力于参类产品的研发、参营养学与健康养生学术交流、中华传统健康养生文化的推广传播普及、参类营养专业人员的培训。万基完整的培训体系确保了万基在各个岗位都具备一批精英骨干。

4. 建设"互联网+健康医疗"大数据云平台

为推进"互联网+医疗健康"的完善与升级,万基以医保移动支付为抓手、以个人健康服务为核心,充分吸纳医疗健康评定、医疗行为监管、医药科研、医药临床实践从事专业服务的企业机构和专家,整合各方资源,利用互联网大数据及人工智能技术,构建健康评价人工智能分析体系,建立医疗健康产品与服务评定标准,打造医疗健康的全程追溯体系,汇聚产业生态资源,连接消费者,建立基于医疗健康产业链信息服务的"互联网+健康医疗"大数据云平台。

三、自主创新情况

万基开展了 17 项保健食品研发项目、1 项药品研发。其中保健功能饮料"万基洋参饮"已经上市。万基人参饮、万基蓝莓饮料、万基玛卡片、万基西洋参片等完成相关手续,正在推入全国市场阶段。另外,针对脑痴呆患者,万基于 2017 年与山西药物研究院签署新药开发协议,现相关药品已进入临床阶段。

四、发展规划

多年来,万基积极践行社会责任,先后捐赠 8000 余万元,万基是博爱公益基金的主任单位,每年捐款超过 5000 万元。目前,万基已获"社会服务突出贡献奖""中国光彩事业奖章""爱心捐助奖",以及中华思源慈善爱心单位奖等荣誉。

深圳万基健康集团有限公司所处行业为大健康行业,这是一个技术更新快、资本热度高、参与者众多的行业,公司主要开展保健食品、药品、"互联网+医疗健康"等核心业务。这些细分领域市场容量大、技术门槛高,因而其资本追捧度更高,相应地,其人才和市场的竞争也更加激烈。万基近年来多次被评为深圳领军企业,经过 20 多年的沉淀与发展,在大健康行业一直处于龙头领先地位。

万基始终相信专业化的经营与管理理念才能让企业长盛不衰、历久弥新。公司将遵循"懂得更多，做得更好"的企业宗旨，紧跟时代的步伐，坚持以科技创新驱动产业发展，立志在现代保健食品、互联网健康医疗等相关领域成为中国最杰出的领袖企业之一。

未来，万基发展规划主要体现在以下几个方面：一是在未来 3 年内公司各板块将实现上市，让更多的内部骨干和外部支持者分享成果。二是打造研发基地。将万基医药园改建成深圳万基健康研发大厦和"互联网+医疗健康"研发基地，将其打造为国家级自主创新的"互联网+医疗健康"大数据应用产业园。三是生产基地的建设。把 1500 亩安徽产业园建成百亿规模的健康产业集群生产基地。四是制定市场推广规划。两年内"互联网+健康医疗"板块将实现全国 80% 以上地区的覆盖率，未来 3 年将实现年销售额过百亿元；万基传统保健食品业务整体规划运营年销售额过百亿元；万基洋参饮预计实现销售额过百亿元。

第四节　深圳市贝斯曼精密仪器有限公司

一、企业简介

（一）企业介绍

深圳市贝斯曼精密仪器有限公司（以下简称贝斯曼）成立于 1998 年，以"守护和实现全人类健康"为使命，是胎心仪十大品牌，中国知名胎儿监护领域著名品牌，多普勒血流检测仪领域全球领导品牌，是中国最早一批集自主研发、生产、销售及服务于一体的国家高新及双软医疗技术企业。

贝斯曼总部坐落于深圳市光明区，占地 4800 平方米，20 多年来持续追求科技创新，超越自我，推动行业的进步和整合。作为中国医疗类大型综合型企业，贝斯曼有营销中心、健康管理和大数据服务中心、产研中心、综合管理中心四大中心板块。

目前，贝斯曼已获得 25 个商标、26 项发明专利、25 项外观专利、26 项实用新型专利及 43 项软件著作，拥有 GMP 医疗产品生产和质量管理规范，通过了 ISO 9001 国际质量管理体系认证、ISO 13485 医疗器械国际质量管理体系认证，部分产品具有美国 FDA、欧盟 CE 认证。

（二）企业文化

企业宗旨：以客户体验为中心，铸就民族品牌，做客户信赖的服务商。

企业愿景：让血管疾病不再影响生命与健康。

企业使命：不断创造，努力提升人类的生命质量。

企业管理理念：用文化凝聚人心，用制度驾驭人性，用品牌成就人生。

企业服务理念：以服务为基础，以质量求生存，以研发谋发展。

企业质量理念：市场是海，质量是船，品牌是帆。

企业人才理念：德才兼备，不拘一格，人尽其才，才尽其用。

企业精神：创新、改进、服务、诚信、开拓、稳妥。

品牌愿景：成为全球血流检测设备领航者。

（三）企业远景

贝斯曼以"科技创新，创造财富，回报社会，为人类的健康事业做贡献"为经营宗旨，历时二十余载，扎根于深圳，成为深圳高科技产业集群的一分子，围绕深圳南山区—光明区双产业基地模式将产品与服务辐射全国乃至全世界。

随着第三个十年的开启，贝斯曼坚持国际化战略，跟随"健康国家2030"战略规划，以市场为向导，以优质产品求生存，升级多核产业模式，拥抱资本市场，将贝斯曼品牌刻铸在世界驰名品牌之林。

二、生产运营情况

（一）主营产品

贝斯曼专注于医疗研发制造20多年，厂家自主品牌直销产品有：超声多普勒血流检测仪系列、超声多普勒胎心音仪系列、输液输血加温器系列、胎儿/母亲监护仪系列、注射器毁形器系列、肠内营养泵、胰岛素冷藏盒、静脉查找仪、乳腺自检仪、医用红外体温计、超声美容仪、智能消毒车等，产品远销128个国家和地区。

血流仪系列产品适用于血管外科、烧伤整形科、内分泌科、泌尿科、普外科等，主要用于人体外周围血管检测。

胎心、胎监系列产品适用于医院妇科、产科，诊所及家庭等，主要用于监测孕妇的胎儿心率等生命体征。

输液加温系列产品适用于手术室、ICU 病房、输液室、急诊科等医院科室，主要用于液体药品、生理盐水等输注时的加温。

（二）校企联合项目建设

在企业发展的过程中，贝斯曼深知科技创新离不开优质人才的储备，在不断打造行业技术壁垒的同时，积极开展与国内外知名高校的科研合作。2012 年，贝斯曼与深圳大学生物医学工程中心签订了开发合作项目；2015 年，贝斯曼成为华南师范大学联合培养研究生基地；2019 年，贝斯曼与北京理工大学珠海学院达成产学研实践基地合作；2021 年，贝斯曼与陕西师范大学物理学院建立超声研究实验室。

（三）商业模式

1. 商业模式 1.0

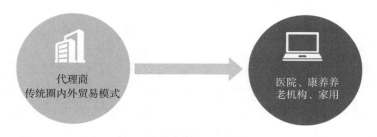

图 4-1　商业模式 1.0

2. 商业模式 2.0

商业模式 2.0（见图 4-2）是指血流产品 B2B 商业共享模式，提供整系列血流产品供应和大数据服务。

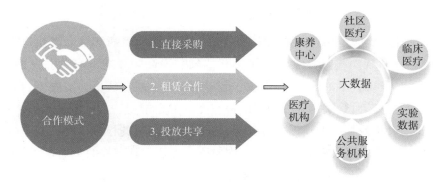

图 4-2　商业模式 2.0

3. 商业模式3.0

商业模式3.0（见图4-3）是指形成产业生态闭环，提供心脑血管疾病康养全周期一站式解决方案。

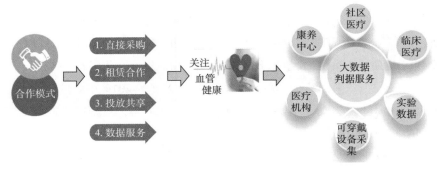

图4-3　商业模式3.0

三、自主创新情况

（一）心脑血管疾病的现状

随着社会经济的发展、国民生活水平的提高，国民的不健康生活方式日益突出，如吸烟、饮酒、高脂饮食、运动不足、肥胖、熬夜、压力过大、环境污染等危险因素，对国民健康的影响越发显著，心血管病发病率持续增高。《中国心血管健康与疾病报告2020》统计显示，我国心血管疾病现有患病人数已超过3.3亿人，其中高血压2.45亿人、脑卒中1300万人、冠心病1139万人、心力衰竭890万人、肺源性心脏病500万人、风湿性心脏病250万人、先天性心脏病200万人、下肢动脉疾病4530万人，心脑血管病给居民和社会带来的经济负担日渐加重。

（二）常规的检测方法/手段

心脑血管疾病是指包括心脏和血管疾病、肺循环疾病和脑血管疾病在内的一组循环系统疾病。心血管疾病具有"发病率高、复发率高及并发症多"的特点，早发现、早治疗及早预防才能减少心血管病发病率、复发率及相关的并发症。心脑血管疾病常规的辅助检查方法如血常规、心电图、心脏彩超、头颅CT、冠状动脉造影等，多为有创、有损、有辐射的检查，对人体造成过敏或其他器官功能的破坏，且均为事中检测，无法起到有效的早期预防作用。

（三）心血管健康管理的重要性

健康管理是为了预防和控制疾病发生、发展，引起疾病的危险因素如下：

不可改变的危险因素包括：年龄、性别、家族史等；可改变的危险因素包括：不健康饮食、缺少运动、嗜烟嗜酒、心理压力大等。可以发现，一些危险因素是可以通过有效的健康管理来改善的，如合理膳食、增加运动、戒烟酒、调适心理等，控制血压、血糖、血脂的升高等，延缓或阻止慢性病的发生。

（四）新的检测方法解决市场痛点

心脑血管疾病已经是全球人类共同面临的头号健康杀手，不仅对患者的家庭造成经济压力，更对整个社会带来沉重的医疗负担。在这样的背景下，2007 年开始，贝斯曼致力于多普勒血流检测系统的研发，以无创、无损的方式，对人体的血管健康状况进行真正意义上的早期筛查，达到预防和治未病的目的。超声多普勒血流检测仪，主要用于动脉血流状况检测，检测仪可直观地看到血流速度、脉率、黏滞系数以及血流波形图，可用于判断和诊断，其应用包括糖尿病筛查、外周血管疾病检测等。

诊断周围动脉疾病最简单而有效的方法就是进行踝肱比值（ABI）检查。许多国内外的专家、学会组织均呼吁对 PAD 的高风险人群进行积极的 ABI 定期检查，以便对 PAD 进行早期诊断和早期治疗。通过超声多普勒技术对 ABI 和 TBI 参数的测量可以给医生提供外周血管数据，定量判断患者外周血管疾病情况。

（五）贝斯曼多普勒血流检测设备的技术发展

作为外周血管疾病的早期筛查方式和手段，贝斯曼以 30 项血流产品专利技术，领先业内。未来，贝斯曼将继续与国内外专业机构进行科研合作，通过更多专业参数的测量，实现血管堵塞的精准定位，为医生及医务人员提供更便捷、准确的服务。

四、发展规划

（一）血管健康管理——大数据平台

贝斯曼智能血流大数据分析平台，可接收全系列血流产品测试数据，同步云数据库，实现数据可视化；可为医院提供一站式数据分析，提供相关检测数据用于辅助决策，提高针对心血管疾病用户的判断效率。对于用户优化过程，产品使用更便捷，减少筛查血管疾病的复杂步骤，用户在家也能做心血管疾病筛查。

大数据平台是针对测试用户设计的智能 BI 服务平台，可以提供海量数据进行在线分析，以及提供个人判断依据和解决方案。该平台主要针对 ABI/TBI 值来判断血管疾病的患病可能性及占比，综合数据分析，主要分为年龄、风险因素等进行分析，可用于判断患病的可能性，协助用户提前做好预防措施。

平台可随时随地调取历史血管健康数据，便于数据对比；也可一键智能 AI 分析测试结果，生成数据报告单，报告单可直观地呈现个人风险因素、趋势、患病可能性、风险占比参考，以及一系列的建议，如饮食、治疗手段、预防措施、康复意见等，便于个人或家庭用户直接查阅。

用户可在血管健康 APP 里进行数据查阅，血管健康 APP 智能同步大数据平台，用户可直观看到大数据分析，以及数据报告单等，方便个人或家庭用户查阅分析。APP 可与设备通信全数据检测；健康商城会按照个人数据智能分析将适合的药品或补品等推荐到商城首页，同时推荐附近医院、专家咨询等。贝斯曼大数据平台应用场景见图 4-4。

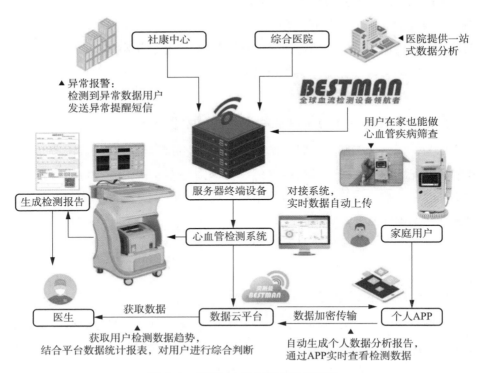

图 4-4　贝斯曼大数据平台应用场景

（二）打造全球领导品牌

贝斯曼成立 20 多年以来，一直专注于超声多普勒专业医疗领域的技术研究及产品研发，贝斯曼不仅仅要打造民族品牌，更要让民族品牌冲出国门，走向世界，真正实现为全球大健康产业做贡献，守护人类健康的宏伟目标。未来，贝斯曼必将不忘初心，以创新引领发展，不断探索新的方法和手段，紧跟国家战略规划，打造有深度的全球领导品牌。

第五节　赛立复（中国）运营与科研中心

一、企业简介

赛立复（中国）运营与科研中心（以下简称赛立复）是国家级高新技术企业，并获批为深圳市博士后创新实践基地。赛立复致力于精准抗衰老的研究与应用，是最早一批在中国市场布局 NMN 的科学研究与产业转化的企业之一。公司引领 NMN 领域的科研、科普工作，最早在中国取得 NMN 的长期毒理检测报告和人体安全风险评估报告；参与编撰了首个 NMN 的行业发展白皮书；获得首个在中国授权的 NMN 抗衰老专利；发起了全球规模最大的 NMN 人体临床试验（属于科技部重点研发项目"主动健康和老龄化科技应对"中的重点专项）。目前，赛立复拥有国内外发明专利 8 项，PCT 专利 12 项，对 NMN 的研究和发展将助力提升公司核心竞争力，并对主动干预抗衰老、迎接老龄化社会挑战具有重要意义。

赛立复设有线粒体医学研究院，研究团队由来自医学、药学、生物学、信息科学等多领域的博士、硕士组成，包括孔雀计划人才。聚焦线粒体医学研究，致力于抗衰老的营养素及药物筛选、靶向制剂技术的研究与开发，衰老相关健康大数据平台的建立，衰老相关功能医学检测平台的建立等。赛立复积极与高校合作，推进科研成果和市场需求相结合，与香港理工大学、南方医科大学、深圳大学、华中农业大学、广州体育学院等高校均有科研合作项目，并与中国科学院深圳先进技术研究院达成联合培养博士后的合作协议。

二、生产运营情况

赛立复放眼全球，聚焦大健康产业，以"复元生命活力"为使命，秉持

"从影响健康因素的前端入手，把预防为主的理念落到实处"的健康管理理念，依托专业化、职业化的生物医学博士团队、健康管理师及业界专家团队，运用生命科学研究的最新技术，整合基因工程、细胞工程、发酵工程、酶工程、药物材料等健康全产业链资源，提供科学、全面、权威的健康管理解决方案。同时，立志打造科普教育平台，传达先进的健康管理理念。

（一）主营产品

1. 精准抗衰解决方案

人体大部分所需物质的合成都需要辅酶的参与，而 NAD+ 是人体内上千种物质反应的辅酶，又被称为辅酶Ⅰ，NAD+ 水平稳定，则有助于维持细胞功能正常。但是，随着人年龄的增长，人体内 NAD+ 水平逐步下降，导致衰老和疾病。数据显示，人 30 岁开始体内 NAD+ 的活性和含量明显下降，到 50 岁时将减少 50%，到 60 岁时只剩下 1/4。这一过程必然发生，决定与加速了人体的衰老。及时、有针对性地为人体补充 NAD+，可以抵消这种流失，被认为是抑制衰老的关键。

所以人体维持年轻的步骤是：提升体内辅酶Ⅰ（NAD+）水平→保持年轻活力。由于 NAD+ 无法被人体直接吸收，赛立复从 NAD+ 其他形式着手研发了一系列提升 NAD+ 的产品。

（1）赛立复 NMN

赛立复 NMN 是赛立复推出的单方经典版 NMN。

目前 NMN 的市场监管还不完善，NMN 产品鱼龙混杂，各种问题层出不穷。如未做充分、长期的毒理检测和安全评估；未经手性提纯，可能含有杂质，存在健康隐患等。赛立复夯实科研实力，秉持效果要首先以安全为基石的理念。早在 2016 年，赛立复 NMN 进入中国以前，就开展了长期安全性试验，耗时 2 年多，终获中国权威检测机构——浙江医学科学院长达 8 个月的《毒理学检测报告》、浙江 CDC 长达 16 个月的《安全性评估报告》，让中国消费者安心。这两份公信力颇高的报告被列入天猫国际《NMN 品类发展白皮书》安全标准，赛立复是首家符合该标准的品牌。

经研究发现，生物体中天然的 NMN 是 β-NMN，其他如 α-NMN 等异构体不具有活性，但常规合成方法合成的 NMN，其 β-NMN 含量只有 60%，这样合成出来的 NMN 存在安全隐患。因此赛立复对 NMN 进行了难度极高的手性分离，剔除掉 α-NMN，只留下天然、活性高的 β-NMN。赛立复不仅注意产品短期安全，还注重对人体潜在，甚至下一代的影响，给消费者一颗"定心丸"。

赛立复NMN有着严苛的品控，遵循国际生产标准，获得多国权威认证，如美国FDA工厂和产品备案、瑞士SGS质量认证等。

（2）赛立复Pro-NMN

赛立复Pro-NMN©是赛立复最新推出的纳米版NMN。

由于普通NMN技术门槛低，很容易入局，造成NMN市场鱼龙混杂，加上分辨NMN的品质对专业知识要求很高，消费者普遍对其认知有限，很难辨别NMN产品的优劣。而普通NMN在服用后15分钟内就会释放完毕，30分钟内体内的NAD+水平达到最高，并随之下降，出现"峰谷"现象，效果来得快，去得也快。东京大学科研所临床实验发现，NMN补充剂的吸收率折合进入人体内的损失，综合评判结果在50.6%~53.8%，吸收率不理想。多种因素造成普通NMN的吸收率瓶颈，效果不及预期，因此出现消费者反馈普通NMN因吸收率低导致的无效果、效果不明显、效果不持续等问题。赛立复从用户体验入手，不断寻求技术突破，研发出一项新型"纳米微球"专利技术，成功推出代表该领域最高技术水平的NMN产品——Pro-NMN，将普通NMN的吸收率从50%提升至98%，解决了普通NMN因吸收率低导致的无效果、效果不明显、效果不持续等问题，因其抗衰老效果显著，又被称为"纳米时光球"。

Pro-NMN利用天然生物高分子材料包裹NMN及其激活剂成分，每个Pro-NMN胶囊中有1000个以上的纳米微球，每个纳米微球上有100万个纳米格，这些纳米格中均匀分布着5种抗衰成分。这样一来，一方面"纳米微球"因具备pH敏感性、时间依赖性、酶触发性等特点，减少了普通粉剂NMN在体内的损失；另一方面Pro-NMN每一层会在不同时间段瓦解，避免血药浓度的"峰谷"现象，肠胃虚弱者也能达到很好的吸收效果。

（3）赛立复NADH（力活元）

力活元是赛立复研发的增强版NMN。

2019年最新的衰老生物学教科书 *Biochemistry and Cell Biology of Ageing* 总结几十年来的衰老研究，把衰老机理归因于氧化自由基损伤和NAD+水平的下降。NADH进入体内后能够高效分解为NAD+和生物氢，这样提升了NAD+水平，生物氢也是能够高效清除自由基的最理想物质。正因为NADH能同时解决关乎衰老最核心的两个问题，所以其又被称为"增强版NMN"。

研究发现，NADH虽然抗衰效果强大，但它的性质却非常不稳定。FDA

曾客观描述 NADH：除了怕光、怕水、怕高温和怕氧化之外，其吸收过程中也怕胃酸降解，使得真正被吸收的部分变得非常有限。克服这个难题对制备工艺要求极高，一直是科学家攻克的难点。

美国赛立复拥有世界上研发 NADH 的顶级科研团队，历经多年积累，采用 2018 年诺贝尔奖成果酶定向进化技术和独创的 Turn A© 递送体系，成功克服了这个多年未被攻克的难题，生产出 4 层包衣肠溶缓释片剂赛立复 NADH，保证在长达 2 年的储存条件下依然能够保持稳定性，且进入人体后不被胃酸降解，大大提升了吸收度。

NADH 进入体内后，除了能比 NMN 更高效地产生 NAD+ 外，还具有分解特种生物氢"H"的强大抗氧化作用。最终做到 1 粒力活元的抗衰功能等同于 4 粒 NMN 的效果。

加拿大是世界上保健品认证最严格的国家之一，力活元拥有比美国 FDA 更加严苛的加拿大天然营养品 NPN 证书（Natural Product Number），NPN 被誉为营养品国际认证的金字塔顶端，获得 NPN 认证的产品，是消费者可放心选择的产品。

2. 综合健康解决方案

随着人们生活方式的改变和环境的变化，导致人生病的因素越来越多，处在亚健康状态的人也越来越多。人们意识到，健康问题必须从源头进行控制，仅仅对疾病做出反应是远远不够的，更应该注重治未病，健康意识应该从以治疗为主转为以预防为主，基于此，赛立复不断研发出一系列提升身体机能、提升健康水平的产品。

（1）赛立复血管黄金

赛立复血管黄金是针对心血管问题研发的一款产品。

大量科学研究表明，预防心脑血管意外，修复血管内皮是根本。如果内皮细胞受到某种损伤，其表面电荷由原来的生理性负电荷转变为损伤性正电荷，这时一旦带有损伤性正电荷的内皮细胞与血液中带负电荷的有形成分接触，就会被吸附而沉淀在血管壁上，逐渐形成动脉粥样硬化，进一步形成血栓。长期的血管内皮受损，一方面，会造成血管逐渐变窄，产生血压过高、头晕、头痛、胸闷等症状。血管腔狭窄加剧还会增加栓塞的风险，造成脑梗或者心梗。同时动脉粥样硬化会导致血管失去弹性，血管壁变硬、变脆，会增加脑出血的风险。另一方面，长期的血管内皮受损会引起全身性的血管疾病，如静脉曲张、静脉栓塞甚至肾衰竭等。

赛立复血管黄金能够从根本上修复血管内皮，有助于减少各种心血管问题。

（2）赛立复T金片

赛立复T金片是专为中国人"T"基因缺陷而设计的一款成人叶酸。

中国居民死亡原因的第一名——脑卒中，即中风，这是由脑部血管突然破裂，或因血管阻塞，导致血液不能流入大脑而引起脑组织损伤的疾病。预防中风，必须要关注HCY。HCY，中文叫同型半胱氨酸，又称"血同"，是人体在代谢蛋白质过程中的中间代谢产物，医学上称之为"脑卒中独立风险因子"。

HCY是人们日常食用的鸡鸭鱼肉中代谢而来的，这些食物都含有蛋氨酸。人体能将蛋氨酸分解成HCY，此时体内如有足够的叶酸等B族维生素参与催化的话，HCY就能够继续被分解为良性物质，否则体内HCY就会增高，进一步危害人体健康。因此高HCY人群应及早补充叶酸、VB6和VB12等B族维生素，或通过调整饮食结构，降低血浆内HCY水平和患病风险。

赛立复T-turn c（T金片）成人叶酸片，主要成分是4氢叶酸葡萄糖胺盐，同时添加多种有利于心血管、肠胃的有益物质，如圆苞车前子壳，甜菜碱，维生素B6、维生素B12等，"甲基化"协同"去硫化"，一加一减，双效合一，快速高效降低HCY，配合赛立复血管黄金一起使用，效果加倍。

（3）赛立复"小罐"活力蛋白粉提升药物研发效率

人到中年，身体素质开始"滑坡"，蛋白质流失，尤其到老年下滑更为明显。相关数据显示，40~70岁的人，每10年损失8%的肌肉质量，肌肉流失导致肌肉强度和力量的下降；70岁之后，每10年损失15%的肌肉质量。中老年人缺乏蛋白质，轻则会感到疲倦、虚弱、抵抗力降低，重则会感到体力不支，容易发生摔倒等潜在风险。大概有10%会出现不良的严重后果。特别是骨折，尤其是髋骨骨折，有些老人会因此残疾，大约50%的人不能再动了，而且一年内的死亡率能达到20%。

蛋白粉能便捷地补充蛋白质、增强抵抗力，可实现瘦而不虚、老而不弱。因为蛋白质是由氨基酸聚合成的生物大分子，不能直接通过细胞膜，所以小肠壁细胞不能直接将其吸收，要先在胃里用蛋白酶消化成氨基酸后才可被吸收，所以市面上普通工艺制作的蛋白粉不易吸收。

针对蛋白质不易被吸收的问题，赛立复的"燕窝级"活力蛋白粉添加了珍稀燕窝酸，具有极强的负电性，而蛋白质是带有正电性的，异性相吸，可以提高肠道消化和吸收能力，促进营养更好地吸收。除此之外，该产品采用独创小罐装，每罐装有 13.6g 高蛋白，营养不多不少，符合中国疾病预防控制中心营养与健康所对 60 岁以上老年居民蛋白质摄取量的标准，是市面上难得的优质蛋白粉之一。

3. 女性精准抗衰解决方案

当今社会，女性承受较大的压力。白天，她们在职场上打拼；晚上，她们还要料理家务。生儿育女、照顾孩子，女性的生理和心理都经受着巨大的考验。因此，赛立复针对女性身体机能的衰退问题开发了一系列产品。

（1）赛立复抗糖发光片

研究表明，亚洲女性在 20 岁就开始出现肌肤糖化并累积大量糖化产物 AGEs（晚期糖基化终末产物），导致肌肤暗黄粗糙、细纹剧增。抗糖化类型的口服产品的要求是不仅要能够抵御肌肤中的糖分侵袭，保护蛋白不被糖化，同时能对肌肤中已生成的糖化产物 AGEs 起到清除或者是加速清除的作用。

抗糖需要系统性，即四步抗糖法：第一步，抑制糖摄入，从源头控糖；第二步，抑制糖合成，阻止糖化产物再生；第三步，铲除糖化产物；第四步，糖化后修复。目前市面上的抗糖化产品层出不穷，真正走完四步抗糖法的却少之又少。

赛立复多年来深入研究女性肌肤问题，赛立复抗糖发光片是市面上首款全方位抗糖的产品。其采用 Turn A© 专利技术，通过抗糖成分法国褐藻提取物、日本大米神经酰胺，有效抑制 AGEs 合成，释放高能抗氧能量，抑制黑色素；五种珍贵的植物萃取成分，即石榴提取物、橄榄叶提取物、针叶樱桃粉、重瓣玫瑰花、洋甘菊提取物的多重复合配方，加速糖化产物分解代谢，抗糖化和抗氧化的效果倍增；修复糖化后受损的肌肤，让肌肤保持盈润光泽。

（2）赛立复抗糖急救面膜

随着人年龄的增长，高温日晒、辐射、熬夜压力都会加速糖化，缺乏运动，肌肉流失，身体新陈代谢放缓，都会导致糖分剩余，一旦多余的糖分在体内游离，就会疯狂地与蛋白质（胶原蛋白、弹力蛋白）结合，通过非酶糖基化反应，使胶原蛋白断裂或紊乱，皮肤提前老化，甚至失去弹性，开始松弛，产生皱纹，并最终形成糖化代谢终产物 AGEs，褐色的 AGEs 累积使皮肤暗沉发黑，没有光泽。

所以抗击皮肤"糖化"越早越好，市面上普通抗糖面膜透皮性能弱，吸收率低，仅作用于表皮细胞，赛立复 NADH 抗糖急救面膜采用醇质体透皮技术，穿透角质层，到达皮肤深层，激活肌底细胞。赛立复抗糖急救面膜内含极光微粒 NADH、4 大天然植物精粹、抗皱双肽 CP、超强补水 CP 等明星专研成分，击退糖化暗黄肌，解锁肌肤原力。使用 1 天，补水保湿效果显著；使用 7 天，提亮肤色，增强肌肤弹性；使用 28 天，改善暗沉，显著祛黄，提亮肌肤，减淡细纹和色斑，见证肌肤焕然新生。

（二）重大项目建设

1. 中国科技部大规模临床试验项目

项目名称：营养、运动对老年健康的影响和干预作用。

项目目的：找到一个有效的糖前干预方法，减轻社会医疗和家庭经济负担。

项目简介：该项目隶属中国科技部"主动健康和老龄化科技应对"重点专项中的"营养、运动对老年健康的影响和干预作用"项目，不仅是全球规模最大的 NMN 人体临床试验研究项目，也是周期最长、指标最全面、方法最科学的 NMN 人体临床试验研究项目。

目前中国有 50.1% 的成年人，即接近 5 亿人正处在糖尿病前期。中国糖尿病患者人数高达 1.164 亿人，居世界第一。一般认为，在发生发展至临床糖尿病以前，患者将经历长达 10 年左右的潜隐期。因此，在非糖尿病人群中，尚存较多已诊断或未诊断的糖尿病前期人群。糖尿病前期是一个可逆的过程，对糖尿病前期人群进行早期干预，可使 2 型糖尿病发病危险降低 58%，因此糖尿病前期也是血糖干预的最佳阶段。目前糖尿病主流治疗方法大多关注糖后治疗，但糖后治疗只是一种控制手段，无法根治，所以在糖尿病前期逆转疾病非常必要。通过大规模的人体临床试验，以期找到一种有效的糖前干预方法，减轻巨大的社会医疗和家庭经济负担。

2. 关键应用项目

项目名称：衰老评估项目"赫柏青春计划"。

项目目的：建立衰老评价方法和分析模型，进而找到科学的衰老干预方法。

项目简介：赫柏青春计划是赛立复线粒体医学研究院创建的多维度、超深度衰老评价体系，是一个主动的衰老干预计划，旨在建立衰老大数据库，进而实现老而不衰。该计划深入基因层面剖析衰老的核心机理，利用对衰老水平的多维度评价数据，建立全息衰老大数据平台，形成一套科学的衰老评价方法和分析模型，进而找到科学的衰老干预方法，并启动针对衰老干预方法的临床试验，最终形成可广泛推广应用的干预产品。

3. 基础研究项目

项目名称：NADH 对胰岛 β 细胞高糖损伤保护作用及机制初步研究。

项目目的：NADH 对胰岛 β 细胞高糖损伤保护作用机制初步探索研究。

项目简介：胰岛素是人机体最重要的激素之一，它可以调节机体的血糖稳态、促进合成代谢、调节细胞的增殖分化和生长发育。作为唯一的胰岛素分泌细胞，胰腺胰岛 β 细胞的胰岛素分泌受到营养物质、神经递质和激素等多重因素的精确调控。高糖、高脂及炎症细胞因子，通过不同的信号通路，引起 β 胰岛素分泌障碍的发生是 2 型糖尿病病理生理的主要因素。

NADH 作为有氧呼吸作用中重要的辅酶，在细胞中参与物质和能量代谢，并作为生物氢的载体和电子供体，在线粒体内膜上通过氧化磷酸化过程，转移能量供给 ATP 合成。本项目旨在证明细胞外使用 NADH 能促进细胞内 ATP 水平的上升。糖尿病动物胰岛 β 细胞内的 ATP 含量较正常 β 细胞明显降低，提高 2 型糖尿病患者胰岛 β 细胞 ATP 含量能够逆转损伤的胰岛素分泌功能。胰岛内存在内源性 GLP-1/GLP-1R 信号系统，GLP-1R 主要分布于胰岛 β 细胞表面，本项目探究 NADH 是否影响 GLP-1、GLP-2 产生，共同参与机体糖代谢稳态平衡调节并维持 β 细胞的生存与功能。因此本项目可能会成为治疗 2 型糖尿病的重要研究项目，其将为探讨糖尿病的治疗提供新思路，为新的糖尿病治疗药物的研发提供新方向。

4. 香港理工大学合作项目

项目名称：诊断 LBP 健康的综合解决方案。

项目目的：建立一个自我管理的下腰痛（LBP）康复模式，提高患者活动水平。

项目简介：下腰痛（LBP）是导致残疾的主要原因，并且是全球咨询初级保健的十大理由之一。不适当的脊柱弯曲是导致 LBP 的原因，在椎间盘和小关节上的侧向屈曲和干扰负荷是 LBP 的主要成因。但是，长时间处于椎间盘压力过高的情况才是肌肉骨骼疾病的真正原因。这项研究建立在虚拟脊柱平台（VSP）的基础上，该平台已被证明可以准确反映用户背部健康状况的细微姿势变化。但是，每个人的"非中立（有害）位置"的界定像指纹一样独特，而且在康复过程的每个阶段也有所不同。

与开发个人化的 LBP 康复模型一样，本项目旨在验证 VSP 背部健康诊断的准确性及其在日常环境中辅助活动功能的可靠性，如锻炼、走路等。在一个选定康复阶段，对 VSP 诊断功能进行交叉验证，同时使用新开发的可穿戴传感器；然后，通过对用户生理、心理和社会方面需求的满足情况，来评估开放的综合解决方案针对 LBP 人群运动量增加的临床效果。此项研究有望建立一个自我管理的 LBP 康复模式，在日常生活中提高适合患者的活动水平，最终减轻公共卫生机构和初级保健咨询的负担。

5. 深圳清华大学研究院合作项目

项目名称：烟酰胺单苷酸（NMN）检测方法学研究与建立。

项目目的：NMN 检测方法学研究、建立与应用。

项目简介：NMN 是 NAD + 最直接的前体，其功能是通过 NAD + 体现。NAD+又叫辅酶Ⅰ，全称烟酰胺腺嘌呤二核苷酸，作为上千种酶的辅酶，对能量代谢、免疫系统、物质代谢都有重要作用。科学家发现，人类保持年轻与拥有较长寿命，在很大程度上会受到人体活细胞内 NAD+含量的影响。NMN 现在主要用于生产抗衰老产品。目前，NMN 作为膳食补充剂在市场中占有很大份额。建立快速有效的 NMN 检测方法以保证产品质量和使用效果是非常重要的环节。本项目是同深圳清华大学研究院分析测试中心合作，共同开发新型烟酰胺单核苷酸检测方法并应用于产品的生产中，以动态监测保证 NMN 产品的质量。

三、自主创新情况

截至目前，赛立复累计申请发明专利 90 件（含 15 件 PCT 申请），其中含已授权发明专利 8 件。其中以"NADH 治疗苯丙酮尿症技术""NMN 纳米微球技术""NADH 透皮醇质体技术""NMN 组合物的抗衰老技术"为特色，并取得了相应的发明专利证书。

（一）NADH 在制备治疗苯丙酮尿症药物或保健品的应用技术

此技术旨在解决现有治疗苯丙酮尿症的药物或保健品成本高、效果有待提高的问题。NADH 是一种氧化还原辅酶，在呼吸作用中起核心中枢作用。它可以通过 NADH 脱氢酶的作用脱氢转变为 NAD，在呼吸链中，通过这种作用，可使黄素、醌、细胞色素等被还原。苯丙尿症（PKU）患者由于肝脏细胞产生的苯丙氨酸羟化酶有缺陷，它的活性降低或消失，不能将苯丙氨酸（Phe）代谢为酪氨酸，体内 Phe 浓度远远超过正常值，体内过高的 Phe 浓度是引起 PKU 患者痴呆的主要原因。试验证明，NADH 或其盐作为活性成分可明显改善苯丙酮尿症。

（二）NMN 纳米微球及其制备工艺与应用技术

NMN 纳米微球及其制备工艺与应用技术是一种提高 NMN 稳定性、易于保存、可口服、可大规模生产的 NMN 纳米微球及其制备工艺与应用，解决了 NMN 化学性质不稳定、难以长期储存的问题。此 NMN 纳米微球外部包覆有魔芋葡甘聚糖（KGM）纳米微球，KGM 纳米微球将 NMN 保护在内部，防止 NMN 遇光或氧后不稳定、易分解的问题。将 NMN 与 KGM 制备为包覆复合物后，NMN 可在一定时间内缓释，避免其立刻被胃酸分解。该技术是领先全球的 NMN 创新科技，对于抗衰老研究突破有着重要的意义。

（三）KGM 改性卵磷脂载 NADH 透皮醇质体、制剂及其制备工艺与应用技术

改性 KGM 卵磷脂载 NADH 透皮醇质体解决了 NADH 易被酶解、生物半衰期短、稳定性差的问题，是一种新形态为球形或近球形的多室囊泡结构，透皮性能更快、更强。根据皮肤耐受性可减少用量，降低不良反应的发生率，提高安全性。该透皮醇质体的凝胶剂质地细腻，人体吸收性好。该项技术将被广泛应用于护肤产品，由于透皮吸收一直是各种护肤品成分能否发挥作用的关键，此前，营养直达基底层细胞根本不可能，而此项技术的出现，彻底打破了这种瓶颈。赛立复已成功将此项技术应用于面膜等护肤品中，效果得到大量消费者认可。

（四）含 NMN 的组合物在抗衰老药品/保健品的应用技术

该应用技术中，烟酰胺单核苷酸（NMN）可以起到激活机体能量代谢及改善机体氧化应激反应的作用，同时，配合以其他组分的协同作用，起到良好的抗衰老效用；并且，组合物中的各成分结构稳定，制得对应的产品后不易发生变质损坏，同时，各成分安全，对人体无不良反应，进而解决了现有技术中，抗衰老产品存在难以兼顾良好抗衰老效果、对人体无危害及产品质量稳定的技术缺陷。

四、发展规划

（一）市场前景

放眼世界，全球医疗费用支出不断增加，一方面，受全球人口老龄化、居民患病比例增加等因素影响，属于刚性需求；另一方面，随着人们对健康标准的不断提高，大健康产业会在相当长的时期内持续保持增长态势。在新冠肺炎疫情暴发前，身心健康领域的发展已是多年来的趋势，而疫情加速了这一趋势的进程，人们更愿意在个人健康方面付出更多的时间与精力。如今是健康产业最受注目的时期，很多细分领域都将产生重大发展契机，抗衰老就是其中之一。

随着全球经济持续增长和人均寿命的不断攀升，65周岁及以上老年人口占比持续增加，全球范围对抗衰老问题关注度持续提升，药品、保健品等市场容量持续增加。市场调研公司 Zion Market Research 发布的报告显示，全球抗衰老市场规模在2019年达到1917亿美元，同比增长8.3个百分点。

全球知名医疗保健公司英国保柏健康小组发布的一项国际健康医疗研究报告显示，参与全球调研的12个国家中，中国人最害怕变老。中国消费者对衰老的恐惧催生了规模庞大的抗衰老消费市场。福布斯、Euromonitor 的调查数据显示，2018年，中国抗衰老市场达到472亿元，其中，90%的中国女性都采取过抗衰老措施。到2021年，全球抗衰老市场规模将达到2160亿美元，而福布斯数据认为中国抗衰老市场未来有1000亿元的发展空间。上述数据毫无疑问都在指向一个结论，即抗衰老将成为健康领域下一个风向，市场需求已经呈现迸发之势。

其中，中国消费者初次使用抗衰老产品越发低龄化，数据显示"95后"在24岁前使用抗衰老产品的比例高达84%。由此，"防患于未然，防老于未衰"的"90后"和"Z世代"消费者开启了"全民抗衰"的护肤新浪潮，将中国抗衰老市场的发展推至另一个制高点。

经过新冠肺炎疫情的洗礼，随着人们从"治疗"到"预防"健康理念的转变，95%的中国消费者认为，健康包括照顾好自己的各个方面，即生理和心理的双重健康。这意味着消费者对于能支持全面身心健康的产品有着相当大的需求，因此，整个抗衰老行业市场潜力巨大。

（二）核心竞争力

与全球同类产业的其他公司同类技术、产品及服务相比，赛立复拥有独立的研发平台，独有的核心科研技术、研发能力、可持续发展能力。

赛立复拥有研发能力和核心科研技术，一直致力于打造世界一流的线粒体医学研究院，研究院聚集的基础医学、药物研发、生物工程、信息科学等多领域的顶尖科研人员为研发提供了人才保障。经过多年研发积淀，多项核心技术获得专利证书，为链接市场打下了坚实的技术基础。

赛立复获得政府的政策支持。赛立复的一系列核心产品早在 2016 年就获得了政府部门的安全检测认证，证明了产品的安全性和有效性。2020 年，经过层层筛选，赛立复参与了中国科技部重点研发计划"主动健康和老龄化科技应对"中的重点专项，主要研究 NMN 联合运动对糖尿病前期患者的影响。

赛立复拥有可持续发展能力。赛立复建立了全息线粒体医学大数据平台，利用生物云计算技术，通过对衰老相关的专利、文献、临床试验、其他数据的挖掘及深度学习，有效地制定精准对策，为开发新的干预和治疗手段提供科学依据，让新品紧跟市场需求与趋势。

（三）发展规划

首先是加大科研投入，加强与科研院所构建产、学、研合作平台。赛立复是政府批准的博士后创新实践基地，在科研方面具有天然的平台优势，探索出一套促进科研成果转化的有效路径。赛立复将持续投入更多研发资源，围绕"细胞线粒体抗衰"、生物科技和抗衰老靶点及大数据进行研究。未来赛立复将继续加强与科研院所的合作，加快新技术研发及创新的步伐。

其次是加快推进技术的市场化运作，服务更多人。赛立复已经形成研发拳头产品，坚持科研与利润结合、长期与短期结合以及平台与项目结合的"三结合"发展模式。不断延长产品线，创造更多营业收入，从而反哺资金需求量大的研发项目。除了已有的 NAD+类抗衰老产品经典版 NMN，以及 NMN 的至尊版力活元外，赛立复还开发出纳米微球专利技术加持的纳米版 Pro-NMN，用技术解决普通 NMN 因为吸收率瓶颈而导致的效果不明显问题；研制全球首款针对性修复血管内皮的心脑血管产品赛立复血管黄金，减轻 2.9 亿心脑血管病患的负担。

最后是加快线粒体抗衰产品的研发及产品申报。赛立复为了让线粒体抗衰产品造福更多人，从 2016 年开始就致力于实现将抗衰产品在中国合法化这一战略目标。2014 年率先开展了历时 2 年的 NMN 长期毒理检测和人体安全评估，2016 年开始准备 NADH 申报，2020 年开展全球最大的人体临床试验。通过不懈的努力，赛立复不断加快研发及申报的步伐，争取成为首家获批企业，让高科技的抗衰产品"飞入寻常百姓家"，为减缓中国老龄化进程贡献自己的科技力量。

赛立复追寻和探索细胞生物学最深层的抗衰机理，干预人类衰老进程，用科技让大众更健康、更长寿、更有活力。

第六节　深圳市维士智慧健康管理有限公司

一、企业简介

深圳市维士智慧健康管理有限公司（以下简称维士）成立于 2019 年 5 月，公司注册资本 17223.95 万元，现有职工近 400 人；主营业务是数字化健康快餐，是国内首家利用数字化技术，为消费者提供个性化精准营养餐饮的企业。维士技术力量强大，线上有来自阿里巴巴、华为等企业的产品经理组成的互联网团队，线下会聚了一批米其林大厨及国家级专业营养师队伍。

维士推出"维士小盒饭"，其服务模式是通过自主研发的微信小程序和 APP，根据用户输入的基础身体数据、日常运动消耗及体检医检等数据，以智能 AI 精准算法开展综合性专业分析，形成针对个人的基于卡路里、蛋白质、碳水化合物、脂肪、盐量、膳食纤维的食物多样性为主要成分指数的量化配餐方案，并由维士大型中央厨房直接提供个性化的配餐服务。这是全球首次将个人餐食营养数据和大型数字化配餐系统相融合，通过线上输入数据和预订餐食、线下精准配餐和高效配送的方式，轻松实现"好吃控卡""精准营养""千人千餐"的快餐消费升级。

截至 2021 年，维士相继获"中国（深圳）数字化健康生活联盟秘书长""深圳市商业联合会副会长单位""深圳市健康产业发展促进会副会长单位""深圳市营养师协会副会长单位""深圳市健康管理协会会员单位""深圳市慢性病防治研究会会员单位""深圳市餐饮商会会员单位"等数十项荣誉。

在不断发展壮大的同时，维士始终不忘"以科技开创新之路，为万世筑健康基石"的使命，恪守"客户第一，科技向善，保持敏捷，成就他人，共创共享"的企业价值观，立志成为"数字化健康快餐开创者和领先者"。在日趋严重的营养过剩、营养不均衡的快餐消费趋势下，维士积极践行《健康中国行动（2019—2030年）》及《中国居民膳食指南（2016）》要求，以"合理膳食，健康基石"为宗旨，倡导"食香味数"的饮食文化，在不改变中国人基础饮食结构的前提下，以数字化技术创造科学、美味、营养、安全的饮食方式，提升快餐价值，满足和激发消费者对快餐营养和健康需求。

二、生产运营情况

2020年5月"维士小盒饭"微信小程序上线，中央厨房正式投产。2020年底，维士完成深圳六大行政区域全覆盖；2021年，深圳、广州市场拓展全面启动，两地共设置加热门店29家，由自动分拣加热机器组成的城市网络小站正全面铺设中。目前，维士的生产运营初具规模，小程序注册用户已达10万人，广深两地日活跃度已经达到1万。维士创建的智慧饮食模式，或将给饮食行业带来新变革。

维士主要面向以下两大市场搭建健康管理服务生态，在广深两地迅速占据大量的市场，获得消费者及相关机构的极力认可。

（一）大众快餐消费市场

为迎合快餐外卖的消费升级，维士小盒饭提供数据精准、营养均衡的外卖新选择。通过蛋白质、蔬菜、碳水化合物三大宏量营养素的合理搭配，保证了人体营养所需，拒绝过多或过少的热量摄入，拒绝冰冷的沙拉、代餐，让外卖好吃更健康。"真营养+好品质"，维士开启追求极致营养和极致个性的快餐新风尚。

目前，维士已经为腾讯、德勤、中国银行、毕马威、平安信托、OPPO、vivo等多家知名企业的员工提供数字化健康快餐，提升CBD白领的免疫力和健康指数，带来CBD餐饮新消费时尚浪潮。

（二）专业饮食消费市场

针对各种慢性病、肿瘤等疾病患者，以及孕产、健身、老人等特殊营养敏感人群对日常饮食中实现精准营养的专业需求，维士对接各类综合性医疗服务机构和健康健身服务机构，提供基于医疗、减重、孕产、亚健康等特殊营养需求的个人饮食配置营养餐，有效辅助医疗、健康管理，弥补个性化精准饮食供应的空白，提升专业服务效果。

1. 慢性病医疗领域

"维士小盒饭"利用 AI 智能算法,结合内分泌医师医嘱以及高级营养师饮食建议,形成针对患者身体情况、均衡三大营养素的个性化配餐方案,为高血压患者提供限钠(盐)饮食,为糖尿病患者提供控糖饮食,为肥胖患者提供高纤维、低热量膳食饮食等。目前,维士已与深圳市人民医院内分泌科、北京大学深圳医院营养科等权威机构进行了深度合作。2021 年,维士与华南理工大学联合启动"治未病"科研课题,结合医生给不同体质的未病人群制定的饮食调理方案,验证维士在"治未病"领域的科学性及可行性。在糖尿病饮食干预方面,维士数字饮食凭借显著的控糖效果获得中国健康促进与教育协会糖尿病教育与营养分会的专业推荐,成为"深圳市人民医院糖尿病生活方式干预科研项目指定产品",帮助糖尿病患者完成糖尿病饮食干预闭环,实现饮食处方最终落地,临床证实其有效率达 80%。

2. 减重健身领域

维士与深圳中航健康时尚集团、普拉达健身集团、古德菲力健身集团等广州、深圳多家主流连锁健身机构、团体达成合作,将"吃动一体"落地,为健身房万余名会员提供数据精准又好吃的控卡餐,完善"吃+练"的合理减脂闭环,为广州和深圳的健身行业赋能。

3. 少儿孕产领域

针对孕产妇及在发育期的少年儿童,维士提供满足身体发育所需的营养餐,补充多种营养元素,改善不合理的饮食结构,帮助这些人群保持合理的体重增长。

在少儿饮食方面,维士根据孩子不同阶段的发育特点,创造性推出 1~3 岁、3~6 岁、6~12 岁儿童营养餐食,个性化匹配符合孩子身体数据及营养需求的饮食方案,为其成长发育及养成良好的饮食习惯打造健康基石。维士现已与鹏城宝贝、小马快跑、亿禾林国际儿童成长中心、卫健委直属惠普园芽咪·格林、一兜堂等 10 多家幼托早教品牌及机构达成战略合作,助力打造幼托早教品牌 2.0 新时代。

三、自主创新情况

人体所必需的各种元素,是需要按照科学合理的比例来设立的。科学健康饮食的关键不是吃什么特定食物,而是合理膳食、注重营养均衡。"维士小盒饭"小程序的每一份菜品都清楚地标注能量、蛋白质、脂肪和碳水的含量。

用户只需要输入个人的身体数据，系统会自动推荐对应的饮食方案，包括建议每日消耗和应摄入的能量，各种数据细化到一日三餐。

目前，维士通过三色小盒饭、维士饮食小程序和中央厨房，成功实现从线上吃到线下，成为数字化的健康外卖快餐。实际上这是利用互联网技术，对传统餐饮行业进行的改造和升级，将互联网、餐饮、健康三种行业进行跨界结合，形成数字化的健康饮食产业。

在模式创新上，维士做到了以下两点：

一是对所有菜品做精确的营养元素数据检测和上线。维士自建国家级营养素检测实验室，配备了检测蛋白质的自动凯氏定氮仪，检测脂肪的全自动索氏提取仪，检测水分、灰分所需的恒温箱、马弗炉，以及万分之一克高精度的电子分析天平。专业营养师团队通过多台先进精密的检测设备，对每个样品、原材料、半成品进行2次平行检测，让每个菜品都有详细准确的热量、蛋白质、碳水化合物、脂肪、盐量、膳食纤维等营养数据。精准的营养数据会同步传输到小程序/APP后台，显示在小程序的每道菜品上，并定期更新。全面细密的营养监测，为每一份菜品的营养精准把关。

二是实现智能个性化匹配功能。维士引入一整套的匹配机制，对用户的基础身体数据、体检医检等数据进行采集，以智能AI精准算法开展综合性专业分析，形成针对个人营养数据的量化配餐方案，用户每一餐都可以实现个性化的营养数据选择和搭配，包括热量、蛋白质、碳水化合物、脂肪、盐分、膳食纤维、食物多样性等关键的健康营养数据，让用户轻松享受私人定制的营养餐。上述两点相结合实现了真正意义上的健康饮食、健康外卖。

四、发展规划

（一）市场定位

《中国居民膳食指南科学研究报告（2021）》显示，中国居民超重及肥胖患病率快速增长，成年居民超重肥胖率已超50%，6~17岁、6岁以下儿童青少年超重肥胖率分别为19%和10.4%，肥胖成为严重的公共卫生问题。而肥胖人群常伴有多种代谢异常，是高血压、糖尿病、心脑血管等疾病的重要危险因素。该报告同时指出，不合理的膳食是中国人疾病发生和死亡的最主要因素，2017年中国居民有310万人的死因归于膳食不合理。

当下，社会就餐环境和居民饮食习惯不容乐观。外卖等快餐在人们日常餐饮中所占的比重越来越高，重油、重盐、重糖的外卖餐食对居民健康的影响也越来越大。外卖平台商家良莠不齐，平台机制也可能会助长不健康的饮食氛围。

"后疫情时代"，居民对健康的关注度明显提高，也认可饮食为保持健康的主要方式，然而居民普遍缺乏专业营养饮食的科学指导和手段。

当下，作为高频消费的快餐行业市场规模达 4 万亿元，瘦身食品市场规模达 4000 亿元，功能性瘦身食品市场以代餐产品为主，健康类快消食品主要以 0 卡、0 糖为卖点，不符合中国人的饮食习惯，也不利于人们营养元素的均衡摄入。

在现代人越来越注重健康的环境下，"吃对"是一个重要标准。"吃对"就是要吃得合理、吃得营养均衡、吃得健康，吃得营养结构符合个人身体的需求结构。这些不是通过食材和烹饪方法来实现的，而是通过数字化的手段来实现的，如对食材的营养素进行科学、准确的数据化呈现，并与个人的身体健康需求的数据化相匹配。

传统餐饮平台追求的是"便利"和"口味"，解决的是"饿了吗""点什么"的需求，处于"盲吃"状态，人们不清楚食物营养成分与自身健康需求的匹配度。而维士利用 AI 平台整合营养成分大数据，推出"细吃"方案，保证餐食中蛋白质、脂肪、碳水化合物等宏量元素的结构性均衡，解决了用户"吃得对""健康吗"的问题。维士目前的业务不再是简单的饮食供需对接，而是为个人的健康饮食需求提供精准的餐食供给平台，是一种深度服务的个性化配置平台，在某种程度上，也是个人基于饮食供给的营养管理平台，这是首次将饮食和健康进行真正的关联和融合，推动了健康产业前置化。健康产业不能仅停留在"患后"，而应该提前到即饮食。要在"病从口入"的地方就开始管好。同时，维士推动饮食行业升级到服务于消费者的健康。

"数字化健康快餐"饮食行业的新变革，维士利用数字化推动饮食行业和大健康领域融合发展。所有人的饮食都处在一个合理化的状态，那么生命的质量也处在一个不断优化的状态，社会为此付出的代价也会越来越小。从智慧饮食出发，中国人的健康将迎来一个巨大的飞跃。

（二）核心竞争力

作为一家"厨师最多的互联网公司、程序员最多的餐饮公司"，维士拥有四大核心竞争力：数据、品质（即好吃）、环保、便利。

1. 数据

不同于普通的外卖平台，维士根据用户的基础身体数据、基础代谢数据、运动及日常消耗数据、食物及营养摄入数据、体检医检数据，形成针对个人特点的以蛋白质、碳水化合物、脂肪等为主要成分指数的配餐方案，即"千人千餐"。

在维士的小程序的点餐页面，每份商品都会明确标注各项指数。当用户将商品加入购物车后，系统会自动显示其能量、蛋白质、碳水、脂肪的数据总额。如果用户贪恋口腹之欲，选择了超出身体所需的餐品，蛋白质、碳水、脂肪、膳食纤维、盐量、食物多样性等数据进度条就会因超标而变红，同时"健康分"也会下降，从而提醒用户谨慎下单。

维士配备一套颇具辨识度的小饭盒：白色的是碳水饭盒、绿色的是蔬菜饭盒、红色的是蛋白质饭盒，每份饭盒上面都明确标注相关数据信息，让用户对自己的摄入一目了然。

2. 品质

维士会集多位亚洲顶级营养料理大师及米其林大厨，全职投入研发和生产工作，为用户呈现美味健康的一日三餐。大厨们匠心打磨，还原食物的营养与香味，将不同口味的美味佳肴融入人们的健康饮食生活。

根据用户的口味与饮食习惯，维士建立数字美食发现及研发中心，与包括医疗机构、国内著名营养专家等在内的一流营养机构合作，不断推进营养菜品的开发与创新，专注研发符合"中国胃"的家常便饭，拒绝生冷沙拉，让用户在熟悉的中餐中吃出健康。通过建立占地面积逾4000平方米的大型中央厨房，用户每天可选择的菜品多达70多种，涵盖碳水、蛋白质、蔬菜等几大种类，菜品多样、营养均衡、美味不重样，热饭热菜配送到家。

3. 环保

为了保持食材的营养，维士小盒饭坚持绝不过度烹饪，节省能耗。维士从中央厨房生产端将烹饪废渣、污水废气集中处理，到门店和小站进行简单电力复热，不会额外生产大量能耗和废气废水。维士的生产模式，本身就是一种环保行为。

在包装上，维士全面升级餐盒包装材料，采用天然淀粉及植物纤维为基料的"淀粉基环保餐盒"，其在土壤和自然环境下可以自然降解，对环境无污染、无破害，同时最大限度锁住食物的营养与鲜度。同时，为了减少大量一次性餐盒的使用所带来的原材料浪费，维士发起了"餐盒回收计划"，用户餐后对餐盒进行清洁后可送至门店加热点回收。小小的盒子经过粉碎、洗塑机抽粒后即可重塑为各种工具，延续"第二次生命"。

维士历来倡导"按数取量不浪费"的理念，精准量化用户每日所需营养素，使得每个人的营养结构有科学依据，饮食体量有数据管理，进一步避免了食物浪费及医疗资源的浪费。

4. 便利

在供给方式上，维士形成"维士中央厨房—维士城市中转站—维士小站"的一体化便捷供应体系。中央厨房按照规范标准规模化生产，保证了产品的稳定性与安全性，通过冷链统一配送至城市中转站。城市中转站配备专业加热设备与人员，严格按照加热温度和时间要求进行复热，最后由专业的第三方速达平台（如顺丰、美团等）通过冷链或热链配送到每一个消费者手中。消费者只需通过手机即可完成下单操作，轻松便捷。同时，维士正在积极构建 CBD 网络。维士小站，即终端网点，由自动分拣加热机器组成，设置在目标用户聚集的写字楼、小区等地，方便客户自提以及派单配送，高峰期有人值守，非高峰期可自助取餐，形成密集轻量化供给布局。

（三）发展规划

餐饮行业的互联网化主要集中于渠道的互联网化，但维士的目标是实现餐饮行业的产业互联网化，以改造和升级传统饮食产业。

进入数字化赋能传统餐饮的阶段后，维士将传统餐饮和消费者的健康挂钩。消费者的消费活动已经不局限于餐食的色香味，同时也在为自己的健康买单。餐饮行业为消费者的健康需求服务，是行业价值的时代进化。

目前，维士希望推动智慧餐饮三个阶段的发展：

一是 1.0 阶段——维士小盒饭。打造第一个生产匹配营养数据餐饮的中央厨房，进行精准菜品的生产和数据检测，自产自销，满足数字化餐饮的初步供给，做出健康又好吃的数字化健康快餐。

二是 2.0 阶段——维士数字健康快餐平台。数字饮食得到社会认可后，维士计划开放生产，欢迎社会餐饮的加入，丰富数字化餐饮的供给。同时，进一步培育市场，形成按"需"吃饭的社会风潮，让更多的消费者能实现健康和美味的兼得。

三是 3.0 阶段——维士数字健康平台。维士以生活方式干预为主导，以日常饮食为切入口，连接与健康相关的行业，如邀请保险、医疗、预防、体检、运动等加入该平台，对沉淀的饮食消费营养数据进行二次应用，反哺健康相关行业，繁荣生态。

第七节　深圳市植慧植物干细胞研究院

一、企业简介

深圳市植慧植物干细胞研究院（以下简称植慧研究院），是民政部注册的民办非营利性新型研发机构，针对植物智能和植物干细胞领域，整合了中国、韩国、英国、美国等最权威、最尖端的研发团队，掌握了世界领先的未分化植物干细胞的活体分离、培养、倍增、优化等系列平台型技术，拥有全部核心技术专利的国内独家授权，是目前植物智能和植物干细胞领域世界范围内最权威的研发机构之一。

结合国际领先的基因组学、有效成分分析、工程优化、效能验证等方面的专家团队，植慧研究院搭建了全体系的植物智能和植物干细胞领域基础科学研发、应用项目研发、产业化研发和实施平台。相关成果的产业化及商业化主要由深圳植慧科技产业有限公司等商业化主体承接，全面对接各类下游应用场景，为食品、保健食品、美容品、生活用品、中医药、天然物新药、小分子药物等各类下游企业提供核心稀有原料的生产供应和功能配方研发等方面的解决方案，助力产业升级，引领行业标准，促进健康产业集群全新生态系统的形成。

二、生产运营情况

（一）完成筹备工作并正式全面启动

作为深圳市南山区 2017 年重点引进项目，经过近一年的研发基础设施搭建、植物干细胞银行试运营、产学研平台建设等筹备工作，植慧研究院于 2018 年 7 月 19 日在深圳人才公园求贤阁举办了正式的启动仪式，世界首个植物干细胞银行正式投入运营。深圳市人民代表大会常委会副主任兼深圳市科协主席蒋宇扬、深圳市科学技术协会副巡视员孙楠、深圳市科技创新委员会书记邱宣、中国共产党深圳市健康类产业党委第一书记卢丽、深圳贸易促进会秘书长黄瑛、深圳市健康产业发展促进会会长黄鹤等领导，以及深圳市发展改革委员会、深圳市经济信息贸易委员会、深圳市食品药品监督管理局、南山区科技创业服务中心等相关部门的工作人员出席了启动仪式。

植慧研究院正式聘请了植物干细胞平台型技术的创始人陈荣雨先生（韩国籍）任首席科学家、李银庆博士（韩国籍）任研究院院长，聘请了英国爱丁堡大学的 Gary Loake 教授（英国籍）和湖南中医药大学药学院院长陈乃宏教授出任研究院副院长，聘请中药全球化联盟创始人兼主席、美国耶鲁大学郑永齐教授（美国籍）任研究院总顾问，真正会聚了国际顶级学术领袖，搭建了植物智能和植物干细胞领域最为权威的研发团队。

（二）正式成为中药全球化联盟终身会员

2018 年 8 月 8 日至 10 日，在马来西亚古晋举行的第 17 届中药全球化联盟年会上，经执委会投票等程序，植慧研究院正式成为中药全球化联盟的终身会员。研究院理事长金时杰在年会上做的关于植物干细胞平台型技术对于中医药现代化的作用和意义的报告，得到与会专家的热切关注和好评，其纷纷表达了参与研发等合作的意向，并开始具体的研发项目规划和对接等工作。随后，植慧研究院受到中药全球化联盟主席的特别邀请，出席了在成都中医药大学举办的中药全球化联盟中国西南地区分会成立仪式、中药全球化联盟2019 年年会等活动，并做了关于植物干细胞平台型技术在中医药现代化研究中的作用相关重要学术报告。

中药全球化联盟成立于 2003 年，是由当今世界各国对中医药研究、教学与科研开发中力量最强的一批高端人才、知名高校和著名企业所组成的联盟，旨在推动中医药在治疗上的国际认受性，加快中医药全球化的步伐。其创办成员包括：中国医学科学院/中国协和医科大学、中国中医科学院、香港中文大学、香港浸会大学、香港科技大学、国家卫生研究院、北京大学、Phyto-Ceutica 公司、上海中药创新研究中心、中国科学院上海生命科学研究院、上海中药标准化研究院、上海中医药大学、清华大学、香港大学及耶鲁大学。

（三）受邀参加国内外相关领域各类学术论坛及展会

植慧研究院正式全面运营后，受到国内外学术界及产业界的广泛关注，先后受邀参加了中药与植物药国际论坛、全国青年科学家重要质量与安全创新论坛、中国药理学会补益药药理专业委员会学术研讨会、俄罗斯 BIO-TECHMED（受俄罗斯商务部正式邀请特约出席）、深圳国际生物/生命健康产业展览会、深圳国际生物技术领袖大会、大湾区中医药现代化科技创新论坛、

GBAS 诺贝尔奖获得者医学峰会中医药产学研创新论坛、深圳市中国科学院仙湖植物园学术年会、深圳市健康产业发展促进会年会等活动，并向国内外的学术界、产业界同人详细介绍植物干细胞平台型技术的研发进展以及产业化应用，开启了后续的产学研合作等工作。

植慧研究院于 2019 年 11 月 28 日在深圳大学西丽校区药学院承办了"中医药传承与创新发展学术研讨会"，中共深圳市健康产业类行业协会联合委员会第一书记王夏娜、深圳市科技创新委员会生物科技处调研员陈献梅、耶鲁大学药理系教授郑永齐、湖南中医药大学药学院院长陈乃宏、英国皇家医学会终身院士陈金泉、《中医杂志》杂志社社长刘国正、深圳大学药学院院长贺震旦、沈阳药科大学生命科学与生物制药学院副院长张怡轩、广东省新中药及天然药物工程研究中心主任唐旭东、深圳市健康产业发展促进会会长黄鹤、深圳市植慧植物干细胞研究院理事长金时杰等嘉宾与来自高校、研究机构、健康产业企业的 200 余名代表共同出席了大会。活动取得圆满成功，与会专家与各界人士通过深入交流，通过科技创新发掘中医药科学内涵，推动中医药的传承与创新，促进中医药科技创新及现代化、国际化发展。

（四）与深圳市中国科学院仙湖植物园等机构签署战略合作协议

继与英国爱丁堡大学等国际顶级学府正式签署战略合作协议后，植慧研究院还与深圳市中科院仙湖植物园签署了战略合作协议，拟结合双方的优势资源，在岭南药用植物干细胞银行建设、植物源化学成分的生物合成研究、新颖结构人参皂苷在退行性重大疾病中的应用、新颖高效低毒生物农药的研究与开发、海外特色药用植物生物活性物质发现、科普教育等领域展开全面的合作。

（五）启动重点植物资源现场考察及分析排序等项目

为了更具体、更客观地了解中国若干战略性重点植物资源的生长及开发等情况，植慧研究院在国内外学术专家的指导下，造访了若干重点植物资源的培育地和道地产地，如云南文山三七重点项目基地等，为后续植物干细胞平台型技术的系列研发工作取得第一手的信息和资料。同时，植慧研究院系统收集并分析了各类中医药植物资源情况，根据研发和市场需求、植物生长特点、研发难易程度等因素，综合参考学术委员会及产业化委员会专家的意见，初步拟定了后续新的植物干细胞株的分离及培养的优先顺序，为利用植物干细胞平台型技术系统开发中国珍稀植物资源绘制了基本的路线图。

（六）荣获国家级、地市级若干重要奖项

2019 年 4 月 2 日，在深圳市健康产业发展促进会主办的"勇立潮头、拥抱健康"年会上，植慧研究院理事长金时杰获"深圳市健康产业领军人物"荣誉称号。

2019 年 12 月 30 日，在由中国产学研合作促进会主办的中国产学研合作创新大会上，植慧研究院理事长金时杰与港珠澳大桥总设计师孟凡超等 40 余名人士一同获颁"中国产学研工匠精神奖"。中国产学研合作促进会成立于 2007 年 11 月，是经国务院批准，由国家发展改革委、教育部、科技部、工信部、商务部、国务院国资委、国家知识产权局、中国科学院、中国工程院、中国科协等产学研界相关部门和高校、科研院所、企业共同参与和推动创办的一个跨部委、跨区域、跨行业、跨学科的产学研、政资介互动的高层次平台，是一个以提升企业自主创新能力，促进创新成果商品化、产业化、国际化为目标的全国性非营利社会团体。"中国产学研工匠精神奖"是在科技部和国家科技奖励办支持下设立的，用于鼓励和表彰在推进产学研用一体化和技术创新方面做出突出贡献的先进单位和个人。

2020 年是深圳特区成立 40 周年，植慧研究院的"世界首个植物干细胞银行"项目被媒体评价为"深圳特区最具含金量的 40 个全球第一"之一（位列第 10）。

（七）庆祝建党 100 周年健康乐跑活动及主题党日活动

2021 年 4 月 17 日，由深圳市植慧植物干细胞研究院党支部与中共深圳市健康产业类行业协会联合委员会、粤港澳大湾区世界华人协会共同举办了"庆祝中国共产党建党 100 周年暨粤港澳大湾区世界华人协会深圳筹办处揭牌仪式及植慧植物干细胞研究院党支部生命之美 & 健康乐跑活动"。此活动中，植慧研究院党支部秉持"听党话，跟党走，与党同心奋斗"的坚定信念，在中国共产党百年华诞之际，植慧研究院深入贯彻落实习近平总书记关于推进全民健身的重要讲话精神，践行全面健身国家战略，倡导文明健康生活方式，引导全民树立绿色健康的新理念，力争为促进粤港澳大湾区与世界华人文化交流，共同逐梦大湾区，不忘初心，积极为促进世界和平与发展，支援健康产业等人类互利共赢的伟大事业而贡献一分力量。

2021 年 7 月 1 日 8 时，深圳市植慧植物干细胞研究院党支部开展热烈庆祝建党 100 周年庆的主题党日活动。活动当天党员与群众共同奏唱国歌，观

看和聆听习近平总书记的重要讲话，认真记录和积极地发表内心的激动心情；同时党支部老党员分享老一辈党员同志的爱党事迹和精神。植慧研究院始终坚持"党建为本"引领企业高质量发展的信念，保持着永远跟党走、爱党在心中的态度，切实将党建优势转化为公司的竞争优势，创新优势和发展优势；不断增强党组织的凝聚力和战斗力，有效推动植慧研究院党建工作的扎实开展。

（八）全面开展系列科普活动

植慧研究院平均每年接待参访单位超过 150 家、多达 3400 人次的参访。其中包括华中科技大学、中国科学院华南植物园、斯坦福大学教授、倚锋资本等各行各业的科研、资本、产业界人士。植慧研究院在植物干细胞领域的各项科研成果得到社会各界的重视和关注，其期待通过各领域、学科、行业的强强联合做出更多对科学发展、人类健康的新贡献。

2021 年 8 月 1—13 日，植慧研究院受邀参与 2021 年广东省科普讲解大赛，此次大赛植慧研究院科普讲解团对植物干细胞技术背景与突破、植物多样性保护、植物资源可持续发展、产业化对中医药发展等核心成果和发展意义进行了充分展示，表现突出，最终荣获广东省科普讲解大赛第 5 名。植慧研究院坚持的科普精神是，认真贯彻习近平新时代中国特色社会主义思想，深入实施创新驱动发展战略，普及科学知识，弘扬科学精神而持续发力。

2021 年 9 月 11 日，深圳市植慧植物干细胞研究院联合深圳科普联合会开展了关于"你有一封来自神秘银行的邀约，解码植物智能的奥秘"的青少年科普公益活动。此次活动的圆满成功开启了植慧研究院面向青少年科普的大门，为引导青少年树立科学思想、科学态度以及在活动中学到科学方法，提高我国青少年科技素质、保障我国"科教兴国"战略顺利实施和中华民族伟大复兴的长期战略性工程贡献了一分力量。未来，植慧研究院将大力开展科普教育活动，促进科普事业的健康、持续、有效、快速发展。

三、自主创新情况

（一）核心研发团队

植慧研究院研发团队涵盖原料开发、工程开发、分子遗传、化合物分析、效能分析、生产、质量管控、信息安保、研究支援等板块，从 2000 年开始就针对植物组织培养进行研究。其研究方向为"通过分离培养多种植物干细胞搭建植物干细胞银行（已成功分离 20 余种，涵盖木本、草本、禾本）""植物干细胞大规模培养研究""利用植物干细胞大量生产人参皂苷、紫杉醇等源于植物的有效成分""抗艾滋病治疗辅助剂等天然物新药研发""保健食品及功能性美容品原料开发""以紫杉干细胞为例对基因特征及转录因子的研究""可调节天然成分生物合成的转录因子网络系统研究""利用植物干细胞生产抗体等动物性医疗用蛋白质的研究"等。研发团队于 2004 年实现突破，该突破为世界首次成功分离并培养未分化活体植物干细胞。目前，可以实现产业化生产并商用的植物干细胞品种有野山人参、紫杉、银杏、西红柿；即将实现产业化生产的植物干细胞有艾蒿、桑树等 20 余种。

通过与英国爱丁堡大学的共同研究，植慧研究院的主要学术成果有，以《自然生物科技》2010 年 11 月《可用作植物天然产品来源的形成层分生组织细胞培养》为代表的十余篇刊登于国际领先学术期刊的论文，向世界学术界证明了其植物干细胞分离培养技术的真实性，以及大量生产天然有效成分方面的应用，获得学术界的广泛认可和好评，并获得涵盖物质专利、制法专利、应用专利的 72 项国际专利注册及 24 项专利申请。该学术成果还被 Discovery 探索频道等媒体广泛报道，获得"大韩民国技术大奖"等若干国家级最高科研奖项。随后，植慧研究院科技团队在其突破的基础上，搭建了一系列平台性技术并成功实现产业化和商业化生产，并获得整个平台性技术和各部分技术及应用的国际专利，完成系统成体系的知识产权保护，使该项突破成为可以被全面推广和商业化应用的国际唯一的平台性专利技术。

除了已经公开的成果外，植慧研究院还完成了植物干细胞平台性技术所需各个环节的技术开发，使该平台性技术可以快速广泛应用，一方面，为各类研发提供标准化原料及模型；另一方面，为商业化开发提供稳定快速的量产平台。目前，该团队已经与爱丁堡大学、耶鲁大学等国际知名学府的各领域国际领先专家组建研发网络，以便更快地推进植物干细胞平台性技术的应用和推广。

（二）技术原理

植物干细胞天然存在于各个植物体内，而且是植物可以不断生长发育并战胜各类恶劣环境得以生存的根本原因。与动物干细胞不同，植物一生都含有从未分化的植物干细胞（亦被称为"不朽细胞 Immortal Cell"），因此植物可以生存数百年甚至数千年，且不断生长，每年定期开花结果。植物学家从

160年前就开始尝试活体分离未分化的植物干细胞，但包括美国农业部（USDA，20世纪80—90年代）在内的各类顶尖研究机构的尝试均告失败：要么分离出来的细胞已经死亡，要么细胞已经发生变异而不再是未分化的干细胞。因此，从20世纪90年代开始，主流学术界认为，同时满足"未分化"和"活体分离"两个条件的植物干细胞分离是不可能实现的，学术界的主要研究方向也转变为"愈伤组织及脱分化细胞Callus的优化培养"，但因其先天局限性，几乎没有成功的商业化案例，凤毛麟角的成功案例在推进时也是阻碍和困难重重。

2004年，植慧研究院核心研发团队实现了世界首次未分化活体植物干细胞的分离，从木本、草本、禾本等各类植物中均成功分离了活着的未分化干细胞，并随后完成保持未分化状态下的小规模倍增培养、大规模悬浮倍增培养、定向分化及优化、有效成分生产效率优化等相关核心环节技术，从而搭建了植物干细胞的系统性技术平台。

植物干细胞的平台性技术提供的核心解决方案是：目标有效成分的大规模、快速、低成本量产（"多快好省"）；实现该解决方案的各环节技术均已开发完毕，且若干成果（野山人参有效成分、紫杉有效成分、银杏有效成分）已经开始产业化和商业化。

该平台性技术主要原理是利用了植物干细胞"无变异自我复制"以及"受到环境危险时会启动防御机制并生产有效成分"的两大特点，分为"倍增、生产、后处理"三个主要阶段。如果把每一个植物干细胞都看作一个天然的生化工厂，那么第一阶段"倍增"，就是给植物干细胞最好的培养条件，让它尽可能快地进行无变异自我复制，从而实现"天然生化工厂"数量的指数级增长，从几十个倍增为几百亿个一模一样的"天然生化工厂"（Biomass）；第二阶段"生产"，就是通过给这几百亿个一模一样的"天然生化工厂"统一下达指令（即提供特定的"恶劣环境"），让每一个"天然生化工厂"都全速开工，以培养液中的糖、无机盐等为原材料，利用每个植物独有的防御机制和相关基因，加工为高附加值的天然植物成分；第三阶段"后处理"，就是让这几百亿个细胞的生产顺利收尾，确保最终生产的天然植物成分的稳定性和标准化。整个过程从原理上讲与"微生物大量培养生产抗生素"的工艺类似，但在这里使用的不是细菌等低等生物，而使用的是高等生物的植物细胞，生产的目标产品也是稀有人参皂苷、紫杉醇等高附加值的有效成分。该系统是世界上首次实现高等生物细胞的同源性细胞培养、指数级倍增以及标准化有效物质生产。

（三）应用领域

与在野外生长或通过人工种植得到的天然有效成分相比，利用植物干细胞平台性技术得到的有效成分，可以完全打破时间和空间的局限，并实现天然原料的标准化生产。在没有植物干细胞平台性技术的情况下，人参长成需要6年左右，紫杉（红豆杉）成材需要30年以上，生长缓慢、周期长，而植物干细胞培养，每倍增一次，只需要3~14天，可以大大缩短生长周期，打破时间局限，做到"要多少给多少""什么时候要，什么时候就可以供应"。例如，人参、紫杉等药用植物对于生长环境的地理位置和气候等都有特定要求，适合生长的地域有限，而植物干细胞培养可以在任何地方进行，完全打破空间局限；又如，野生或露天农业种植的植物，由于其生长环境和天气不可控，因此其有效成分很难实现标准化，但植物干细胞培养出的细胞不仅是完全一样的，环境也是受到严格控制的，因此有效成分可以实现制药级别的标准化；很多药用植物目前还无法实现农业种植，或农业种植后无法得到药用成分，从而出现"有方无药""有药无效""有效无标"等各类瓶颈问题，而植物干细胞可以在可控环境内实现比自然条件下高出数十倍、数百倍的药用成分生产效率，进而可以从根本上解决稀有成分的量产问题。

植慧研究院基于天然植物，使用纯天然的方法，大量生产天然有效成分的技术平台已经完全成熟，完成了20余种植物干细胞的分离和培养，可以立即广泛推广应用，并搭建植物干细胞库，一方面抢救保护濒危植物品种，另一方面为子孙后代开发利用相关资源提供坚实的保障。此外，基于现有技术，研究人员还可以通过基因修饰等技术，通过向生产效率极高的标准化干细胞株中插入外来基因片段的方式，利用植慧研究院平台实现疫苗（人类疫苗、动物疫苗）和抗体（标靶类药物）等动物蛋白质的大量标准化低成本生产；可以通过调节转录因子的方式，将目标有效成分的合成路径上的"阀门"开得更大，实现目标有效成分生产效率2个数量级以上的提升。这两方面的技术属于基于现有平台的升级技术，目前正在开发中且进展顺利，技术一旦成熟，又将是国际范围内的重大突破，即可以进一步扩大植物干细胞平台性技术的应用空间和效率竞争力。

植物干细胞平台性技术提供的"量产解决方案"对于学术研究和商业化均有着重大的意义。由于植物生长缓慢且对环境要求苛刻，因此很多针对植物的研究工作几乎无法开展，如"目标有效成分的合成路径""有效成分鉴别和确定"等很多基础工作，由于建模所需的时间太长、变量太多，而无法推进，但植物干细胞平台性技术的推广，可以为这些领域的科学家提供快速、标准的研发模型，将原来需要几十年甚至几百年才有可能完成的研究工作缩短为几个月至几十个月，大大加速包括中医药有效成分鉴别在内的植物学基础研究的推进。

此外，还有很多基于天然成分的效能研究和应用研究，由于无法得到足够数量的样品，或者样品标准化程度太差，而遇到不可逾越的瓶颈。植物干细胞平台性技术可以根本上解决此类困难，为各类应用研究提供足够的标准化样品。最为重要的是，目前人类已经发现的很多特效药或有效成分，其作用机制和效能等均获得了肯定，却因为无法实现大量生产而无法将其商业化，无法让广大人民享受到科技的成果，现在的植物干细胞平台性技术可以从根本上解决"只差最后一步"的问题，将各类研究项目成果推向市场，实现其价值。植物干细胞平台性技术其实解决的是"日益增长的对于高质量天然有效成分的需求"和"日益严峻和萎缩的天然成分生产供应"之间的矛盾，根本上解决了稀有植物保护品种"保护"和"开发利用"的矛盾，在完美地保护原始植物和生态的前提下，让该植物所含有的基因和有效成分，可以为全世界所使用。

四、发展规划

（一）行业地位与产业化应用

1. 行业地位

植慧研究院的核心研发团队系目前世界范围内唯一可以实现未分化植物干细胞的活体分离和培养的团队，且未分化植物干细胞的分离、培养、增殖、优化、维护等方面的全部已注册的国际专利均为自主知识产权，相关成果已经以封面论文的形式发表于世界顶级学术期刊《自然生物技术》，其创新性和先进性得到公认，并与若干国际顶级研发机构建立了上、下游的共同研发网络和体系，学术方面具有国际领先性。

2. 产业化应用

在产业化应用方面，植慧研究院根本解决了"植物愈伤组织培养"的各类瓶颈问题，使稀有天然成分的标准化大量生产成为可能。其中，基于野山人参干细胞的天然复合稀有人参皂苷量产平台在标准化、安全性、经济性、效率性等方面处于领先的独占地位，全面系统地解决了相关原料的量产问题；基于银杏、红豆杉、番茄、艾蒿等植物干细胞的量产平台已经搭建完成，并在不断完善。

随着植慧研究院的正式全面启动，相关的产业化应用已全面展开。其主要形式是由深圳市植慧科技有限公司等 B2B 产业化平台（提供原料、内料及 OEM/ODM 服务），以及深圳无疾源植物科技有限公司等植物干细胞产学研中心 B2C 平台（提供成品），向健康产业及美容产业的各类品牌公司、渠道商、消费者提供相应的研发及产品解决方案。

目前的产业化应用主要集中在利用野山人参干细胞培养生产的食品原料（人参组织培养物的主要特点为：经植物干细胞平台型技术优化，富含人参萜二醇类复合稀有人参皂苷，不含有容易引发上火和其他副作用的人参萜三醇类普通人参皂苷，生产全程无农药、无重金属、无激素、无抗生素、无细菌、无化学萃取、无化学催化）及成品、美容品原料及成品，以及利用红豆杉干细胞及其他种类的植物干细胞培养生产的相对应的培养液美容品原料（共 10 余种）及成品等，具体案例如下：

第一，莱菲得生物科技（深圳）有限公司的"莱菲得生命原人参饮品""莱菲得纯参原人参饮品""莱菲得神力原人参固体饮料"等，获"2018 中国营养健康产业十大影响力产品""2019 营养健康产业科技进步金奖"等荣誉称号。

第二，深圳葆檀生命健康有限公司的"臻参秘"人参饮品（野山人参干细胞相关原料粉剂，结合富含槲皮素的洋葱等原料）和"臻致精粹"护肤精华（野山人参干细胞提取物及培养液、红豆杉干细胞培养液等），得到高端养生会所、美容中心等客户的高度评价。

第三，深圳友欣生命健康科技管理有限公司的"红豆杉舒缓亮肤原液（'小靓瓶'）"和"YOUSING 焕颜美肌面膜"，主要针对敏感皮肤人士开发。

第四，深圳市前海仁鸿泽生物科技有限公司的"格雷斯赫柏 GH 人参精华原液（'焕颜魔方'）"和"GH 人参焕颜面膜"，主要针对有面部紧致及抗衰等需求的客户开发。

目前，植慧研究院与健康产业和美容产业的更多合作伙伴展开具体的产品研发等工作，充分发挥植物干细胞技术平台"标准化、安全、大量"的优势，结合产业界的研发和配方经验，针对市场的具体需求，全面系统地助力合作伙伴解决"巧妇难为无米之炊"的瓶颈问题，源源不断地生产和供应安全有效的产品和解决方案。

2021 年 3 月 26 日，深圳市植慧科技产业有限公司与昆明市人民政府在昆明正式签署战略合作框架协议，此次签约双方达成高度共识，植慧研究院拟在昆明建设集生产、展示、科普、教育、培训于一体的植物干细胞科技综合示范基地，借助云南昆明独特的地理气候和丰富的植物资源，使之成为全世界高等生物细胞培养规模最大的生产基地，这将推进昆明细胞产业发展，打造立足西南、面向全国、辐射南亚和东南亚大健康产业的创业创新高地。植慧研究院深耕多年的成果产业化和走向世界的有力见证，是植慧全新战略的落脚点和新起点，这更加坚定了植慧研究院为人类健康永不止步的初心。

（二）发展规划

植物干细胞是植物智能存储和应用的最基本单位，是人类充分利用植物智能的核心工具。因此，植慧研究院的发展规划，是本着"热情、沟通、共生"的价值观，充分开发和利用植物干细胞这一平台和工具，全方位地释放和应用各类植物智能。

1. 植物智能保护平台（植物干细胞银行）

植慧研究院与国内各级政府携手，共同搭建基于中国特色植物、具有重要意义的药用植物的"植物干细胞银行（中国）"，全面深入地保护核心植物资源，为子孙后代留下重要遗产。尤其是与具有丰富植物资源的老少边穷地区合作，一方面充分保护植物资源，另一方面为后续系统的、不破坏任何自然环境的商业化开发做好基础工作的准备。目前，已经与中国中医科学院等机构合作，共同讨论并制定植物干细胞开发优先顺序清单，并开始了初步的现场考察；下一步将继续完善开发优先顺序清单，并具体开展若干个中国本地植物品种的植物干细胞分离工作。

2. 植物智能解密平台（国际顶尖研发网络）

植慧研究院与国内外相关领域的顶级研发机构合作，组建研发网络，发挥植慧研究院相关技术优势，为基因组学、药理学等上、下游学科研究提供基础研发工具和平台，全面促进对各类濒危植物，尤其是中医药代表性药用植物的各类研究，揭示其功能成分及组分，并提供足量的、可重现的标准化样本，全面推动中医药现代化的研究，并培养更多全面掌握核心技术的研发人才。目前，植慧研究院正在与深圳市中国科学院仙湖植物园就组建"物质干细胞代谢组学与药理活性研究联合实验室"进行前期筹备等事宜；还将与更多的研发机构展开委托研究、共同研究等工作，并申请各级、各类研发项目课题等。

3. 植物智能增强平台（开放式量产基地）

植慧研究院与各类大型企业及投资机构携手，共同打造全新的行业标准，搭建一系列可以承接植物干细胞原料大量生产任务的植物智能增强平台和生产基地；进一步降低生产成本，让原本高价、稀有的天然成分，可以更快、更好、更安全地为各界所用。相关生产基地的运营，将采用充分开放式的"授权体系"，让更多的资源能够投入这项事业，并共同分享国际领先的技术成果所带来的商业价值和回报。目前已确定由"植慧科技产业（云南）有限公司"为主体，在中国的"植物资源王国"首都昆明建设国内第一个基于植物干细胞平台型技术的天然有效成分量产示范性基地，计划于 2022 年正式投产，助力云南从"植物资源王国"变成"植物产业王国"；后续还将在更多城市搭建基于植物干细胞平台型技术的天然成分量产基地，以便更好地为各类植物干细胞的食品、美容品、药品原料的量产和后续应用打好坚实的基础。

4. 植物智能部署平台（商业生态系统）

植慧研究院将与更多品牌及渠道公司合作，基于植物干细胞的平台性技术开发出来的各类功能性原料、配方通过贴牌、代工生产等方式，无缝对接合作伙伴已有的品牌及渠道，从而通过食品、饮料、保健食品、美容品、生活用品、药品等各类便捷的方式方法，让出色的植物智能可以通过全面升级的各类产品，"润物细无声"地融入百姓生活。同时，通过相关业务的发展，形成行业价值"洼地"，吸引更多资源来到深圳及周边地区，形成"大健康产业"的下游产业链及生态系统，更好地为深圳市的健康产业发展做出贡献；结合示范性生产基地等量产平台，系统地申报并获得"保健食品""药品"等产品类型的生产许可，进一步拓展产业化应用的深度和广度。

5. 植物智能科普平台（宣传教育）

植慧研究院通过图片、视频、亲身体验及触摸等方式，深入浅出地向大众，尤其是向中小学生普及和推广植物干细胞及植物智能相关知识，让更多人了解并参与植物干细胞的各类应用，全面升级植物智能利用方式。除了目前位于深圳湾科技生态园的科普长廊等设施之外，植慧研究院还将在示范性生产基地等量产平台处搭建更为详细和生动的科普展厅，展示植物的智能和力量，让更多人可以基于植物干细胞平台性技术展开想象的翅膀，规划更好的未来。

第八节　璟骐生物科技（深圳）有限公司

一、企业简介

璟骐生物科技（深圳）有限公司（以下简称 SGC 集团）是中国香港 SGC Infinity（HK）Ltd 于 2018 年成立的外资公司，其专注新型皮肤修复的专利生物技术研究及应用，业务囊括健康产业上、中、下游，包括研发、制造、生产、市场推广和服务；于 2014 年进入内地市场，在北京、上海、成都、广州设有多个分支机构，2018 年跻身香港科技大学企业、SGC 生物科技荣登深圳市健康产业"蓝皮书"。香港总部及深圳万玎旗舰店，均持有医疗机构执业许可证，已进行 1800 个自愿案例；香港实验室拥有符合 GMP 要求的储存资格，内地实验室位于深圳南山区香港科技大学深圳研究院，属于深圳市政府重点实验室。绿色皮肤修复生物科技及抗衰老是健康产业，是世界大趋势，SGC 集团有明确的使命、战略，有专注、热诚的公司文化，秉承"让中国自家研发的皮肤修复生物科技领导全球"的使命，扩大中国和亚洲市场的发展力度，满足市场对高质量个性化产品的快速增长需求。

SGC 集团拥有自主研发核心技术——生长群优化技术（Self-Growth Colony，SGC）绿色皮肤修复科研项目，是市场上目前最安全的生物制品之一。SGC 应用范围广泛，适用于伤口快速消炎愈合，如增生性、烧烫伤疤痕修复、糖尿脚、下肢溃烂、皮肤抗衰老等。获得香港科技大学生命科学系、香港特别行政区政府资助并建立 SGC 质量及安全标准（UIM/340）、SGC 技术在非人物种的应用（Partnership Relationship Programme/073/20FX）；拥有中国、瑞士、澳大利亚、美国、加拿大、中国香港和中国台湾等专利。另外，SGC 集团通过国际权威检测中心 SGS 的细胞毒性和基因毒性检测以及深圳市药品检验研究院为 SGC 进行的体外哺乳动物细胞基因突变试验，均未见致突变性，并由深圳市药品检验研究院进行各种急性经皮毒性试验、多次皮肤刺激性试验、皮肤变态反应试验等，均证明 SGC 产品的高度安全性。

SGC 集团于 2018 年荣获全国创新创业大赛港澳及海外赛区优胜奖、港科大百万奖金中山赛区优胜奖；2019 年通过香港科技大学向创新科技处发表

SGC 2.0 研究成功，入选央视 CCTV7《信用中国》及 CCTV9 纪录片频道《中国品牌档案》，跻身《中国品牌》、中国商务部颁发的"信用品牌"，荣获《中国诚信经营 AAA 级示范单位》《中国抗衰老行业客户满意最具影响力民族品牌》，深圳市市场监督管理局为其颁发广东省守合同重信用企业证书。

二、生产运营情况

SGC 集团业务覆盖产业链上、中、下游。业务实行中央生产，建立完善培训、管理制度，致力于优化品牌、营销广告、认可资格（申请专利、临床报告等）、参与国际发报会、品牌注册、保护知识产权、防伪冒、加强产品追踪性（Traceability）工作；通过政府资助、大学参与的官、产、学、研相结合方式优化研究；同时开发"GMP 真·美·白"及"SGC Cosmotech 科达美"两大护肤品牌开拓东南亚与欧美线上线下市场。2019 年 Cosmotech 科达美护肤品建立中国跨境电商平台，使用香港科技大学的校园网和精品店、HKTV Mall、全球网上电商平台（www.sgccosmotech.com）并在全球 30 个国家和地区发售产品，拥有 ISO 9001 资格，2021 年完成进口备案、可全国上架销售，将科研成果转化为大众日常使用的护肤品。

SGC 集团一直坚持研究工作，在知名期刊发表科学论文，专注研究高质量私人定制产品和服务，寻求高消费群体的高度满意度，并以致力于提高国内外认受性为目标。2021 年，深圳南山区香港科技大学深圳研究院 SGC 的 GMP 实验室扩充工程完成，将进一步为研究赋能。今后，SGC 集团将以合理的支出扩大市场，国际销售和营销活动收入将持续增加。

三、自主创新情况

SGC 集团旗下两大品牌——"SGC 生物科技"针对高端客户，强调私人定制皮肤修复科研产品，多年投入研发经费超过 8000 万港元；"Cosmotech 科达美"系列以群众的家庭护理为主。

（一）SGS 生长群优化技术

SGC 生物科技，即生长群优化技术（Self-Growth Colony），是一种崭新的生物科技，具有纯天然、全备平衡的细胞蛋白，不偏多不缺少，不添加化学成分，起到促进、平衡或抑制细胞过度生长的作用。

SGC 具有显著细胞增殖作用。研究报告显示，通过不同时间点对 HaCaT 细胞进行 MTT 测定，证明其对 HaCaT 细胞具有增殖作用，增殖程度比 10ng/mL 的血管内皮生长因子（VEGF）更高（VEGF 的融合平均百分比达到 114%，而 SGC 的平均百分比为 132%）。增殖率高于对照组，对照组需要 10.07 小时达到 50% 汇合，SGC 组仅需 5.81 小时。SGC 具有细胞修复作用。通常 HaCaT 细胞需要 24 小时才能完成愈合过程，SGC 在 8 小时后细胞伤口修复超过 90%，说明 SGC 在细胞修复方面有显著的强劲功效。此外，SGC 含大量生长因子，如有助年轻快乐的人体天然脑神经传导体血清素、人体天然抗氧化、抗衰老的谷胱甘肽（GSH）、辅酶 Q10、ATP（增强细胞能量）、Col1A1（SGC 内 Col1A1 增加弹力胶原蛋白达 58%）。人体会随着年龄增长出现皮肤的皱纹、色斑、粗糙、色黄、细胞氧化，甚至忧虑、健忘等现象，借 SGC 的补充可发挥强劲的细胞增殖能力，显出逆龄及年轻的肤感。SGC 的修复功能对发炎中的细胞、增生性及红肿疤痕有针对性的修复作用。相关数据显示，SGC 可使皮肤弹性提高 135.5%，减少 35.5% 水分流失，黑色素水平下降 11.8%，水润、美白、抗氧化效果显著。超过 1000 例非临床实验发现，SGC 能有效针对荷尔蒙斑和蝴蝶斑、细胞失衡引起的敏感（激素脸）、过度整容与注射引发的生硬凹凸（俗称"网红脸"）等问题。

SGC 萃取自全套白蛋白微量元素，形成协同效应，提供一个年轻环境孕育细嫩、紧致的肌肤细胞，令肤质处于年轻状态，这是一个均衡的结构组合，不添加任何化学物质。SGC 贯彻"以人为本"的精神，且只使用涂敷的方法，不注射、不静脉回输。每位客人的产品有国际独立标签，成品均经第三方医学化验检测，比市面上任何一种皮肤修复产品更安全、更有保证。

SGC 集团在香港科技大学建有 SGC 皮肤检测中心，采用德国 CK 医学级皮肤检测仪收集皮肤大数据，进行皮肤外观可视化模拟，树立全球首个高级精准私人定制品牌的典范，为打造中国品牌做出努力。

（二）Cosmotech 科达美

在护肤化妆品原料全球化流通的情况下，产品同质不同牌的现象很普遍，谁能掌握创新性的配方及技术，谁就能成为消费市场新主宰者。新的产品功效将决定产品是否能够成为主流消费品，帮助品牌商获取更大的经济价值。SGC 集团研发的 Cosmotech 科达美品牌以专利创新的配方、技术及功效并重的护肤产品为品牌发展方向，通过 ISO 9001 认证，相关研发工作有望提升中国护肤产品的科技含量和促进护肤品行业的发展，重点研究新型天然防腐成分和技术，将充分表现产品领先、质量安全的特色。

SGC 集团主要依托在香港科技大学建立的数据库，从 1500 多种植物和天然成分中筛选具有美白、保湿、滋润、抗衰老功能的原材料，萃取原材料非食用部位精华，陆续开发出包括洗面奶、爽肤水、精华素、保湿霜、眼部护理产品、紫外线保护产品和面膜等具有抗衰老、美白、祛斑和其他皮肤修复效用的先进化妆品和护肤品系列，获得多项专利。2014 年香港科技大学发表燕窝美白功效研究论文（The Whitening Activity of Edible Bird's Nest），使用了国际通用最先进的可以确定成分结构和准确含量的定性定量分析技术——三重四极杆液相质谱技术，首次发现并证明以"游离唾液酸"作为标志性物质的燕窝具有强效美白功能。Cosmotech 科达美产品中燕窝游离唾液酸含量、美白功效提升、蛋白含量提升、抗氧化功能提升分别是同类产品的 4.9 倍、12 倍、29 倍、5 倍。

四、发展规划

（一）市场前景

全球 2/3 的药厂正致力于研究生物制剂的应用，因蛋白浓度不正常导致的皮肤问题，可以由 SGC 特有的天然平衡蛋白功能得以解决。

市场缺乏零副作用、无创的皮肤修复方法，市场潜力巨大。皮肤出现的问题，如肥大增生性疤痕、湿疹、慢性皮炎、脱发等都是世界性难题，以往过度施用类固醇、化学药、干扰素、生发药等导致很多副作用，市场缺乏零副作用、无创、持效的方法。传统祛疤的概念是把凹陷的部位填满、凸起的地方磨平，运用注射填充、激光磨皮、高热射频等物理性方式处理，磨皮后的肌肤变得极其敏感，伤害度极深，复原期长达 6 个月以上，令原来健康正常的皮肤变成敏感肤质，结果本末倒置。含有增生结缔组织纤维体质的凸起疤痕（Hypertrophic Scar），若再用激光、磨皮、切割手术等方法，会刺激原有疤痕增生，得不偿失。SGC 独特地将再生医学技术应用于皮肤修复领域，依靠其强劲的细胞复苏功能，令凹陷的肌肤再生（Skin Regeneration），或控制凸起的肌肤不过分增生（Skin Apoptosis），甚至消退、抚平疤痕，具有极大的市场潜力。

市场高度需求绿色安全抗衰老产品。世界银行发展报告显示，当一个国家的人均收入超过 2000 美元，即进入中等发达的小康社会，对颜值的需求就会每年递增 10% 左右，构成"颜值经济"。当下，人们越来越追求有机无污染、纯净无添加的生活方式，对于长期过量注射或整形导致的肌肤凹凸不平、僵硬不自然的后遗症渐被质疑。数据显示，35 岁以下群组占医美及整形市场的 96.7%，35 岁以上群组只占 3.4%，这反映医美及整形效果，未能满足中年以上人群追求自然、年轻化的需要，SGC 具有的绿色、天然、安全技术优势，可填补这一高消费群体的市场空白，满足其对个性化产品的需求。

（二）核心竞争力

SGC 集团与国内外同行业其他公司同类技术、产品及服务相比，拥有独有核心专利技术、自主研发能力、可持续发展的能力。

生物科技、再生医学（Regenerative Medicine）是未来发展的大趋势，已制定或制定中的再生医学、先进疗法（Advanced Therapy Medicinal Product, ATMP），需要通过注射或静脉回输方式（侵入性）使用。SGC 是一种生物科技，不是药品，也非细胞治疗，不注射、不回输，只需外敷在皮肤上，便可达到皮肤再生和细胞增殖的效果，简单、直接、零风险，以安全、效果、持续性最为优胜，获得客户口碑、高回头率及推荐率，抗皮肤老化应用上，满足 35 岁以上高收入客户市场的需要。

SGC 集团得到香港特别行政区政府资助和香港科技大学的技术支持，科学文献报告证明 SGC 应用在皮肤修复的效能、高度安全性、非入侵性、效率、持久性和可持续性等特质。

SGC 不含任何添加剂或防腐剂。产品使用中央处理，易于运输，质量受控，保质期长达 24 个月，与皮肤酸碱值一致，疗效稳定。产品具有多用途功能、成功率高，产品易于操作，有利于扩大业务规模。

（三）发展规划

SGC 集团将持续投入更多研发资源，围绕更多有关生物科技和策略的研究，长期保持与科研院所、大学生命科学系、分子学系等专家的合作关系，探索新的应用方式和衍生产品。如开发 SGC 3.0 生发技术及相关产品、SGC 纳米化研究，令 SGC 用途更广泛、方便、快速。借香港特别行政区政府资助开展 SGC 生物医药的研究工作，将 SGC 作为未来疤痕切除术和皮肤移植手术的有效替代品，有助于患者烧烫伤康复，减少和预防疤痕扩散，减少患者痛苦，解决世界难题。

SGC 集团为此制订明确和有针对性的发展计划，扩大各种治疗服务和产品发展渠道，发展私人定制产品；持续与大学合作，以百万医学级皮肤检测仪器搜集皮肤大数据，建构皮肤检测软件，形成政府资助、科研优化、企业生产的新模式；通过战略收购提升企业营销能力和品牌形象，持续发展高度安全性的细胞修复和细胞抗衰老尖端科技，以"天然、健康、持续"的核心价值，打造世界级"纯绿色有机"品牌；通过品牌升级及全球布局，致力于开创健康科美的黄金时代，为促进人类纯绿色健康美容技术做出贡献，守护国民健康，实现"Made in China，Develop in China and Sell to the World"（造于中国，行于中国，销于国际）的目标。

第九节　深圳市海普洛斯生物科技有限公司

一、企业简介

深圳市海普洛斯生物科技有限公司（HaploX，以下简称海普洛斯）成立于2014年9月，海普洛斯是全球领先的精准医疗和基因大数据国家高新技术企业，在基因测序、液体活检、生物信息和大数据等领域具有独创技术和核心优势，以科技创新造福人类，致力于成为全球领先的生命科技公司。旗下医学检验实验室具有国际顶尖基因测序平台以及完善的国际标准质量体系，通过CAP（美国病理学家协会）、EMQN（欧洲分子基因诊断质量联盟）、中国卫生部临检中心等权威认证，业务覆盖肿瘤全病程管理、遗传性疾病筛查、新冠核酸检测等，已为全国300多家三甲医院，100多家科研院所，300家体检机构及社康、门诊、药店，3家保险公司，3家头部互联网平台以及10多家省级地级政府提供基因检测技术服务和整体解决方案。海普洛斯团队人数超300人，其中5%是海归，硕士和博士占比达30%。

海普洛斯由中组部国家创业人才领衔，成立七年多来，先后获得磐谷创投、软银中国、优选资本、深创投等国内外顶级投资机构多轮注资数亿元。海普洛斯是液体活检领域首个国家高新技术企业、广东省肿瘤液体活检工程技术中心、广东省新型研发机构、深圳市肿瘤基因检测工程技术中心、博士后创新实践基地、南山区高层次创新型人才实训基地、准独角兽企业，是中国唯一入选全球领先的AI联盟Nvidia Inception计划的液体活检实验室。先后成功获得"美国CAP官方认证证书"、深圳创新企业70强、深圳领先生物科技企业20强、第二届粤港澳大湾区生物科技创新企业50强、2020大湾区瞪羚企业、深圳高科技高成长 20 强、中国高科技高增长 50 强、深圳市人才伯乐奖,荣获第十八届深圳企业创新纪录项目奖。

海普洛斯是深圳市省级重点防疫企业,是深圳、天津、石家庄、上饶、佛山市卫健委授权开展新冠核酸检测的第三方检测机构,多次满分通过国家、上海、广东临检中心室间质评。凭借整体优势和强大的 HCOVIS 系统,海普洛斯作为主力承接深圳、天津、石家庄、江西、佛山、南京等地新冠核酸检测任务,已完成人、物品、冻库、酒店、商超、环境等检测超过 1700 万次,目前多地实验室均可实现日检 125 万人以上。

二、生产运营情况

(一) 主营业务

1. 肿瘤全病程管理服务

海普洛斯依托先进的循环肿瘤 DNA 液体活检技术,努力建设完整的肿瘤分子病理检测平台,面向患者、医院和药企等相关用户提供精准的肿瘤突变基因检测和表观基因学研究的产品与服务,以深度基因测序和大数据分析解读为核心,持续开发国际领先的肿瘤基因检测产品,为肿瘤精准治疗提供指导方案。通过积累的肿瘤基因基线数据,配合大数据分析和机器学习技术,海普洛斯可以提供包括肿瘤个性化治疗、动态监测、辅助诊断、早癌筛查等全流程的肿瘤诊疗服务。

2. 遗传性基因检测

在遗传性基因检测方面,海普洛斯建立强大的遗传学分析解读平台,并开展一系列遗传性基因检测,依托海普洛斯基因组测序平台,面向人人基因组市场,为健康人提供遗传性易感基因筛查服务,以期降低出生缺陷率和实现疾病早期预防。通过对健康人群进行全外显子组基因检测分析,海普洛斯可在肿瘤、心血管疾病、单基因遗传病、复杂疾病等方面提供风险评估,制订个性化的健康管理方案。

3. 重大感染性疾病 (含新冠核酸)

新冠肺炎疫情暴发以来,海普洛斯一直战斗在抗疫一线,曾参与深圳、天津、石家庄、顺德、南京等新冠大筛项目。经过多次实践,海普洛斯沉淀了一整套抗疫大筛经验和全方位筛查支持体系,涵盖从快速搭建 HapLab 移动负压实验室、HCOVIS 信息化系统培训,到样本采集和收取转运流程、实验室内部高效运转检测流程等；运用目前海普洛斯自主研发的病原微生物高通量快速基因检测技术，开展感染性疾病预防检测以及诊断试剂盒的研发和生产工作。

（二）基本运营情况

2020 年，海普洛斯科研经费支出 2255.99 万元，总资产达 11216.69 万元。

在用药指导及复发监测产品方面，海普洛斯推出以 680 基因和 WESPlus 为核心的 HapOncoTM 肿瘤临床用药基因检测产品，具有全面快速、精准守护的优势，深受临床客户和患者的认可。

在免疫治疗标志物研发方面，针对微卫星不稳定性（MSI）这一标志物，海普洛斯基于 PCR 的方法自主开发了 MSI 检测试剂盒，可以准确检测实体瘤患者的 MSI 情况，同时通过高通量测序检测方法来判断该样本是否是 dMMR 状态。针对肿瘤突变负荷 TMB 这一标志物，海普洛斯开发出基于全外显子检测以及大 Panel 检测的 TMB 算法。除了上述的标志物外，海普洛斯还对有潜力成为免疫治疗预测标志物的肿瘤浸润淋巴细胞 TIL、肿瘤新抗原负荷、HLA 多样性等进行了研究。同时，新增生物标志物血液 MSI 及 HRD 分型检测，也在不断优化升级中。

在科研产品方面，海普洛斯自主研发并推出多个临床科研产品（TCR 免疫组库测序产品、甲基化产品等），并开展多项大型临床科研项目（绿肺计划、肠康计划、探肝项目等），旨在更好、更快速地解决临床痛点问题，实现科研成果的临床转化。

在产品注册方面，海普洛斯有 9 个产品顺利获得一类 IVD 试剂盒备案凭证，人 EGFR/ALK 基因突变联合检测试剂盒（杂交捕获测序法）及配套注册的软件非小细胞肺癌基因突变分析软件预计 2021 年第四季度获证。

（三）产学研合作

海普洛斯在成立七年多的时间内，与多家国内知名的医院、高校、公司建立了密切的合作关系，具体体现在以下方面：

第一，与多名国内外知名的专家教授建立密切的合作关系，包括美国新墨西哥大学的 Jeremy S. Edwards 教授、Charles E. MelanconIII 教授，美国哈佛大学的遗传学教授 George M. Church，我国复旦大学的白春学教授等。

第二，随着"万人癌症基因测序活动"的发起，以及基因测序服务的开展，海普洛斯已收录样本检测超过 30000 例，与全国超过 500 家的三甲医院建立紧密的合作关系，其中包括医科院肿瘤医院、301 医院、复旦大学附属医院、中山医院、华西医院等，与这些医院建立合作关系有利于海普洛斯临床试验项目的开展与合作。

第三，与中科院先进院、国家超算深圳中心、深圳大学、中山大学、复旦大学、医学科学院、四川大学等进行密切的合作，这些合作为海普洛斯在肿瘤液体活检技术研发、肿瘤临床研究等方面都提供了强有力的支撑，有利于产品的研发和转化。

第四，在肿瘤基因测序方面，与一些检测机构或保险公司合作，拓展业务范围。另外，与一些肿瘤靶向治疗的公司如细胞治疗公司合作，为其提供新生抗原筛选和疗效监控的肿瘤基因检测服务等，这些横向资源扩大了公司的行业影响力，增加了企业的营业收入，同时增强了企业的研发能力。

（四）重大项目建设

自 2014 年成立以来，海普洛斯主持和参与了多个项目，具体主持项目如下：

深圳市承接国家重大科技计划项目："承接'合成生物器件干预膀胱癌的基础研究'的产业化应用研究"，2021 年度，金额 800 万元。

深圳市技术攻关重点项目："重 2020N042 肿瘤靶向用药基因突变定量检测技术研发"，2021 年度，金额 800 万元。

深圳市新型冠状病毒快速检测试剂盒研发和产业化项目："新型冠状病毒 SARS-Cov-2 抗原检测试剂盒（胶体金法）研发及产业化"，2020 年度，金额 500 万元。

深圳市股权投资项目："超微量肿瘤液体活检技术研究与产业化应用项目"，2019 年度，金额 2700 万元。

深圳市技术攻关项目："重 20180305 精准分子诊断的甲基化 Hemi-WGBS 技术研发"，2019 年度，金额 400 万元。

深圳市孔雀创新项目："Hemi-M 甲基化测序进行肺结节良恶性诊断的应用研究"，2019 年度，金额 80 万元。

深圳市战略性新兴产业发展扶持项目："深圳市肿瘤测序数据整合及应用公共服务平台"，2018 年度，金额 210 万元。

深圳市技术攻关项目："ZX 重 201802 出生缺陷防治技术及产品研发"，

2018 年度，金额 200 万元。

三、自主创新情况

成立至今，海普洛斯先后开展了近 50 项研发项目，主要包括《肿瘤循环 DNA 的富集捕获技术开发》《高通量测序数据的质控和过滤方法的研究》《肺癌靶向药物基因检测方法的研究》《万人癌症基因组研究》《肿瘤易感基因检测方法的研究》《基于循环肿瘤 DNA 的肺癌早期诊断技术开发》《尿液 ctDNA 在非小细胞肺癌诊疗的研究》《单分子编码测序技术的优化》《基因检测自动化分析和报告系统开发》《肿瘤循环 DNA 的富集捕获技术开发》等项目。项目研发内容涵盖测序文库构建、单分子编码测序优化、肿瘤早筛诊断技术、肿瘤的靶向治疗、肿瘤基因位点检测等方面。

（一）发明专利（部分）

（1）一种识别测序过程中汽泡效应的方法和装置 ZL201510552954.8；

（2）一种肺癌基因的检测方法及应用 ZL201610363675.1；

（3）一种富集循环肿瘤 DNA 的方法和试剂 ZL201580006707.6；

（4）一种富集循环肿瘤 DNA 的方法和试剂 US9944993B2；

（5）一种针对 cfDNA 的单链 DNA 二代测序文库构建方法 ZL201710153542.6；

（6）一种 Hemi-M 甲基化修饰引物及其应用 ZL201810638121.7；

（7）一种针对 cfDNA 的简化甲基化测序方法及应用 ZL201811300568.X；

（8）一种适用于超微量 DNA 测序的接头及其应用 ZL201780009071.X；

（9）多基因富集的探针库及与多种肿瘤治疗相关的多个基因的检测方法 ZL201811584036.3；

（10）一种识别和消除核酸变异检测中假阳性的方法和装置 ZL201811592826.6；

（11）一种校正高通量测序数据的方法和装置 ZL201910194839.6；

（12）结直肠癌分子标志物组合、其用途及引物组和检测试剂盒 ZL202010030183.7；

（13）非诊断治疗目的的多个肿瘤相关基因的检测方法 ZL202010031664.X；

（14）一种微卫星不稳定分析方法及装置 ZL202010632301.1；

（15）多基因检测用的探针库、杂交试剂盒和多基因检测的方法 ZL202010472375.3。

（二）软件著作权（部分）

（1）FusionDirect 基因融合检测软件 V0.2.2 2016SR207861；

（2）AfterQC 自动化测序数据质控和过滤软件 V0.4 2016SR207863；

（3）deBubble 测序仪气泡现象的可视化、自动检测以及消除软件 V1.12016SR207860；

（4）OpenGene 基因测序分析软件 V0.1.8 2016SR206590；

（5）CfdnaPattern 循环 DNA 数据自动化识别软件 V1.0 2018SR689779；

（6）Genefuse 融合变异扫描软件 V1.0 2018SR690166；

（7）MrBam 突变位点测序信息查询软件 V4.0 2018SR690159；

（8）ConSeq 去重一致性序列构建软件 V1.11 2018SR373189；

（9）DriverGene 驱动基因预测软件 V1.0 2019SR1196978；

（10）TCR_ seq 数据分析软件 V1.0 2019SR1241632；

（11）HapMS 捕获甲基化数据分析系统 V1.0 2019SR1291144；

（12）甲基化一致性和相关性的评估软件 V1.0 2020SR00129062；

（13）新抗原预测流程软件 V1.0 2019SR1238975；

（14）HPV－HBV－EBV 二代测序生物信息检测 viruSnipper 软件 V1.0 2019SR1334832；

（15）克隆进化分析软件 V1.0 2019SR1247015；

（16）致病胚系突变分析软件 V1.0 2019SR1247139；

（17）基因云平台的 lncRNA 分析流程软件 V1.0 2019SR1247930；

（18）基因云平台的 circRNA 分析流程软件 V1.0 2019SR1248597；

（19）组织单样本 somatic SNV－INDEL 检测分析软件 V1.0 2020SR1084510；

（20）二代测序基因融合检测 PyFusion 软件 V1.02020SR1724080。

（三）现有研发平台

海普洛斯自成立以来，专注于使用液态活检技术结合大数据库应用对癌症基因进行精准检测，并为进一步对癌症进行精准治疗提供检测手段方面的支持。海普洛斯是一家技术驱动的研发型企业，由生物医学、生物技术、生物信息学、基因测序软件开发以及机器学习和大数据计算等专业人才组成，研究背景涵盖生物技术、生物信息学、软件应用等多学科领域。核心成员在临床肿瘤诊疗、单细胞基因测序、肿瘤生物靶向治疗、肿瘤生物学、肿瘤靶向药物开发、生物信息学相关领域成果丰硕，研究方向各有特色。核心成员曾主持多项科研项目，累计科研经费超过 8000 万元，发表期刊论文 30 余篇。

在生物技术方面，为了更好地发现癌症基因组中的信息，作为项目牵头单位，海普洛斯研发了多种先进的生物医学实验技术。其专利 CUBE-ctDNA 技术，为每一个 DNA 模板加上单分子编码，然后进行测序和分析。该技术可以极大地去除超深度测序中的测序错误和样本制备错误，可以很好地去除测序分析结果中的假阳性，去除测序中产生的超过 99.9% 的假阳性与假阴性，测序深度超过 20000X，灵敏度可达 0.05% 理论极限。对于不同种类的癌症，海普洛斯设计了不同的探针，该探针可以对相应癌症的目标区域进行无偏差捕获，为后续的上机测序和数据分析的可行性和稳定性提供基本保证。基于 CUBE-ctDNA 测序技术，设备可以超高精度地分析超微量 DNA 中的超低频突变，这可以保证设备有能力捕获并分析早期肿瘤和肺小结节释放在患者血液循环系统中的 DNA 突变信息，进而支持海普洛斯开发癌症早筛、早诊、早治等方面的技术（见图4-5）。

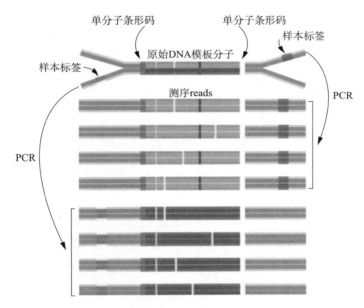

图4-5 海普洛斯自主开发的单分子编码技术

在信息分析方面，海普洛斯自主研发了多种算法和软件对肿瘤高通量测序的结果进行分析处理和信息挖掘，这些软件构建了完整的肿瘤基因测序数据的软件栈，专门为分析肿瘤超低频的突变而设计。海普洛斯自主开发的开源生物信息软件 OpenGene（见图4-6），多次获得国际生物信息软件类奖项，用户包括同行企业以及哈佛大学、麻省理工大学、斯坦福大学等全球知名学府的研究机构，累计下载量 5 万次；自主研发了 Haplab/Hapknow/HapYun 系统整合，实时全流程监控分析，患者通过业内首个条形码追踪系统随时个性化管理检测进度。除了以上软件之外，海普洛斯还自行研发了高度优化的 ctDNA 分析流程，可以自动地超高灵敏度分析超高深度测序的数据，专门为优化肿瘤液体活检的数据分析而打造，获得了 50 余项软件著作权，其中绝大多数都与肿瘤高通量测序的数据分析技术相关。

在数据库建立方面，基于海普洛斯的测序数据，以及公开的癌症基因数据，海普洛斯建立了一个特别的癌症数据库，该数据库包含了不同癌症的不同亚型，相关的变异样本和个体信息，以及相应的用药指南以及不良反应情况等。

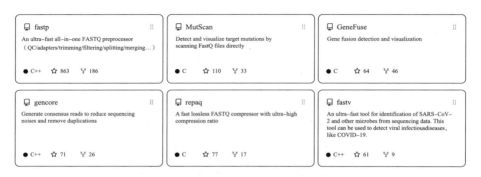

图 4-6　海普洛斯 OpenGene 开源生物信息软件

四、发展规划

海普洛斯所处行业为基因测序行业，这是一个技术更新快、资本热度高、参与者众多的行业。大约从 10 年前开始，基因测序技术给整个生物医药行业带来巨大变化。以往技术只能看到细胞水平的一些特征和性状，对于整个生物医学的研究来说，其分辨率是比较宏观的。而基因测序这项技术可以把整个细胞打开，把它的 30 亿个"字母"，即 30 亿对碱基 ATCG 全部都检测出来，进而将人们的认知从细胞水平提升到基因分子水平。该技术无疑会给整个生物医药行业的发展带来极大的促进作用，全球无论从学术界、政府以及资本市场均对该行业非常看好。

最新发布的《中华人民共和国国民经济和社会发展第十四个五年规划和二〇三五年远景目标纲要》指出，全面推进健康中国建设，把保障人民健康放在优先发展的战略位置，坚持预防为主的方针，深入实施健康中国行动，完善国民健康促进政策，织牢织密国家公共卫生防护网，为人民提供全方位全生命周期健康服务。基因检测服务因直接面向医疗机构、个人、科研机构、制药公司等用户，其整体市场规模较大。其中液体活检是肿瘤早筛和伴随诊断的重要手段。权威专家机构 Piper Jaffray 预测，2026 年液体活检全球市场总容量将达到 326 亿美元，而在众多应用场景中，液体活检在癌症领域的应用占据超过 85% 的市场份额，大约为 150 亿美元。

（一）核心竞争力

1. 技术优势

（1）CUBE-ctDNA 测序技术

海普洛斯致力于 ctDNA 液体活检技术的开发与应用，自主研发了高效实用的 CUBE-ctDNA 单分子编码技术，去除测序错误，结合超高深度高通量测序技术（10000×，灵敏度达 0.05%，特异性大于 90%）、自主研发的癌症基因捕获技术 HAPCap（High Affinity Probe Capture），覆盖率达 99.7%，全面覆盖肺癌、乳腺癌、结直肠癌、胃癌等癌症相关基因、融合基因等。

（2）精准肿瘤 DNA 捕获技术

海普洛斯自主研发的专利试剂可以精准捕获不同癌症的 DNA 片段。这些专利试剂捕获成功率在 99% 以上，而且捕获深度具有高度的均一性。在完成捕获之后，海普洛斯利用超微量 DNA 建库和扩增方法，可以获得信息丰富、完整的 DNA 文库，然后进行高通量测序，为进一步的癌症分析提供强力支持。

（3）前沿的机器学习和大数据技术

海普洛斯组建了国内一流的癌症基因组机器学习团队，利用深度学习、大数据计算等前沿的技术和方法，分析大量的肿瘤数据，发现其中的特征，并基于这些特征，对样本数据进行分类和预测。海普洛斯是国内极少拥有机器学习团队的基因测序公司，该团队保证了对癌症样本的数据分析不只停留在基本的流水线分析上，而是通过大样本、大数据，以及一些横向方法，对癌症样本的数据进行最全面的分析，以此为患者的基因信息提供更好的解读，助力患者的治疗。

（4）单分子编码处理和分析技术

为了去除癌症测序中的假阳性问题，海普洛斯开发了单分子编码测序技术，该技术给每一个 DNA 分子进行编码，用以识别每一条 DNA 的扩增产物。海普洛斯的信息团队开发了完整的单分子编码数据分析技术，基于该技术，可以去除测序中产生的超过 99.9% 的假阳性，因此可以更加有效地检测癌症中的单碱基突变、拷贝数变异、蛋白表达异常以及基因融合等关键信息。

2. 产品服务优势

在测序科技服务方面，海普洛斯投资数亿元引进全球最先进的 Illumina NovaSeq 6000、HiSeq XTen、NextSeq 500/550 系列测序平台和数字 PCR 平台，成功打造了全球顶级基因检测中心。海普洛斯基因组中心具备国际领先的测序能力，数据年产量可达 10 万 WGS/100 万 WES/100 万肿瘤大 Panel 数据。通过"服务+产品"的双通道模式，海普洛斯实现了业务覆盖全国 20 多个省、自治区、直辖市的超过 300 家顶级三甲医院、数百家科研院所和测序行业上下游公司。

目前，海普洛斯产品线涵盖了遗传性肿瘤、肿瘤样本测序、新冠核酸检测、重大感染性疾病试剂盒等。这些产品的开发极好地体现了海普洛斯在产品转化能力方面的优势，从用户反馈和海普洛斯内部进行对比来看，其产品无论在质量上还是在价格上都得到用户和肿瘤专家的广泛认可。

3. 团队优势

海普洛斯拥有一支 70 余人的高层次多学科研发团队，其中包括海外留学归国人才 8 名、深圳市高层次专业人才 7 名、博士 7 名、硕士 31 名、本科 23 名。其中许明炎博士为海普洛斯的创始人兼董事长，美国新墨西哥大学生物医学博士、哈佛大学医学院访问学者，中组部国家创业人才，第七届深圳市人大代表；入选江西省百千万人才工程、深圳市海外高层次引进孔雀计划 A 类人才、深圳市地方级领军人才。许明炎博士师从哈佛大学"三院院士"George Church 实验室的 Jeremy Edwards 教授，具有 10 余年基因测序技术及测序仪研发经验，发明了一系列国际领先的基因测序技术，曾参与多款二代测序仪的研发，拥有国内外发明专利 50 余项；主持和参与多项重要科研项目，获得国家省市项目资助逾 8000 万元。

同时，海普洛斯的生物信息分析团队由 30 余名具有多年生物信息经验的成员组成，他们曾是华大基因、NVIDIA 等国内外大型企业的高级工程师，具有生物、数学、计算机、统计等不同的专业背景，经过技术融合，共同为建立中国癌症基因组大数据提供服务。海普洛斯的生物信息团队开发了处理基因测序数据分析流程管理、基因融合检测、全自动化基因测序数据预处理、测序仪数据技控、变异信息统计检验、测序错误估计和去除、测序仪气泡效应分析和去除、单分子编码测序分析等一系列的软件和算法。

（二）发展规划

海普洛斯未来将基于公司在液体活检领域的优势和积累，基于核心技术，构建核心产品力，纵向精耕液体活检技术在大癌种方面的早筛、早诊、用药指导及动态监测全病程管理的应用，以从临床肿瘤患者的基因检测到精准医疗全产业链的布局，通过技术研发的积累、产品市场的开拓，销售额的进一步提升，力争早日上市。

第十节　深圳市惠楷健康科技有限公司

一、企业简介

深圳市惠楷健康科技有限公司（以下简称惠楷健康）创建于 2017 年 12 月，现为汕头市预防医学会理事单位，深圳市健康产业发展促进会、深圳市有害生物防治协会会员单位；旗下有广东惠楷食品有限公司、深圳市爱民有害生物防治服务有限公司、惠州市惠灏有害生物防治有限公司等；业务主要分布深圳、深汕合作区、广州、惠州、揭阳、汕头、佛山等地。

惠楷健康是一家专注于环境、虫媒病原体检测技术开发，消杀产品、器械设备和四防设施的设计技术研发与销售及上门安装，有害生物控制质量评估与开发，纯水设备研发与销售的公司，已申报多项国家发明专利和实用型专利。

惠楷健康旗下的深圳市爱民有害生物防治服务有限公司专注于有害生物防治、红火蚁防治、白蚁防治、薇甘菊防治、园林和森林病虫害防治以及监理监测，公共环境消毒清洁服务，疫情应急消毒处理，除甲醛服务。

惠楷健康研发核心团队来自南方医科大学、深圳大学的健康产业专家学者。惠楷健康将不断在健康产业深耕细作。惠楷健康秉承团结、创新、务实的发展理念；坚持质量第一、用户至上、以质兴业、以优取胜的经营宗旨。舒适的工作环境，"稳健发展，创新超越，拥抱社会"的核心价值观，吸引并培养思想开放、技术精湛、经验丰富的人才，构建良性的人才梯队，为惠楷健康的持续发展提供强而有力的保障。惠楷健康与社会各界优势互补、共创辉煌，力争为社会、企业、政府等提供一站式服务。

二、生产运营情况

2020 年初，面对突如其来的新冠肺炎疫情，惠楷健康旗下的深圳市爱民有害生物防治服务有限公司履行专业职责，积极响应号召，协助卫健、疾控、爱卫、街道等有关部门完成各项消毒防疫工作，守土尽责，筑牢疫情防控安全线。

作为深圳市传染病消毒应急队之一，在广东省政府启动一级响应后，惠楷健康向全体返乡员工发出紧急召回通知，员工接到通知后放弃春节假期，立即投入疫情防控工作。自疫情防控"阻击战"打响以来，工作人员严格落实各项防疫要求，履行专业职责，每天多次背着几十斤重的喷雾器，忍着消毒水刺鼻的味道，穿着厚厚的防护服，全副武装，对确诊病例和密切接触者、次密切接触者家里及邻近的外环境、酒店集中隔离场所、高铁站、公交客运站、大型超市、商场、农贸市场等重点地段和人员密集场所进行全面消毒，不留死角。截至 2021 年 8 月累计消杀面积达 28874568 平方米。

三、自主创新情况

惠楷健康自成立以来，主持和参与了多个项目，主要包括如下内容：

（1）深圳市白纹伊蚊植物食谱研究；

（2）深圳市福田区不同生态环境白纹伊蚊杀虫剂抗性水平与抗性分子靶标相关性研究；

（3）深圳市福田区白纹伊蚊抗药性监测研究；

（4）深圳市福田区白纹伊蚊杀虫剂抗性水平与抗性分子靶标相关性服务研究；

（5）深圳市福田区基于 GISR 的深圳地区地表水抗生素污染调查与溯源分析标本采集研究；

（6）媒介伊蚊内源性病毒序列对外源性病毒感染的作用及分子机制研究；

（7）白纹伊蚊性别决定基因 doublesex 的调控通路研究；

（8）重组蚊浓核病毒杀虫剂的构建及其实验室效果测试研究；

（9）蚊特异高效 miRNA 转导系统的构建及 amiRNAi 的杀虫效果研究；

（10）重组蚊浓核病毒介导的蚊特异性基因沉默及其杀虫效果研究；

（11）白纹伊蚊雄性决定基因的筛选鉴定和功能分析研究；

（12）重要媒介蚊虫防制的基础与应用研究；

（13）白纹伊蚊性别决定调控通路研究；

（14）媒介生物传播效能评价和危害评估研究。

四、发展规划

未来，惠楷健康将坚持"产学研"技术核心相结合，促进企业核心技术研发和科技成果转化，打造惠楷核心竞争力，研发出品"惠楷牌"植物驱蚊液、污染物应急处置包、防护用品应急包等相关产品，扩大惠楷健康的市场规模和品牌影响力。在今后的发展过程中，惠楷健康将发挥技术研发的优势，以高度的责任感和稳健发展，创新超越，践行社会价值观，继续为社会和客户提供优质、满意的产品和服务，将惠楷健康的产业做大做强，展示惠楷人风采，为深圳健康产业的发展发挥作用。

第十一节　深圳彤裕兴科技有限公司

一、企业简介

深圳彤裕兴科技有限公司（以下简称彤裕兴）是一家专注于生命健康产业的科技型企业，与深圳市新奇境健康科技有限公司、深圳五度咨询管理中心（有限合伙）、深圳谢氏艾灸文化传播有限公司等组建彤裕兴集团。其中，深圳彤裕兴科技有限公司是主要的品牌运营管理公司；深圳市新奇境健康科技有限公司是国家级高新技术企业，拥有医疗器械生产及文号，是彤裕兴集团主要的运作平台；深圳谢氏艾灸文化传播有限公司是非物质文化遗产"彤裕兴谢氏艾灸"的保护单位，承担艾灸项目培训等任务。

彤裕兴拥有百年字号彤裕兴，知名品牌谢锡亮、谢锡亮灸法、谢锡亮头像，非遗品牌谢氏艾灸，非遗代表性传承人品牌谢延科，五度艾灸理论延伸品牌缘五度、谢氏五度，养生康复品牌4J养生、一机康复，公司品牌新奇境等。彤裕兴获得发明专利1项，实用新型专利40余项，版权及著作权10余项，是广东省联合培养研究生示范基地、深圳大学材料学院硕士研究生实践基地等。彤裕兴在艾灸、养生领域进一步深耕，有国医大师、知名专家等多名学术顾问，已从艾绒原料到灸具、从理论到技法形成完整的、拥有全部知识产权的产业链条；彤裕兴以"传承创新，健康大众"为理念，以"创新、协作、高效、分享"为宗旨，秉承"对客户负责，对员工负责，对合作伙伴负责，对国家和社会负责，对环境负责"的精神，以先进的生产设备、一流的生产工艺、完善的质量体系保障，致力于开发生产高精尖的产品，为全民健康事业不懈努力。

二、生产运营情况

彤裕兴谢氏艾灸源于清朝道光二十七年（公元1847年），距今已有170余年的历史，为国内传统针灸家学传承典范，其秉承"一根银针起沉疴，一把艾草祛顽疾"。谢氏主张用药贵专而不在多，取穴宜精而不在繁；简、便、廉、验能治大病方为良医，以针、灸、药并用，发挥中医特色治病方法。其主要特点是，用传统灸法，采用温和灸、雀啄灸、回旋灸、铺灸、雷火神针、麦粒灸等不同的艾灸手法，发挥中医灸法治病特色，深受广大民众的喜爱。

谢氏艾灸在百余年的发展过程中以唐代药王孙思邈的《大医精诚》为行为准则，要求子孙在学习时首先要背诵。勉励后人习医要不断学习，提高技艺。谢氏施灸时首先讲究治神，医者安神定志，做好患者的思想工作，安心治病，增加依从性，从而提高效果。

谢氏艾灸在艾灸时取材讲究，取用端午后采集的肥厚艾叶，陈放后加工制绒，手工制作出考究的艾条，施灸灸感强烈；在施灸后讲究使用灸后手法，封热于体内，使其作用更持久。

谢氏后人谢延科对家传技艺进行了全面的梳理总结，坚持以传统中医理论为本、现代医学知识为用，构建新的艾灸理论体系，形成独特的"彤裕兴谢氏艾灸"传承体系，于2020年被评为深圳市龙岗区非物质文化遗产医药类代表性项目，谢延科被评为代表性传承人。

（一）文化传承

作为非物质文化遗产的彤裕兴谢氏艾灸有着自己鲜明的特色，其独有的文化图腾具有九重含义（见图4-7）。

一是它根植于中华大地，发扬奋勇向上的民族精神，不断进取，创造新的辉煌。

二是从最本源的道生一，一生二，二生三万物之始，大道至简、衍化至繁，指导我们养生道法自然。

三是它是人体阴阳的化身，一动一静相得益彰。

四是中国古代唯物主义哲学——五行学说是中医学基础理论的基石，是

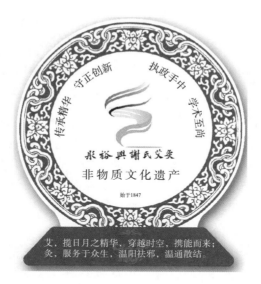

图 4-7　彤裕兴谢氏艾灸文化图腾

古人在长期生活和生产实践中，对木、火、土、金、水五种物质的朴素认识基础之上，进行抽象而逐渐形成的理论概念。

五是五脏居上，藏精气而不泄也，故满而不能实。六腑居下，传化物而不藏，故实而不能满。

六是经络是人体运行气血、联络脏腑形体官窍、沟通上下内外的通道。经脉者，所以能决死生，处百病，调虚实，不可不通。艾灸要循经走窜、达病灶、生灸感，效果非凡。

七是大地上长出艾草，端午节前后收割，陈化三年后加工成黄金绒，再制作成五花八门的艾制品。

八是艾灸出效果的关键是灸温、灸材、得气三个关键因素，其中灸温要高出人体5℃以上（42℃以上），离子通道被打通、热敏蛋白被激活，易于诱发灸感，亦即得气。

九是一根艾条燃烧，艾烟冉冉升起，将能量释放，让我们一起来享受艾灸吧！

艾，揽日月之精华，穿越时空，携能而来；灸，服务于众生，温阳祛邪，温通散结。谢氏艾灸携百年匠心，求精求实，揽万物芳华，醉于艾草，工于法术，责之器具，渐成体系，遂广植杏林，造福桑梓。彤裕兴从一根银针起沉疴，一把艾草祛顽疾开始，银针之术兴于乡里，沉疴顽疾闻艾而却，虽逾百年却历久弥新，在中华大地上焕发勃勃生机。

（二）百年非遗技法传承

艾灸有着数千年的文化历史，是传统中医进行内病外治的最佳方法之一，是一种纯绿色的疗法。百年来，谢氏艾灸形成独特的麦粒灸法、悬灸手法、实按灸法、铺灸、隔物灸法、谢氏阴阳通透灸等手法和技术。

1. 谢氏铺灸

谢氏铺灸是在长蛇灸的基础上变化而来的，它汇集了隔姜灸、隔药灸的精华。谢氏通过不断改进使铺灸所用艾绒、生姜的量固化下来，形成一整套标准化的操作方法，革除了患者不能移动、易烫伤、烟大等弊端，设计了专利的调温孔，使得铺灸的使用更为简单。

其主要施灸区域为腹部和背部，是灸法中施灸范围大、覆盖穴位多、施灸时间长、效果明显的一种方法。火力足而柔和，药物多且渗透力强，热气通达全身，非常舒适。其具有补气血，壮元阳，温通任、督二脉，通经活络，祛风除湿，温经散寒的功效，可以调理下列机体问题：颈椎病、腰椎间盘突出、背肌筋膜炎、骨质增生、风湿、类风湿、强直性脊柱炎、肩周炎、腰肌劳损、免疫力低下、感冒、鼻炎、哮喘、慢性肠胃炎、慢性肝炎、失眠、神经衰弱、亚健康、乳腺增生、妇科（月经不调、痛经、闭经、盆腔炎）、男科（性功能低下、前列腺炎、前列腺增生）、痛风、减肥等。

2. 雷火神针

谢氏非遗神针采用纯手工制作桑皮纸，采用金艾绒配有十几种名贵中药，如沉香、苏合香、乳香等；针对纱布不统一的情况，谢氏设计了非遗神针专用纱布，使用起来更为安全，并使用活血行气的中药进行浸泡，透过艾条的热力将药物有效成分散发出来，效果更佳。利用药物性能与艾灸热力，借渐进性压力相互协助，透达经络，使用者感觉到热力存留在体内，起到疏通经络、活泼机能、调和气血、促进血液循环、经脉通畅、气血调和、诸病易瘳的作用。

3. 谢氏阴阳通透灸

谢氏阴阳通透灸是灸背温腹、灸腹暖背，达到阴阳通透的作用，同时激发人的经络感传现象，促进经气运行，产生灸感，从而达到祛寒祛湿、打通经络、调和气血、协调阴阳、扶正固脱的作用。对腹痛吐泻、虚脱、胃脘痛、月经寒痛、四肢凉痛、腰酸背痛等症效果明显。

4. 麦粒灸

在古籍中，有许多关于麦粒灸的记载。唐代孙思邈所著《千金要方》记载："宦游吴蜀，体上常须三两处灸之，勿令疮暂瘥，则瘴疠、温疟毒不能着人，故吴蜀多行灸法。故云：'若要安，三里常不干。'"（意思是说，如果去吴蜀（江浙）那些湿气重的地方，一定要在身体上化脓灸三两个地方，并且不要让灸疮那么快愈合，这样，身体就不易感染到传染病。所以说，要想身体健康，足三里要常常施灸，并使灸疮常常有分泌物排泄。）可见，在唐朝，古人就已经对灸法有着深入的了解和研究，并对化脓灸有了足够的重视和广泛运用。

谢氏在艾绒制备中有选用高比例的金艾绒，进行二次陈化；为了提高疗效，50克金艾绒可以加白芷、肉桂、细辛等研细拌匀密封存用。

谢锡亮教授把麦粒灸进行进一步改良，特别是在施灸手法上采用压灭法，达到刺激力度有而不伤皮肤的目的。按照施灸要求，谢氏麦粒灸分为两种：有痕灸、无痕灸。谢氏麦粒灸主要具有以下特点：

一是烧灼轻，痛苦小，一般人都能接受，特别是儿童、妇女。

二是费时短，每次8~10分钟，不影响患者工作。

三是创伤轻微不化脓，不用做善后处理。

四是烟很少，不用排烟，还芳香空气。

五是不留大疤痕，不影响美容，不灸面部及外漏部位。

六是治病多，对难治性疾病具有良效，可以学会长期自灸。

七是可用于治未病，养生保健，延缓衰老。

八是花费少，经济节约，适合广大群众，以及适用于难治性疾病、慢性病和常年服药受折磨之人。

（三）谢氏名人

在谢氏艾灸发展百余年的历史中，谢锡亮为代表性人物，他早年师从我国近代著名的针灸学家、中医教育家、现代针灸学科的奠基人承淡安先生，得其真传。谢锡亮在工作中继承和发扬了承淡安的学术思想，在临床和教学上均有诸多建树，是著名的针灸临床大家、名老中医、主任医师、澄江学派的代表人物之一；曾受聘为中国针灸专家讲师团教授、北京中医药大学针灸特色疗法讲习班专家、台湾自然疗法总会顾问、香港针灸学会学术顾问、山西中医学院客座教授、山西省针灸学会副理事长，在山西省襄汾县人民医院工作 30 多年并创建襄汾县中医院；2009 年被山西省针灸学会授予"针灸泰斗"称号。

谢锡亮从医 60 多年，在医疗和教学的同时，他认真读书、笔耕不辍，把自己的经验毫无保留地奉献给社会。他不顾自己年事已高，时刻关注中医针灸事业的发展，一直执着于研究灸法，达到痴迷的程度。随着临床经验的丰富，他一方面积累资料、充实提高；另一方面学习医学发展的新成果，在《中国针灸》《中国中医药报》《上海针灸》以及中国台湾地区的《自然疗法》《明通中医》等多种报纸杂志发表学术文章百余篇，著有《灸法与保健》《灸法（基础临床　保健）》《家庭实用保健灸法》《针灸基本功（一、二版）》《谢锡亮灸法（一、二、三、四版）》《健康长寿与灸法》《谢锡亮灸法医案》等著作，出版发行累计超过 10 万册；北京中医药大学曾用其资料申报了"国家自然科学基金"，并与 2019 年结题。

彤裕兴谢氏艾灸代表性传承人的谢延科先生，充分利用中西医融会贯通的优势对家传技艺不断进行挖掘、总结，形成完善的传承体系与创新体系，使得作为中华民族优秀文化代表的彤裕兴谢氏艾灸散发迷人的光芒。

三、自主创新情况

在习近平总书记"传承精华，守正创新"的思想指导下，作为非物质文化遗产的"彤裕兴谢氏艾灸"逐步形成 4J 养生理论、五度艾灸理论、谢锡亮灸法学术思想等艾灸养生理论体系。为弘扬中华优秀的传统文化，彤裕兴谢氏艾灸在艾灸标准建设、技术传承与发展等方面不断完善，使治疗与保健兼具的艾灸技术让更多的人掌握，让具有的"温通经络、温经散寒、调节脏腑机能、提高免疫力"的艾灸造福大众。

（一）中医理论创新

1.4J 养生理论

4J 养生是天人合一的养生理念，即人体的宇宙观，顺四时而适寒暑。春、夏、秋、冬一年四季更替，周而复始，其中春夏属阳，秋冬属阴。阴阳之气随着四个季节的变化而消长，这也是万物生、长、化、收、藏的根本原因所在。所以古人春夏养护阳气，以适应生长的需要；秋冬养护阴气，以适应收藏功能的需要。用这样的养生方法来顺从自然变化的规律，人们就能和万物一样自然而然地随着生、长、收、藏的生命运动节律来生活。

现代社会，人们有了照明后变得白天黑夜不分了，有了空调和冰箱后对人体小宇宙来讲变得四季不分了，就出现了许多问题，像高血压、高血糖、高血脂、高尿酸以及肿瘤的高发；人们生活方式的改变引发的精神问题等都对现代人造成了困扰。鉴于此，谢延科先生通过长期的观察研究总结出适合现代人的养生方法：用"减、碱、检、简"的理念与古人"春夏养阳，秋冬养阴"方法相结合，倡导一种健康的生活方式，通过影响日常的生活方式来达到健康的目的；用"减、碱、检、简"使疾病减少。把"减、碱、简、检"归纳为"4J"，这种养生方法叫作4J养生法。所以，4J养生法既注重大环境的影响，也注重人们日常的行为细节，同时还采众家之长编了一套"4J养生操"，并在各社区开始推广，深受居民喜爱。

2. 五度艾灸理论

五度艾灸理论是谢延科先生对艾灸效果进行客观评判后的标准总结。长期以来，患者做艾灸后对其效果缺乏客观标准，往往靠被灸者的感受来判断，古人甚至以"灸得脓坏，风寒乃出"作为治疗的标准，让现代人难以接受。谢延科先生经过多年临床研究发现，一定的温差才能产生良好的灸感。他通过分析研究北京中医药大学、上海中医药大学、南京中医药大学、成都中医药大学、天津中医药大学等院校的科研数据，结合国外热疗方面的数据进行总结后发现，高出体温5℃以上的温度刺激才能激活人体热敏蛋白、打通离子通道，肌体才能产生相应的反应，和灸感的产生相应。基于此，谢延科先生提出了五度艾灸的概念，并在业界获得好评和认可。

3. 谢锡亮灸法学术思想

一是针、灸、药三者备方为良医。注：不惟灸。

二是经方配穴三部曲（三境界）。注：划经点穴、揣穴、经方配穴。

三是倡导麦粒灸法、大病重灸、久病久灸，强调气至病所。注：产生灸感至病所，效果明显。

（二）技术创新

传统悬灸仅有回旋灸、雀啄灸等简单手法，不易产生效果。针对这些情况，谢延科先生总结多年的实践经验，发现在艾灸时要快速得气就要配合一定的手法，进而其形成"凤还巢""龙潜渊""压提法"等手法。

"凤还巢"是在艾灸的开始阶段使用的手法，让施灸面充分暴露，根据艾灸面积以中心点为圆心，在整个施灸面上方快速移动艾条，使整个施灸面感觉到温暖，患者感知不到艾条火点的具体位置。这种方法的特点是移动速度快，需要施灸者进行一定的训练，其目的是在施灸面形成一个温暖的小环境，汗毛孔渐次打开，一般3分钟左右局部皮肤就会形成淡淡的红晕，有针尖样的细汗渗出，这时热力向下渗透速度更快，患者会感受到皮下渐渐温暖起来。

"龙潜渊"是在艾灸的中间阶段使用的一种手法，此时热力已渗透达到体内，温热至经络部位时便会沿经络进行感传，为了加速这种作用，我们要采用"龙潜渊"的手法使感传速度加快，灸感更强烈。"龙潜渊"手法是沿经络走向快速移动艾条，操作者在移动艾条出去时灸头向外斜倾一点，回来时灸头向内斜倾一点，带动空气流动，这样刺激皮下气血活动增强，目的是快速产生灸感。

"压提法"是在艾灸的中后期灸感迟迟没有出现时采用的一种刺激方法，操作时，施灸者手持艾条从穴位上方逐步向下移动，靠近皮肤，待感觉到发烫时再逐渐向上移动艾条，如此反复。主要目的是调动皮下气血，激发经气产生灸感。操作此法时有类似悬空扎针一样的感觉，但热力已穿透肌肤，人体气血活动增强，是诱发灸感非常好的手法。

治神是在中医针灸中往往被忽略的很重要的一点，彤裕兴谢氏艾灸一直强调艾灸时治神的重要性，包括了医者的神和患者的神，简单地说就是医患要同频，医者想医好患者，患者想早日康复。在施灸时医者手持艾条想象艾条产生的红外线进入人体，患者静心感受红外线向肌体深部渗透，循经传导，感受"气至病所"，最终达到"气至而有效"的目的。

针对现代情志病的高发，谢延科先生提出要用好人体的背腧穴，使用膀胱经的对穴来调理，使用肺腧与魄户、心腧与神堂、肝腧与魂门、脾腧与意舍、肾腧与志室，在人体脏器发生疾病时会产生一些情绪上的改变，而情绪发生改变也会使脏腑功能发生改变，二者之间是相互影响的。我们应用这些配穴巧妙化解了很多情志疾病，形成五行与五脏五志意念引导法等独特的彤裕兴谢氏艾灸灸法。

配穴图的设计方便了广大艾灸爱好者，彤裕兴谢氏艾灸兼具文化传承和理论体系的非物质文化传录，以效果为出发点，用谢锡亮灸法学术思想作指导，讲究配穴，根据病症按穴施灸。为方便临床实践选穴、配穴，特整理出谢锡亮常用配穴方案，以及谢延科先生依据《标幽赋》梳理出来的配穴图，在灸法上既注重阴阳通透法，也会强调：调理阴经的病不要干扰阳经，调理阳经的病不要干扰阴经，以求达到最佳的治疗效果。

（三）产品研发

1. 艾草深加工

一是进行二次陈化。研究表明，艾草经过 3~5 年的陈化可以达到最佳的使用效果，但现在储存艾草都是将其打成捆或装成袋存放，造成大部分艾草没有达到陈化的要求，艾灸时效果就会受到影响。谢氏对黄金绒有专门的陈化技术和配方，以保证艾灸效果。谢延科先生把家传技术应用到普通艾绒的制备，制作出来的陈化艾绒从气味、艾烟、艾灰等方面和未经陈化艾草相比差别明显，使用效果也十分显著，目前已开始批量生产。

二是减少艾草燃烧时产生过多的烟雾及气味。艾草燃烧时产生的烟雾和气味是很多人诟病的，甚至一度成为行业痛点。但几千年来艾灸治病与保健的效果是人们十分认可的，所以即使有烟有味也是趋之若鹜，怎样能够让人"舒舒服服地做有效果的艾灸"是谢延科先生一直在思考的问题。经过多年试验总结，他逐渐摸索出一套减少艾烟及气味的方案，使用效果明显，将会改变人们对传统艾灸的认知，更多的人会喜欢上艾灸。

2. 灸具研发

著名艾灸学家周楣声老先生说过："灸法之发展，必赖于灸具之创新。"谢锡亮教授曾对灸具的研发提出了许多中肯建议。人类随着科技的进步不断更新着使用器具与方法，艾灸也是一样，人们对其提出了安全、方便、舒适等要求，我们只有不断地提升技术与服务才能满足市场多样化的需求。在灸具方面进行了大胆的创新与尝试，取得不错的口碑与市场。

（1）五度艾灸

依据五度理论，彤裕兴首先开发了一款可以替代人手的单穴灸具，解决了一个人拿艾条一次只能给一个部位施灸的困扰，可以根据配穴同时多处施灸。但在五度艾灸的开发过程中也遇见了如热不往下走、烟雾大、温度不恒定等问题，彤裕兴通过技术攻关将问题一一解决，并形成 7 项专利，是目前单穴灸具中科技含量极高的一款产品。

（2）铺灸

彤裕兴在家传传统灸具的基础上进行了量化与标准化改进，发明了专用的制作工具，保障了产品效果的一致性，对铺灸温度进行了专门研究，把原来控温靠毛巾包裹的方法改成简单调节气孔的大小来控温，使温度更易控制，效果也更加明显。

（3）非遗神针

谢氏非遗神针采用谢家独有配方，经手工制作，艾条硬度高、气味芳香。经过大量的验案，其彻底改变了人们认为艾灸见效慢的传统观念，对很多痛症有当场止痛的效果。谢氏要求使用非遗神针必须练好基本功，一是按下去时要沉稳，手不能抖动；二是渐进性加力，让患者感受到压力逐渐增大，达到患者的耐受程度后静候热力透达体内，待感觉刺烫时迅速移去艾条及纱布，灸后皮肤红润而热力入内，久久还会感觉到里边温热，是艾灸中见效最快的一种灸法。

（4）私密灸

2016年，彤裕兴的"隔物灸治疗仪"被列为深圳市科技计划项目，在深圳市科技创新委员会的大力支持下，于2018年顺利结题，获得三项专利和两项软件著作权，是国内首家可以直接测量艾灸部位皮肤温度的艾灸仪，实现了艾灸部位温度的精准调节，真正达到"舒舒服服做有效果的艾灸"目的。为此彤裕兴专门推出了一款暖宫用的私密灸，深得宫寒、腰膝酸软等使用者的喜爱。

（5）艾灸机器人

艾灸机器人是彤裕兴联合归国博士团队共同开发的一款智能型的艾灸仪，其完全模拟人工悬灸手法，是自动调温、除烟、除味的高科技产品，摒弃了艾灸的缺点，解放了技师的双手，更安全、控温更精准，大大地减少了高昂的人工成本，使艾灸更容易普及。

（6）迷你电子灸

迷你电子灸是彤裕兴开发的一款高科技产品，具有工作时间长、使用安全等特点，充一次电可使用3小时，温度三档可调，可在艾片上使用各种精油，提供两种固定方式，是一款人见人爱的小灸具。

（7）谢氏五行灸

谢氏五行灸是在传统艾条的基础上的具有细分用途的产品，其按照五行学说及艾灸部位来选择使用，使调理效果更显著；采用特殊的制作工艺，一根艾条燃烧时间可达6小时以上，同时烟也更少，深得艾灸者喜爱。

3. 艾灸数字化

2019年，作为中国中医药研究促进会灸疗技术产业合作共同体副理事长的谢延科先生在业界首次提出"数字化艾灸"的概念，并制定了数字化灸疗科（艾灸馆）整体解决方案。

一是客户数据数字化。想要客观判断艾灸效果，可以同步检测患者的体温、基础体温、艾灸部位的最低温度点、最高温度点及平均温度，根据患者体温的改变结合患者的整体情况从中可以判断艾灸的效果，尤其是基础体温的改变与体内癌细胞总数的前后比较更具临床意义。

二是调理（治疗）过程数字化。调理（治疗）标准化，即把患者调理的时间、穴位进行标准化记录，做好动态监测。

三是室内空气质量检测数字化。同步监测室内温度、湿度、PM2.5、有机挥发物、负氧离子等指标，对室内空气进行实时调节，做到使用者的环境健康。同时艾灸产品质量标准、操作规范、服务标准、教学等企业标准也已相继建立，有望升级为行业标准。

四、发展规划

（一）制定标准，引领行业发展

艾灸行业从源头上就比较混乱，首先艾草储存年限的鉴别混乱，艾绒比例无法形成统一标准。艾草在管理上属于中药材，艾绒又是农产品深加工产品，包括艾条有一部分还是国药准字文号，但现在大部分没有一个正规的身份，亟须制定行业标准来促进产业健康发展。

灸具更是金银铜铁木各种材质的全有，形态五花八门，亦无统一标准。目前彤裕兴制定了艾绒的二次陈化标准、多种灸具标准、培训标准、艾灸服务标准等多个企标，期待上升成为团体标准或行业标准。

（二）连锁加盟式运营

健康中国的细胞是要一个个家庭、一个个社区成为健康社区，为了助力健康中国建设，彤裕兴将优秀的非遗文化、有效果的艾灸技术传播到各个社区，服务到千家万户。通过标准化的艾灸培训、标准化的设备、标准化的项目、统一化的服务来服务连锁加盟。以"彤裕兴谢氏艾灸"为旗舰店，以"谢氏一灸堂"为社区店，统一使用"谢锡亮灸法""非物质文化遗产传承店"为标志，全国统一编号；不断升级产品与技术，阶梯式培训员工，逐步掌握更好的技术，灸出更好的效果。彤裕兴计划在三年内达到5000家社区店，形成遍布全国的连锁服务体系。

（三）全产业链融合发展

随着行业的发展，艾灸全产业链布局势在必行。彤裕兴将成为有强烈社会责任的公众型公司。彤裕兴在艾草种植基地建立自己的种植、深加工基地，从源头上保障产品质量与供应；在产品开发上，建立研发中心，不断地推出更安全、更有效的产品。

（四）建设艾灸博物馆

彤裕兴计划建立宣传中华优秀非遗文化的主阵地，计划建设艾灸博物馆与科普教育基地，把中华传统文化与传承千年的艾灸技术相结合，增加动手项目，吸引更多的年轻人了解艾灸、学习传统保健知识，减少疾病发生。

（五）成立艾灸学院

自古药圃无凡草，风来蒿艾气如熏。闪耀着希望之光的小小艾草作为中医药文化的一张金色名片，正变身为璀璨的"草中钻石"，并沐浴着中医药"一带一路"倡议的春风走向全球。目前，越来越多的国外医疗机构开展了中医艾灸治疗，这进一步提升艾灸在国外的认知度，拓展艾灸产业在海外的市场，让更多的海外机构和专业人士参与艾灸事业，推动艾灸学术发展、增强中国艾灸产业在全球的影响力。

彤裕兴谢氏艾灸在诸多方面都独具优势，同时在"传承精华，守正创新"思想的指导下，联合中医药院校，把非遗体系融入教学项目，培养更多的非遗人才，更好地服务大众；在艾灸标准建设、技术传承与发展等方面不断完善，使艾灸兼具治疗与保健功效，让更多的人掌握艾灸技术，通过艾灸来达到"温通经络、温经散寒、调节脏腑机能、提高免疫力"，借助现代科技，传统艾灸行业犹如插上翅膀，即将迎来更高速的黄金发展时期。

免责声明

一、读者对象

本书主要面向医药产品、保健食品、医疗器械、中医药、保健器具、休闲健身、健康管理、健康教育等多个与人类健康紧密相关的生产和服务领域具有一定知识基础的政策制定者，科研及临床工作者，健康产业园区规划及运营团队，风险投资机构及基金管理者，健康产业领域相关企业的管理、市场、产品团队以及对健康产业有浓厚兴趣的人士。

二、内容及研究范围

本书围绕全球、中国以及深圳健康产业发展及其新领域、新技术及相关应用，以及产业链、创新链、行业优秀企业等进行分析；立足于 2020 年，结合近五年发展梳理行业发展脉络；以中国大陆地区的行业分析为主，并结合全球产业环境进行研究。如您对内容有相关建议或更详尽的需求及合作意向，欢迎联络我们或定制行业报告及咨询培训等。

三、版权声明及免责声明

本书是深圳市健康产业发展促进会、深圳市保健协会共同研究的成果，旨在帮助从业者了解健康产业的发展格局和未来趋势。产业层面的研究源自深圳市生命健康产业公共服务平台、专家访谈和企业调研及数据分析。本书版权归深圳市健康产业发展促进会、深圳市保健协会所有，未经书面授权，任何机构、个人不得以任何形式使用、复制和传播本书的任何部分用于商业目的。学术研究和传播引用时请注明来自深圳市健康产业发展促进会、深圳市保健协会。

深圳市健康产业发展促进会、深圳市保健协会未受聘于任何企业从事本书相关研究。本书不得解释为深圳市健康产业发展促进会、深圳市保健协会对行业发展的专业指导性意见，亦不得解释为对相关企业、产品前景的观点。读者接收本书即视为同意以下声明：任何机构或个人在引用本书信息时，需对本书的数据和结果进行独立调查和判断；由于信息时效性，深圳市健康产业发展促进会、深圳市保健协会对本书所含信息的准确性或完整性不做任何保证，且明确声明对任何机构和个人不承担基于本书决策而产生的任何责任。